国家卫生健康委员会"十四五"规划教材
全国高等学校教材

供医学影像技术专业用
本套理论教材均配有电子教材

新形态教材

放射物理与辐射防护

Radiation Physics and Protection

第 2 版

主　　编　王鹏程　郑君惠
副 主 编　刘东华　黄　浩　曹国全

数 字 主 编　王鹏程　郑君惠
数字副主编　刘东华　黄　浩　曹国全

人民卫生出版社
·北 京·

图书在版编目（CIP）数据

放射物理与辐射防护 / 王鹏程，郑君惠主编 . — 2
版 . —北京：人民卫生出版社，2024.1（2025.5 重印）
全国高等学校医学影像技术专业第二轮规划教材
ISBN 978-7-117-35697-8

Ⅰ. ①放⋯　Ⅱ. ①王⋯ ②郑⋯　Ⅲ. ①放射医学 — 物
理学 — 高等学校 — 教材 ② 放射医学 — 辐射防护 — 高等学校
— 教材　Ⅳ. ①R811.1②R14

中国国家版本馆 CIP 数据核字（2023）第 240002 号

| 人卫智网 | www.ipmph.com | 医学教育、学术、考试、健康，购书智慧智能综合服务平台 |
| 人卫官网 | www.pmph.com | 人卫官方资讯发布平台 |

放射物理与辐射防护
Fangshe Wuli yu Fushe Fanghu
第 2 版

主　　编：王鹏程　郑君惠
出版发行：人民卫生出版社（中继线 010-59780011）
地　　址：北京市朝阳区潘家园南里 19 号
邮　　编：100021
E - mail：pmph @ pmph.com
购书热线：010-59787592　010-59787584　010-65264830
印　　刷：北京华联印刷有限公司
经　　销：新华书店
开　　本：850×1168　1/16　印张：15
字　　数：423 千字
版　　次：2016 年 8 月第 1 版　2024 年 1 月第 2 版
印　　次：2025 年 5 月第 3 次印刷
标准书号：ISBN 978-7-117-35697-8
定　　价：55.00 元
打击盗版举报电话：010-59787491　E-mail：WQ @ pmph.com
质量问题联系电话：010-59787234　E-mail：zhiliang @ pmph.com
数字融合服务电话：4001118166　E-mail：zengzhi @ pmph.com

编　委

全国高等学校医学影像技术专业
第二轮规划教材修订说明

2012年,教育部更新《普通高等学校本科专业目录》,医学影像技术成为医学技术类下的二级学科。为了推动我国医学影像技术专业的发展和学科建设,规范医学影像技术专业的教学模式,适应新时期医学影像技术专业人才的培养和医学影像技术专业高等教育的需要,2015年,人民卫生出版社联合中华医学会影像技术分会、中国高等教育学会医学教育专业委员会医学影像学教育学组共同组织编写全国高等学校医学影像技术专业第一轮规划教材。第一轮规划教材于2016年秋季顺利出版,是一套共有19个品种的立体化教材,包括专业核心课程理论教材8种、配套学习指导与习题集8种,以及实验课程教材3种。本套教材出版以后,在全国院校中广泛使用,深受好评。

2018年至2020年,人民卫生出版社对全国开设了四年制本科医学影像技术专业的高等医学院校进行了调研。2021年成立了全国高等学校医学影像技术专业规划教材第二届评审委员会。在广泛听取本专业课程设置和教材编写意见的基础上,对医学影像技术专业第二轮规划教材编写原则与特色、拟新增品种等进行了科学规划和论证,启动第二轮规划教材的修订工作。通过全国范围的编者遴选,最终有来自全国80多所院校的近300名专家、教授及优秀的中青年教师参与到本轮教材的编写中,他们以严谨治学的科学态度和无私奉献的敬业精神,积极参与本套教材的编写工作,并紧密结合专业培养目标、高等医学教育教学改革的需要,借鉴国内外医学教育的经验和成果,努力实现将每一部教材打造成精品的追求,以达到为专业人才的培养贡献力量的目的。

本轮教材的编写特点如下:

(1)**体现党和国家意志,落实立德树人根本任务。**根据国家教材委员会印发的《习近平新时代中国特色社会主义思想进课程教材指南》要求,本轮教材将结合本学科专业特点,阐释人民至上、生命至上思想;培养学生爱国、创新、求实、奉献精神;建立学生科技自立自强信念;引导学生全面认识医学影像技术在保障人类健康方面的社会责任,提升学生的社会责任感与职业道德。

(2)**坚持编写原则,建设高质量教材。**坚持教材编写三基(基本理论、基本知识、基本技能)、五性(思想性、科学性、先进性、启发性、适用性)、三特定(特定对象、特定目标、特定限制)的原则。党的二十大报告强调要加快建设高质量教育体系,而建设高质量教材体系,对于建设高质量教育体系而言,既是应有之义,也是重要基础和保障。本轮教材加强对教材编写的质量要求,严把政治关、学术关、质量关。

(3)**明确培养目标,完善教材体系。**以本专业的培养目标为基础,实现本套教材的顶层设计,科学整合课程,实现整体优化。本轮修订新增了5种理论教材:新增《医学影像技术学导论》,使医学影像技术专业学生能够更加全面了解本专业发展概况,落实立德树人的育人要求;新增《核医学影像技术学》,满足核医学相关影像技术的教学;新增《医学影像图像处理学》,提升学生对医学影像技术人员必须具备的医学影像图像处理专业技能的学习;新增《口腔影像技术学》,满足了口腔相关特殊影像技术的教学;新增《医学影像人工智能》,推动"医学+X"多学科交叉融合,体现人工智能在医学影像技术领域中的应用。

(4)**精练教材文字,内容汰旧更新。**内容的深度和广度严格控制在教学大纲要求的范畴,精炼文字,压缩字数,力求更适合广大学校的教学要求,减轻学生的负担。根据医学影像技术的最新发展趋势进行内容删减、更新,涵盖了传统医学影像技术(如X线、CT、MRI等)以及新兴技术(如超声、核医学、人工智能等)的基本原理、临床应用和技术进展。做到厚通识,宽视野。

（5）**实现医工融合，注重理论与实践相结合**。编写过程中注重将医学影像技术与医学工程学科有机结合，深入探讨医学影像仪器设计与制造、影像质量评价与优化、图像处理与分析等方面的内容，培养学生的综合素质和跨学科能力。教材编写注重理论与实践相结合，增加临床实例和案例分析，帮助学生将理论知识应用于实际问题解决，培养他们的实践能力和创新思维。

（6）**推进教育数字化，做好纸数融合的新形态教材**。为响应党的二十大提出的"加强教材建设和管理""推进教育数字化"，本轮教材是利用现代信息技术及二维码，将纸书内容与数字资源进行深度融合的新形态教材。特色数字资源包括虚拟仿真、AR 模型、PPT 课件、动画、图片、微课以及电子教材。本套教材首次同步推出电子教材，其内容及排版与纸质教材保持一致，支持手机、平板及电脑等多终端浏览，具有目录导航、全文检索等功能，方便与纸质教材配合使用，进行随时随地阅读。

第二轮规划教材将于 2024 年陆续出版发行。希望全国广大院校在使用过程中，多提宝贵意见，反馈使用信息，为下一轮教材的修订工作建言献策。

主编简介

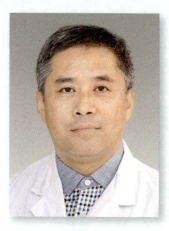

王鹏程

王鹏程，男，1964年8月出生，二级教授，博士生导师，放射医学博士。现任山东第一医科大学(山东省医学科学院)副校(院)长，教育部高等学校医学技术类专业教学指导委员会委员，中华医学会影像技术分会常务委员、教育学组组长，中华医学会放射学分会教育学组副组长，山东省高校教学指导委员会医学技术类专业副主任委员，山东省医学教育学会副主任委员，山东省教学名师。

从事医学影像技术教学30余年，主要教授"医学放射物理与防护"及"放射治疗剂量学"，主要研究方向是医疗照射辐射剂量学问题。主编教育部"十一五"国家级规划教材《放射治疗剂量学》《医学影像物理学实验》；教育部"十二五"国家级规划教材《放射物理与防护》(人民卫生出版社)、面向21世纪课程教材《肿瘤放射治疗学》(人民卫生出版社)等教材。主编教材《放射治疗剂量学》在中国台湾省出版。主编的《放射物理与防护》(第4版)获首届全国教材建设奖一等奖(职业教育与继续教育类)。获山东省科学技术进步奖三等奖1项，山东省教学成果奖二等奖2项(首位)、三等奖1项(首位)，山东省高校科研成果三等奖2项(主持)，山东省医药卫生科学技术进步奖三等奖1项。

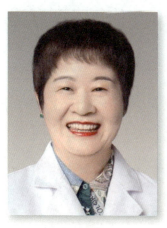

郑君惠

郑君惠，女，1965年8月出生，南方医科大学和华南理工大学硕士生导师，广东省人民医院放射科主任技师。现任教育部高等学校医学技术类专业教学指导委员会委员，中华医学会影像技术分会第六届和第八届委员会副主任委员，广东省医学会影像技术学分会第一届主任委员，广东省医师协会医学影像技师分会主任委员，《中华放射学杂志》第十一届编辑委员会通讯编委和《中华放射医学与防护杂志》审稿专家。

从事影像技术工作30多年和本科教学工作10多年，获得广州市科学技术进步奖二等奖1项。2022年担任国家卫生健康委员会"十四五"规划教材《医学影像检查技术学》(第5版)副主编。承担多项省部级科研课题项目，在《中华放射学杂志》等国内外核心杂志发表学术论文10余篇。

副主编简介

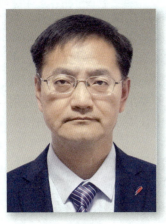

刘东华

刘东华,男,1965年4月出生,教授,现任新乡医学院医学工程学院基础课系系主任。新乡医学院教学名师,教育部高等学校大学物理课程教学指导委员会医药类专业物理工作委员会委员,河南省普通高等学校教学指导委员会委员。主要专业方向:医学物理学及医学影像技术。

教书育人37余年,主讲课程"医用物理学"被评为河南省思政样板示范课程,河南省一流本科课程。2006年获得河南省教学技能竞赛二等奖;2004年获得新乡医学院教学成果奖一等奖,2011、2019、2021年获得新乡医学院教学成果奖二等奖;主编规划教材《医用物理》(第6、7版),副主编的《放射物理与防护》(第4版)获首届全国教材建设奖一等奖(职业教育与继续教育类)。

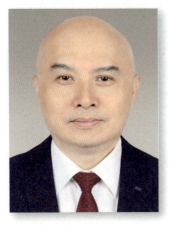

黄 浩

黄浩,男,1968年6月出生,三级教授,硕士生导师。现任福建中医药大学影像实践技能(省级)示范教学中心主任,医学影像工程教研室主任,中华医学会影像技术分会本科教育委员会委员,《中国医学物理学杂志》审稿专家。医学影像技术(省级一流)专业的负责人。

长期从事放射物理与辐射防护的教学工作及医学技术、基础医学相关领域的科学研究。主持或参与多项国家自然科学基金、省自然科学基金的科研工作。近年来发表了学术论文三十余篇,其中被SCI收入二十余篇;主编或副主编教材二十余部。曾荣获中华中医药学会科学技术奖二等奖1项,福建省科学技术奖二等奖1项,福建省自然科学优秀学术论文奖2项。

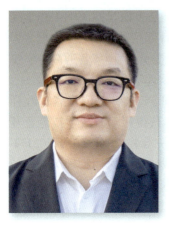

曹国全

曹国全，男，1977年1月出生，主任技师、副教授，硕士生导师。现任温州医科大学医学影像技术专业负责人，医学影像技术系主任，附属第一医院放射科副主任。中华医学会影像技术分会教育学组副组长，中华医学会医学工程学分会青年委员，浙江省医学会影像技术学分会候任主任委员，浙江省医学会医学工程学分会常务委员，浙江省医学会放射学分会委员，温州市医学会影像技术学分会主任委员，《中华放射医学与防护杂志》编辑委员。

从事教学工作20年，以主编、副主编、编委参编全国高等院校教材12部；主持省部级课题4项、厅局级课题5项；发表学术论文30余篇，其中SCI收录论文12篇。获得浙江省科学技术进步奖三等奖1项，校级教学成果奖二等奖1项。

前　言

"放射物理与辐射防护"是医学影像技术、医学影像学等本科专业的核心基础课,其教学任务是为后续专业课及毕业后教育奠定必要的基础。教材内容涉及放射物理学基础、放射治疗辐射剂量学基础以及放射防护基本法规和标准。

上版教材《放射物理与辐射防护》为国家卫生和计划生育委员会"十三五"规划教材。自2016年8月首版发行以来,由于内容选取得当、深浅适度、体例编排适合教与学,纸、数融合特色突出,全国开办医学影像技术、医学影像学专业的院校广泛使用。首版教材累计印刷12次,累计发行5万余册。由于本教材讲授内容贴近职业标准,教材成为国家卫生健康委员会大型设备操作技能考核及职称晋升考试的重要参考书。

党的二十大胜利召开,吹响了全面推动高等教育高质量发展的号角,"为党育人,为国育才"成为高等教育神圣使命。为适应新医科发展对医学影像技术专业教育带来的挑战,特别是现代信息技术发展对教育教学及知识获取带来的重要变革,充分彰显教材在立德树人过程中的独特作用,在充分调研及广泛征求国内院校教师对教材使用建议的基础上,编者对本教材进行了第二轮修订。

1. 探索专业基础课教材课程思政呈现方式,将课程思政教育与专业知识讲授有机融合,突出专业知识中的思政元素及其内含教育寓意。

2. 根据现代信息网络技术发展所带来的教育资源获取的便利性,知识展示的多维性,学习、训练的自主性,在上版教材网络增值服务的基础上,本版教材尝试将纸质内容与数字教学资源以融合教材的形式提供给教育者和学习者。将过去不容易在纸质教材上展现的动画、视频、微课、图示等数字资源以插入二维码的形式在纸版教材中体现,阅读者通过扫描二维码就可以实现知识点多维显示并通过移动客户端实现交互式学习。

3. 根据近年来国家颁布的有关放射防护法规、标准以及国际相关机构发表的关于医疗照射的放射防护体系、概念,对教材的相关部分进行了更新。

4. 考虑到各校实验教学需要,体现以学生为中心教学理念,根据教学大纲要求,对理论教学内容以及实验内容进行了调整、补充。增加了部分实验教学数字资源,便于学生自学。

本教材建议教学54学时,理论教学38学时,实验教学16学时。

在本轮教材修订过程中,虽然采纳了多数院校同行对上版教材所提出的意见与建议,但是由于编者水平所限,书中难免仍存缺点与不足,恳请使用本教材的师生及阅读本书的同行给予宝贵意见以便下次修订、完善。

主编

2023年6月

目　　录

第一章　物　质　结　构

放射线的临床应用离不开对射线产生的机制、射线与介质相互作用机制的研究,对这些机制的认识始于人们对物质结构的探究。

古代哲学家认为物质是由简单的、不可分割的基本单元即所谓"原子"构成的,这是原始的原子学说。1885 年巴耳末发现氢光谱线系的规律,1897 年汤姆逊证明电子的存在,1911 年卢瑟福通过 α 粒子散射实验提出了原子的核式模型,1913 年玻尔发表了氢原子理论,这些理论和实验为人们科学认识原子结构奠定了基础。

原子核是原子的中心实体,研究这个中心实体的特性、结构和变化等问题的一门科学称为原子核物理学。原子核物理的研究促进了科学技术的进展,如核能的利用。在临床医学与基础研究方面,原子核物理也提供了许多有效的诊断和治疗手段,如磁共振波谱技术以及磁共振成像等。

本章主要学习原子结构、原子核结构、磁共振原理及其医学应用。

第一节　原　子　结　构

一、揭示原子结构的实验基础

"你要有知识,你就得参加变革现实的实践"(毛泽东《实践论》)。在 20 世纪初,人们就已经从实验事实知道电子是一切原子的组成部分。但物质通常是中性的,可见原子中还有带正电的部分。又从电子的荷质比(e/m)的测量,知道电子的质量比整个原子的质量要小得多,当时已经知道一个电子的质量差不多是氢原子质量的 1/2 000。这些实验结果和当时的经典理论是考虑原子结构模型的基础。

(一) α 粒子的散射实验

α 粒子是放射性物体中发射出来的快速粒子,它具有氦原子那样的质量,是电子质量的 7 300 倍,它带 2 个单位的正电荷。后来证明它就是氦原子核。

汤姆逊在 1904 年提出过一个原子结构模型,为了验证这个模型,卢瑟福等进行了 α 粒子散射实验,在 1909 年观察到一个重要现象,就是 α 粒子受铂的薄膜散射时,绝大多数平均只有 2°~3° 的偏转,但有 1/8 000 的 α 粒子偏转>90°,其中有接近 180° 的。

α 粒子散射实验所用仪器的装置大致如图 1-1 所示。R 为被一铅块包围的 α 粒子源,发射的 α 粒子经一细的通道后,形成一束射线,打在铂的薄膜 F 上。有一放大镜 M,带着一片荧光屏 S,可以转到不同的方向对散射的 α 粒子进行观察。荧光屏是玻璃片上涂荧光物硫化锌制成的,使用时把有硫化锌一面向着散射物 F。当被散射的 α 粒子打在荧光屏上,就会发出微弱的闪光。通过放大镜观察闪光就可记下某一时间内在某个 θ 方向散射的 α 粒子数。为了避免 α 粒子与空气分子的碰撞,从 α 粒子源到荧光屏这段路程是在真空中的。

1

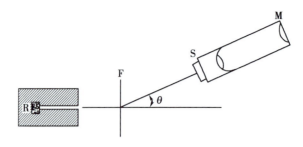

图 1-1 观测 α 粒子散射的仪器装置示意图

汤姆逊模型不能说明实验中大角散射的事实,卢瑟福在 1911 年提出另一个模型。他设想原子中带正电部分很小,电子在带正电部分的外边。这样,α 粒子接近原子时,它受电子的作用引起运动的改变不大,而它受正电体的作用就不同了,此时正电体很小,α 粒子进入原子区域,但还在正电体之外,整个正电体对它起作用。因此受正电体的作用力为:

$$F = \frac{2Ze^2}{4\pi\varepsilon_0 r^2}$$

其中,e 为电子的电量;Z 为原子序数;ε_0 为真空中的介电常数;r 为 α 粒子与正电体的距离。

由于正电体很小,所以 r 可以很小,因而所受的力可以很大,因此就能产生大角散射,如图 1-2 所示。卢瑟福还提出了可以由实验验证的理论。按照他的理论,从实验观察到的散射角可以推算带正电体的大小为 $10^{-15} \sim 10^{-14}$m,而原子半径是 10^{-10}m,所以称为原子核(atomic nucleus)。他提出的原子模型因而称为核式模型。

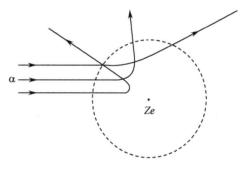

(二)氢原子光谱的实验规律

原子的核式模型建立,只肯定了原子核的存在,但还不知道原子核外边电子的具体情况,需要进一步研

图 1-2 α 粒子在原子核式模型中的散射

究。在这方面的发展中,光谱的观察提供了很多资料,这些资料是关于原子核外结构知识的重要源泉。

光谱是电磁辐射(不论在可见区或可见区以外)的波长成分和强度分布的记录;有时只是波长成分的记录。用光谱仪可以把光按波长展开,把不同成分的强度记录下来,或把按波长展开后的光谱拍摄成相片,后一种光谱仪称为摄谱仪。

原子光谱是原子发射的电磁辐射(包括红外区、可见光区和紫外区)的强度随着波长的分布。从氢气放电管可以获得氢原子光谱,如图 1-3 所示。人们早就发现氢原子光谱在可见区和近紫外区有好多条谱线,构成一个很有规律的系统。谱线的间隔和强度都向着短波方向递减。

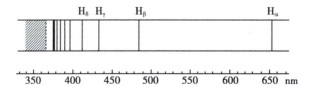

图 1-3 氢原子光谱的巴耳末线系及其系限外的连续光谱

在 1885 年从某些星体的光谱中观察到的氢光谱线已达 14 条。同年巴耳末发现这些谱线的波长可以纳入下列简单的关系中

$$\lambda = B \frac{n^2}{n^2-4} \quad n=3,4,5,\cdots$$

式中常数 B=364.56nm。后人称这一公式为巴耳末公式,它所表达的一组谱线称作巴耳末系。

如果令 $\tilde{\nu} = \frac{1}{\lambda}$,$\tilde{\nu}$ 称波数,巴耳末公式可改列如下:

$$\tilde{\nu} = \frac{1}{\lambda} = \frac{1}{B} \frac{n^2-4}{n^2} = \frac{4}{B}\left(\frac{1}{2^2} - \frac{1}{n^2}\right) \quad n=3,4,5,\cdots$$

或

$$\tilde{\nu} = R_H\left(\frac{1}{2^2} - \frac{1}{n^2}\right) \quad n=3,4,5,\cdots$$

式中的常数 $R_H = \frac{4}{B}$,称里德伯常数。从氢光谱的更精密测量,获得

$$R_H = 1.096\ 775\ 8 \times 10^7\ m^{-1}$$

氢原子光谱的其他谱线系也先后被发现,一个在紫外区,由赖曼发现;还有三个在红外区,分别由帕邢、布喇开、普丰特发现。这些谱线系也可用一个通式表达为:

$$\tilde{\nu} = R_H\left(\frac{1}{k^2} - \frac{1}{n^2}\right) \tag{1-1}$$

式(1-1)中,$k=1,2,3,\cdots$;对每一个 k,$n=k+1,k+2,k+3,\cdots$,构成一个谱线系。

上述各式虽然都是由实验得出的经验公式,但这些公式都准确地描述了原子光谱的规律性,这也说明原子光谱反映了原子内部结构的规律性。所以氢原子光谱的实验规律成了探索原子结构的重要资料,它对于原子结构理论的发展起了很大的作用。

二、玻尔的原子模型

自从 1911 年原子的核式结构被证明后,人们了解到半径大约为 10^{-10}m 的原子中有一个带正电的核,它的半径是 10^{-15}m 的数量级。但原子是中性的,从而推想原子核之外必定还有带负电的结构,这样就很自然想到有带负电的电子围绕着原子核运动,电子活动区域的半径应该是 10^{-10}m 的数量级。在这样一个原子模型的基础上,玻尔在 1913 年发展了氢原子的理论。

(一)玻尔假设

按照量子理论,光能量总是一个单元的整倍数,而每一单元(称为光量子)是 $h\nu$,这里 ν 是光的频率,h 为普朗克常数,$h=6.626 \times 10^{-34}$ 焦耳·秒(J·s)。

1913 年,玻尔根据量子理论对氢光谱的经验公式(1-1)进行了研究。用 hc 乘以式(1-1)就得到

$$hc\tilde{\nu} = h\nu = \frac{hcR_H}{k^2} - \frac{hcR_H}{n^2} \tag{1-2}$$

式(1-2)显出清楚的物理意义:左边是发出光的能量,右边两项也必然是能量,而且应该是原子辐射前后的能量之差。如果原子在辐射前的能量是 E_2,经辐射,它的能量变成 E_1($E_1 < E_2$),那么放出的能量:

$$h\nu = E_2 - E_1 \tag{1-3}$$

如果原子的能量仍采用负值,用式(1-3)与式(1-2)比较可以得到这样简单关系:

$$E = -\frac{hcR_H}{n^2} \tag{1-4}$$

n 是整数,式(1-4)所代表的原子能量只能具有一系列的一定数值,这些数值是彼此分隔的,不能连续变化。

考虑电子在原子核外做圆周运动的情况。由于氢核的质量是电子质量的 1 836 倍,所以在运动过程中,可近似认为原子核不动。电子绕原子核运动的向心力为原子核对电子的库仑引力,即

$$\frac{mv^2}{r} = \frac{1}{4\pi\varepsilon_0} \frac{Ze^2}{r^2} \qquad (1\text{-}5)$$

其中，m 为电子的质量，v 为电子的速度。由此可得电子的动能：

$$\frac{1}{2}mv^2 = \frac{1}{4\pi\varepsilon_0} \frac{Ze^2}{2r}$$

体系的势能：

$$U = K - \frac{1}{4\pi\varepsilon_0} \frac{Ze^2}{r}$$

式中 K 是 $r=\infty$ 时的势能，它的数值可以随意选定。如果把 $r=\infty$ 时的势能定为零，那么

$$U = -\frac{1}{4\pi\varepsilon_0} \frac{Ze^2}{r}$$

原子的能量等于(原子核的动能等于零)：

$$E = \frac{1}{2}mv^2 + U = \frac{1}{4\pi\varepsilon_0} \frac{Ze^2}{2r} - \frac{1}{4\pi\varepsilon_0} \frac{Ze^2}{r} = -\frac{1}{4\pi\varepsilon_0} \frac{Ze^2}{2r} \qquad (1\text{-}6)$$

这里能量出现负值是由于把 $r=\infty$ 时的势能定为零的结果。这不是必须的，但这样可使公式最简单。由式(1-6)可见，r 越大 E 越大(绝对值越小)，半径大的轨道代表大能量。式(1-6)只表示了 E 和 r 的关系，对 r 值，乃至对 E 值，没有其他任何限制。

由式(1-4)和式(1-6)两式可得

$$r = \frac{1}{4\pi\varepsilon_0} \frac{n^2 Ze^2}{2hcR_{\text{H}}} \qquad (1\text{-}7)$$

由式(1-7)可知与能量联系的电子轨道也是分隔的，它的半径有一定数值，不能连续变化。

以上说明从实验事实推知：①氢原子中的电子只能在一定大小的、彼此分隔的一系列轨道上运动；电子在每一这样的轨道运动时，原子具有一定的能量。②如果氢原子中的电子从一个大轨道上运动跳到小轨道上运动，原子的能量就从大变小，多余的能量就放出成为一个光子的能量，如式(1-3)所示。

根据上述考虑，玻尔提出了两个基本假定：

第一，在原子内部存在一系列稳定的能量状态 $E_1, E_2, E_3, \cdots$，当原子处在任一稳定能态时，电子绕原子核做圆周运动，虽有向心加速度，也不向外辐射能量。而且，只有当电子的角动量 p_φ 等于 $\hbar$ 的整数倍的那些轨道才是可能的，即

$$p_\varphi = mvr = n\hbar \qquad (1\text{-}8)$$

式中 $n=1,2,3,\cdots$ 称为量子数，$\hbar = \dfrac{h}{2\pi}$。式(1-8)称为玻尔的量子化条件。

第二，当原子从能量状态 E_n 跃迁到能量状态 E_k 时，它将发射(或吸收)一个单色的光子，其频率由式(1-9)决定

$$\nu = \frac{E_n - E_k}{h} \qquad (1\text{-}9)$$

式(1-9)称为玻尔的频率条件。

玻尔的量子假定可用图1-4表示。当原子处在稳定状态 E_1，$E_2, E_3 \cdots$ 时，不向外辐射能量。当原子从低能态向高能态跃迁时，必须吸收光子才能实现。相反，原子从高能态向低能态跃迁时，将辐射出光子。

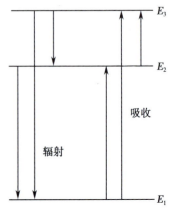

(二)氢原子的玻尔理论、原子能级

玻尔的假定是否正确，即原子内部的规律性是否就像玻尔假定那样，需进一步证明。因此，必须在假定基础上建立理论，去解释原子光谱的实验规律。

图1-4　原子状态间的跃迁

式（1-8）与式（1-5）联立消去速度 v，可得电子运动的轨道半径

$$r_n = 4\pi\varepsilon_0 \frac{n^2\hbar^2}{mZe^2} \qquad (1-10)$$

对于 $Z=1$ 的氢原子，在 $n=1$ 时，$r_1 = 4\pi\varepsilon_0 \frac{\hbar^2}{me^2}$ 称为第一轨道半径，通常用 a_1 表示。当 $n=2,3,$ $4,\cdots$ 时，电子的轨道半径分别为 $r_2=4a_1,r_3=9a_1,r_4=16a_1,\cdots$，电子的轨道半径只能取如此一系列的不连续值。

下面再计算与每一个圆形轨道相对应的原子的总能量。为此将式（1-10）代入式（1-6）得

$$E_n = -\frac{1}{(4\pi\varepsilon_0)^2}\frac{m(Ze^2)^2}{2n^2\hbar^2}, \quad n=1,2,3,\cdots \qquad (1-11)$$

E_n 是氢原子的内部能量，此式表示能量的数值是分立的。电子在不连续的轨道上运动，原子所具有的能量也不是连续的，这种不连续的能量状态，称为原子的能级（energy level）。现在把式（1-10）表示的可能的轨道和式（1-11）表示的可能的能量用图1-5和图1-6表示出来。图1-6中每一条横线代表一个能级，横线之间的距离表示能级的间隔，即能量的差别。两图中每一能级与轨道的对应关系以同一量子数 n 表示出来。由推得的公式可知，轨道半径与 n^2 成正比，而能量 E 的绝对值与 n^2 成反比。由式（1-11）看出，能量仅是量子数 n 的函数，当 $n\to\infty$ 时，$r\to\infty$［见式（1-10）］，而 $E\to0$；当原子处于 $n=1$ 的状态时，能量最低，也最稳定，称为基态（ground state）；$n=2$ 的能量状态称第一激发态（state of excitation），$n=3$ 的能量状态称第二激发态等。处于激发态的原子不太稳定，容易跃迁到低激发态或基态。邻近轨道的间距随 n 的增加而增加，而邻近的能级的间隔随 n 的增加而渐减，趋近于零。

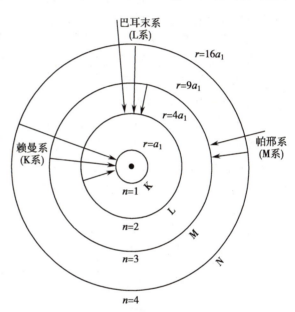

图1-5 氢原子的电子轨道

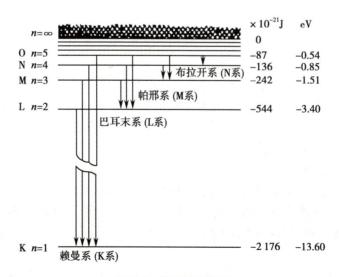

图1-6 氢原子的能级

求得氢原子的能量后,将式(1-11)代入式(1-9),求出波数的公式如下:

$$\tilde{\nu} = \frac{E_n - E_k}{hc} = \frac{2\pi^2 m (Ze^2)^2}{(4\pi\varepsilon_0)^2 h^3 c}\left(\frac{1}{k^2} - \frac{1}{n^2}\right) \tag{1-12}$$

与式(1-1)比较得知里德伯常数

$$R_H = \frac{2\pi^2 me^4}{(4\pi\varepsilon_0)^2 h^3 c} = 1.097\,373 \times 10^7 \mathrm{m}^{-1}$$

这与实验所得的 $R_H = 1.096\,775\,8 \times 10^7 \mathrm{m}^{-1}$ 值符合很好。对于赖曼系 $k=1$, $n=2,3,4,\cdots$,就是说,当氢原子从 $n=2,3,4,\cdots$ 各能级跃迁到 $n=1$ 的能级时辐射出赖曼系的各条谱线。应用玻尔理论所得的式(1-12)算出的氢原子光谱的波数与实验测得的值符合较好,这说明玻尔理论在解释氢原子光谱的实验规律方面是非常成功的。反过来也说明玻尔假定真实地反映了氢原子的内部情况。

必须了解,在图 1-5 上画出的那些轨道是可能的轨道,在图 1-6 上表示的那些能级是可能的能级。在任何时刻,一个原子中实现的只是一个轨道的电子运动,这一原子只具有与这一运动对应的一个数值的能量,也就只是一个能级。电子从某一轨道跳到另一轨道的跃迁,也可以说原子从前一状态跃迁到后一状态。在进行实验时,实际观察的是大量原子。各种轨道的电子运动可以在不同的原子中分别实现,相应的各种能级在不同的原子上同时存在,各种轨道间,也就是对应的各种能级间的跃迁也可以在不同的原子中发生。况且观察总是持续一段时间,因此各种能级间的跃迁都可以观察到。这就是说,各种光谱线看起来是同时出现的。

在两图中都画出了各种谱线系的跃迁。从能级图可以看到各种谱线系的能级跃迁间距的差别。跃迁间距大,所发光的波长就短。这说明为什么这些谱线系落在光谱的不同区域。在同一谱线系中,也是跃迁的能级间隔越大,谱线的波长越短,但随着跃迁间隔的增加,每次的增加量逐渐减少,趋近于零。这说明为什么每一谱线系中谱线的间隔向着短波方向递减。

例题 1-1

求巴耳末系光谱的最大和最小波长。

解:由图 1-6 可知,当氢原子从 $n=3$ 能级跃迁到 $n=2$ 能级时,发射光子波长最大

$$\lambda_{max} = \frac{hc}{E_3 - E_2} = \frac{6.626 \times 10^{-34} \times 3 \times 10^8}{[-242 - (-544)] \times 10^{-21}} = 658.2\mathrm{nm}$$

当氢原子从 $n=\infty$ 能级跃迁到 $n=2$ 能级时,发射光子波长最小

$$\lambda_{min} = \frac{hc}{E_\infty - E_2} = \frac{6.626 \times 10^{-34} \times 3 \times 10^8}{[0 - (-544)] \times 10^{-21}} = 365.4\mathrm{nm}$$

三、原子核外的电子结构

(一)空间量子化

1. 主量子数 n 原子核外的电子云是分层排布的,电子壳层可用主量子数表示。主量子数 n 取 $1,2,3,\cdots$ 等数值时,相应的电子壳层也可用 K、L、M、N、O、P、Q 等符号表示。n 愈大,说明电子距核愈远,原子能级愈高。因此,主量子数是决定原子能级的主要因素。

2. 角量子数 l 原子中的任何一个电子在原子核附近空间出现的概率大小是有规律的,因此,电子云的大小形状也是有规律的。

实验表明:处于同一电子壳层中的电子,由于电子间的相互作用,可以有几种不同的运动状态,其能量稍有不同。根据在同一电子壳层中电子所具有的能量及运动形式不同,又分成若干电子亚层,由角量子数 l 确定。在 n 确定后,l 可取 $0,1,2,\cdots,(n-1)$,有 n 个不同的值。对应的电子亚层用 s、p、d、f、g、h 等符号来表示。

主量子数 n 是决定原子能级的重要因素,而角量子数 l 对应的 s、p、d、f、g、h 等对原子能级也有一定的影响。所以电子壳层(主量子数 n)和亚层(角量子数 l)决定了原子所具有的能量,即原

子能级。

3. 磁量子数 m_l   由于原子是立体的,各种轨道平面的空间应有一定的取向。根据量子力学理论,原子轨道平面的空间的可能取向也是不连续的。在角量子数 l 确定后,其量子轨道平面可有($2l+1$)个不同的取向,这些轨道的量子数用 m_l 表示。

$$m_l=0,\pm 1,\pm 2,\cdots,\pm l$$

4. 自旋量子数 m_s   电子绕原子核运动与地球绕太阳运动相似,除公转外还有自转,称为电子自旋。电子自旋有两个不同的取向,或者说,电子有两种自旋状态,其自旋方向相反。通常由向上箭头"↑"及向下的箭头"↓"表示。

电子的自旋状态由自旋量子数 m_s 决定,自旋量子数可取 $m_s=\pm\dfrac{1}{2}$。

由以上所述可知,绕原子核运动的电子都可用 4 个量子数(n,l,m_l,m_s)来描述它们所处的状态。同样,这四个量子数确定后,便可知道电子所处的状态,即电子轨道的大小、形状,轨道平面在空间的取向和电子的自旋方向。

(二)电子的壳层结构

对于多电子的原子来说,核外电子运动较为复杂。但根据泡利不相容原理(Pauli exclusion principle),在同一原子中,不能有 2 个或 2 个以上的电子具有完全相同的量子数(n,l,m_l,m_s),也就是说一个量子态最多只能容纳 1 个电子。因此,原子有多少个电子,就有多少个量子态被占据。原子系统的量子态分为许多层,每层都有许多量子态,可以容纳许多电子,所以称为电子壳层。主量子数 $n=1$ 的壳层称为第一主壳层(K 壳层),$n=2$ 的壳层称为第 2 主壳层(L 壳层)。以下类推,每个壳层又分为许多次壳层(亚层),每一亚层又应有 $2(2l+1)$ 个不同的量子态,即最多容纳 $2(2l+1)$ 个电子,这一规律可把电子壳层容纳的最多电子数计算出来。主量子数为 n 的壳层中,可容纳的最多电子数:

$$N_n=\sum_{l=0}^{n-1}2(2l+1)=2n^2 \tag{1-13}$$

如果原子中的某个电子处在主量子数 $n=3$,角量子数 $l=2$ 的量子态上,则这个电子在 M 壳层的第 d 亚层上,通常称这种状态为 3d。同理,若电子所处的状态为 4s,则电子处在 N 壳层的第 s 亚层上,这个量子态的主量子数 $n=4$,角量子数 $l=0$。

(三)原子核外壳层电子的结合能

原子核对核外电子有很强的吸引力,离核最近的 K 层电子所受引力最大。显然,要从原子中移走 K 电子所需能量也最多;外层电子受核的引力较小,移走外层电子所需能量也较少。通常把移走原子中某壳层轨道电子所需要的最小能量,称为该壳层电子在原子中的结合能(binding energy)。

原子能级是指电子与核结合成原子时能量的减少值,而结合能则表示将电子从原子中移走所需最小能量。显然,原子能级是结合能的负值,它们的绝对值相等而符号相反。原子中结合能最大的 K 电子,其能级最低;而结合能较小的外层电子,能级则较高。

第二节　原子核结构

一、原子核组成

原子的性质是由它们的原子核的构成、轨道电子的多少及排列方式决定的。

原子核包含两类基本粒子,质子(proton)和中子(neutron),二者统称为核子(nucleon)。质子带有正电荷,中子不带电荷。由于电子带有负电荷,质子带有正电荷,且原子核内的质子数等于核外电子数,因此原子对外呈电中性。

一个原子可以用符号 $_Z^A X$ 来说明,其中 X 是元素的化学符号,A 是质量数(mass number),定义为核子(质子和中子)的数目,Z 是原子序数,即核内的质子数。原子以这种方式表示亦可称为核素(nuclide)。例如, $_1^1 H$ 代表氢原子或核素, $_2^4 He$ 代表氦原子或核素。

根据在核内中子数和质子数不同的比例,可以把原子分成以下几种类型:①同位素(isotope),有相同的质子数而中子数不同的原子;②同中子异核素,有相同的中子数而质子数不同的原子;③同量异位素(isobar),有相同的核子数而质子数不同的原子;④同质异能素(isomer),有相同的质子数和中子数,只是能量状态不同,例如, $_{54}^{131m} Xe$(m 代表高激态)是 $_{54}^{131} Xe$ 的同质异能素。

根据原子核的稳定性,可把原子核分为稳定的原子核和不稳定的放射性原子核。原子核的稳定性与核内质子数和中子数之间的比例有着密切的关系。对于较轻的核,中子数与质子数之比是 1:1,结果最稳定。随着质量数的增加,中子数与质子数比值也随之增大,对应于质量数最大的稳定核素其比值为 1.6。

如果中子与质子之比略高于或低于稳定的比值,核一般是放射性的。

另外,根据核内质子数和中子数的奇偶性,可以看出,偶偶核最稳定,稳定核素最多;其次是偶奇核和奇偶核;而奇奇核最不稳定,稳定核素最少。

由于核中质子间的距离非常小,它们之间的库仑斥力很大,中子又不带电,因而必然存在一种很强的引力把所有核子结合在极小的空间里,这种力不是电磁力,也不是万有引力,而是一种新的力,这种核子之间存在的特殊引力称为核力(nuclear force)。核力使核子结合成原子核。核力具有下列重要性质:它是强相互作用力,比电磁力和万有引力大得多;它是短程力,作用距离为 $10^{-15}m$ 的数量级;它具有饱和性,即每个核子只跟它相邻的核子间才有核力作用,且与核子是否带电无关。

原子核接近于球形,所以通常用核半径来表示原子核的大小。但核半径并不是几何半径,而是指核力的作用范围或核内电荷分布的范围。测量结果表明,原子核半径 R 与核质量数 A 近似地有如下关系:

$$R = R_0 A^{\frac{1}{3}}$$

式中 R_0 为常量,通常取 $R_0 = 1.2 \times 10^{-15}m$。如果把原子核看作球形,则原子核平均密度为

$$\rho = \frac{M}{V} = \frac{Au}{\frac{4}{3}\pi R_0^3 A} = \frac{1.66 \times 10^{-27} A}{\frac{4}{3}\pi (1.2 \times 10^{-15})^3 A} = 2.3 \times 10^{17} kg/m^3$$

其中 M,V 分别为原子核的质量和体积,u 为原子质量单位,1u 等于 $1.660\,556\,6 \times 10^{-27}kg$。可见原子核的密度是如此之大,假如存在乒乓球大小的核物质,其质量将达到 20 多亿吨。这表明,一般原子内绝大部分空间都是空的。

二、原子核结合能

(一)几个有关的相对论公式
1. 质量与速度的关系

$$m = \frac{m_0}{\sqrt{1 - \frac{v^2}{c^2}}}$$

$$(1-14)$$

这是相对论中质点质量的基本公式,其中 m_0 是静止质量,m 是运动质量。可以看出,当 $v \ll c$ 时,

$m=m_0$。

2. 动量与速度的关系

$$p=mv=\frac{m_0v}{\sqrt{1-\dfrac{v^2}{c^2}}} \tag{1-15}$$

3. 质量与能量的关系
由于在相对论中,物体的质量随速度变化,因而物体受到的力

$$F=\frac{\mathrm{d}p}{\mathrm{d}t}=\frac{\mathrm{d}}{\mathrm{d}t}(mv)$$

当这个力作用在物体上时,理论证明可知物体获得的动能为

$$E_k=(m-m_0)c^2 \tag{1-16}$$

式(1-16)说明,物体的动能等于它在运动中质量的增加量乘以光速的平方。因为物体的总能量等于动能和静止能量之和,即$E=E_k+m_0c^2$,所以

$$E=mc^2 \tag{1-17}$$

由此可知,一个物体具有 m 的质量,必有$E=mc^2$的能量。质量和能量是不可分割的。当物体的质量改变了 Δm 时,必然伴随着增加或减少 $\Delta E=\Delta mc^2$ 的能量。

(二)原子核结合能

如果把原子核的质量与构成原子核的核子(Z 个质子和 N 个中子)的静止质量总和加以比较,发现原子核的质量都小于组成它的核子质量之和,这个差值称为原子核的质量亏损(mass defect)。原子核的质量亏损为:

$$\begin{aligned}\Delta M &=Zm_p+Nm_n-M(^A_ZX)\\&=ZM(^1_1H)+Nm_n-M(^A_ZX)\end{aligned} \tag{1-18}$$

式(1-18)中,$M(^1_1H)$、m_n、$M(^A_ZX)$、分别为氢原子、中子和原子的质量。

与质量亏损 ΔM 相联系的能量 ΔMc^2,表示这些自由状态的单个核子结合成原子核时所释放出来的能量,称为原子核的结合能,用符号 E_B 表示。

一个原子的质量单位(1u)是 $1.660\ 556\ 6\times10^{-27}$kg,根据质能关系式,与此相联系的能量为

$$\begin{aligned}(1u)c^2 &=(1.660\ 556\ 6\times10^{-27})\times(2.997\ 92\times10^8)^2J\\&=1.492\ 429\times10^{-10}J\\&=931MeV\end{aligned}$$

在上式推导过程中,取 $1eV=1.602\ 189\ 2\times10^{-19}$J,由以上结果原子核的结合能 E_B 为

$$E_B=[ZM(^1_1H)+Nm_n-M(^A_ZX)]\times931MeV \tag{1-19}$$

E_B 也可以这样来理解:如果将一个原子核拆散,使组成它的核子成为自由状态的核子,外界必然作数量等于 E_B 能量的功。

显然,结合能愈大,核子结合成原子核时放出的能量也愈大,核的结合状态就愈紧密,相应地要拆散这个核就愈困难。如果把原子核的结合能除以此核内的总核子数 A,就得到每个核子的比结合能(specific binding energy),它表示从核内取出一个核子平均所需从外界获得的能量。它的数值等于原子核的结合能与核内的总核子数 A 的比值。以 ε 表示,即

$$\varepsilon=\frac{E_B}{A}=\frac{\Delta Mc^2}{A} \tag{1-20}$$

比结合能的大小可以作为核稳定性的量度,图1-7是不同原子核的比结合能曲线。

实验表明对于$A<20$的轻核区,比结合能随 A 的增加而迅速增加。对于中等质量的核($A=40\sim100$),比结合能最大,几乎是一常量,$\varepsilon\approx8.6MeV$。对于重核区($A>120$),比结合能开始明显减小,这说明中等质量的核最稳定。凡是比结合能小的原子核转变成比结合能大的原子核时都能释放能量,因此轻核聚变和重核裂变时可释放出大量的能量。

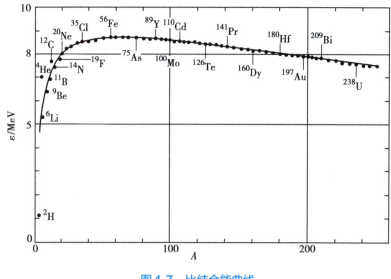

图 1-7　比结合能曲线

例题 1-2

求两个质子和两个中子结合成氦核过程中释放的能量以及氦核比结合能。

已知质子的质量 m_p=1.007 276u,中子的质量 m_n=1.008 665u,氦核的质量 $M(^4_2He)$=4.002 604u。

解:氦核的质量亏损

$$\Delta M = Zm_p + Nm_n - M(^4_2He) = 2\times1.007\ 276u + 2\times1.008\ 665u - 4.002\ 604u$$
$$= 0.029\ 278u$$

则释放的能量为

$$E_B = \left[Zm_p + Nm_n - M(^4_2He) \right] \times 931 = 0.029\ 278\times931 = 27.26MeV$$

氦核的比结合能为

$$\varepsilon = \frac{E_B}{A} = \frac{27.26}{4} = 6.815MeV$$

三、原子核能级

核的能量,像原子那样是量子化的。这就是说,核只能够存在于一些离散的状态,每一个状态具有确定的能量。当一个核发生从高能级到低能级跃迁时,所发出的光子一般在电磁波谱的 γ 射线区内。

四、原子核自旋与核磁矩

1. 原子核的自旋　原子核具有一定的质量和大小,故可将其看作球体。同电子一样,大多数原子核具有自旋特性。原子核自旋情况由核的自旋量子数(spin quantum number)I 来表征,由于 I 是原子核的固有特性,因而不同的核具有不同的 I 值。根据量子力学计算,I 只能取整数或半整数,即它只能取 $0,1/2,1,3/2,\cdots,I$ 的取值与构成原子核的中子数和质子数有关。下面分 3 种情况讨论。

(1)质子数是偶数,中子数也是偶数的核。其自旋量子数 I=0,这种核没有自旋,例如 $^{12}_6C$、$^{16}_8O$ 和 $^{32}_{16}S$ 等核。

(2)质子数和中子数一个是奇数、另一个是偶数的核。其自旋量子数 I=1/2,3/2,5/2 等半整数。这种核有自旋,例如 I=1/2 的 ^1_1H、$^{13}_6C$、$^{31}_{15}P$,I=3/2 的 $^{11}_5B$、$^{33}_{16}S$、$^{35}_{17}Cl$,和 I=5/2 的 $^{17}_8O$ 等核。

(3)质子数是奇数,中子数也是奇数的核。其自旋量子数 I=1,2,3 等整数。这种核有自旋,例如 I=1 的 ^2_1H,$^{14}_7N$ 以及 I=3 的 $^{12}_5B$ 等核。

原子核的自旋运动常用自旋角动量 L_I 来描述,原子核的角动量习惯上称为核自旋(nuclear spin),根据量子力学的计算,

$$L_I = \sqrt{I(I+1)}\hbar \qquad (1\text{-}21)$$

原子核角动量在空间某一选定方向(例如 z 轴方向)上的投影也是量子化的,即

$$L_{Iz} = m\hbar \qquad (1\text{-}22)$$

式(1-22)中,m 为核自旋磁量子数(magnetic quantum number),其可取的数值为 $I, I-1, \cdots, -I+1, -I$,共有 $2I+1$ 个值。

2. 原子核的磁矩 原子核是带正电的粒子,原子核的电荷均匀地分布在它的表面上。由于 $I \neq 0$ 的核有自旋运动,上述电荷也随之围绕自旋轴旋转,其效应相当于环形电流,结果使它周围出现磁场,这时的核很像一个小磁体,如图 1-8 所示。

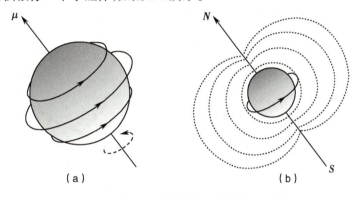

图 1-8 核的自旋及磁效应

(a)自旋的原子核;(b)自旋核的磁效应。

自旋核必然伴有核磁矩(nuclear magnetic moment),核磁矩矢量与核角动量矢量成正比,即

$$\mu = g\frac{e}{2m_p}L_I \qquad (1\text{-}23)$$

式(1-23)中 m_p 为质子质量,g 为朗德因子(Lande factor),或称为原子核的 g 因子(g-factor),不同的核有不同的 g 因子。

式(1-23)可写成

$$\mu = \gamma L_I \qquad (1\text{-}24)$$

其中

$$\gamma = g\frac{e}{2m_p} \qquad (1\text{-}25)$$

式中,γ 称为磁旋比,磁旋比是一个特征量,取决于原子核的内部结构和特性。

核磁矩在 z 轴方向(外磁场方向)的投影为

$$\mu_z = \gamma L_{Iz} = \gamma m\hbar \qquad (1\text{-}26)$$

由于核自旋是量子化的,因此 μ_z 也是量子化的,共有 $2I+1$ 个可能的取值。

第三节 磁 共 振

一、核磁矩在静磁场中的进动

自旋核有一定的自旋角动量和核磁矩,在静磁场的作用下,核磁矩将如旋转陀螺在地球引

力场中进动一样运动,称为自旋核的进动(precession)或称旋进。图1-9(a)为自旋核的进动示意图。

将磁矩为$\boldsymbol{\mu}$的原子核置于恒定磁场$\boldsymbol{B}_0$中,则其所受到的磁力矩为

$$\boldsymbol{M} = \boldsymbol{\mu} \times \boldsymbol{B}_0 \tag{1-27}$$

$\boldsymbol{M}$是矢量,其方向用右手螺旋来决定,伸开右手,拇指与其余四指垂直,四指由$\boldsymbol{\mu}$经小于π的角度绕向$\boldsymbol{B}_0$,拇指所指的方向就是磁力矩$\boldsymbol{M}$的方向,显然$\boldsymbol{M}$垂直于$\boldsymbol{\mu}$与$\boldsymbol{B}_0$决定的平面。在时间Δt内,磁力矩$\boldsymbol{M}$将产生一个同方向的冲量矩$\boldsymbol{M}\Delta t$。根据角动量定理,这一冲量矩将使自旋核的角动量获得一增量$\Delta \boldsymbol{L}_I = \boldsymbol{M}\Delta t$,其方向与磁力矩的方向相同。因磁力矩的方向垂直于$\boldsymbol{L}_I$,所以$\Delta \boldsymbol{L}_I$的方向也垂直$\boldsymbol{L}_I$,结果使$\boldsymbol{L}_I$的大小不变而方向发生变化。由于$\Delta \boldsymbol{L}_I$总是垂直于$\boldsymbol{L}_I$与$\boldsymbol{B}_0$决定的平面,$\boldsymbol{L}_I$只改变方向不改变大小,所以$\boldsymbol{L}_I$沿图1-9(b)所示方向进动,核角动量(或磁矩矢量)的末端形成圆周运动,这种运动称为拉莫尔进动。

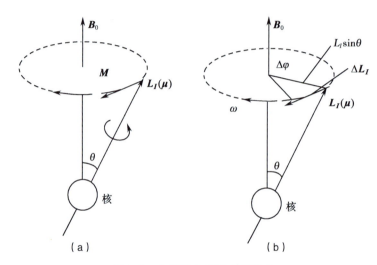

图1-9 自旋核在磁场中的进动

设核角动量进动的增量为$\Delta \boldsymbol{L}_I$,由图1-9(b)可见

$$\Delta \boldsymbol{L}_I = \boldsymbol{L}_I \sin\theta \cdot \Delta\varphi$$

方程两边同时除以所用的时间Δt,得

$$\frac{\Delta \boldsymbol{L}_I}{\Delta t} = \boldsymbol{L}_I \sin\theta \frac{\Delta\varphi}{\Delta t}$$

根据角动量定理有:

$$\frac{\Delta \boldsymbol{L}_I}{\Delta t} = \boldsymbol{M} = \mu \boldsymbol{B}_0 \sin\theta$$

令$\frac{\Delta\varphi}{\Delta t} = \omega$,$\omega$为进动的角频率,称为拉莫尔频率(Larmor frequency)。

因此,有

$$\boldsymbol{L}_I \sin\theta \omega = \mu \boldsymbol{B}_0 \sin\theta$$

进而可得

$$\omega = \frac{\mu B_0}{L_I} = \gamma B_0 \tag{1-28}$$

式(1-28)被称为拉莫尔方程(Larmor equation)。

通过以上讨论可知,核磁矩在恒定磁场中将绕磁场方向进动,进动的角频率ω取决于核的磁旋比与磁场的磁感应强度$\boldsymbol{B}_0$的大小。

二、核磁共振现象

将 $I \neq 0$ 的原子核置于静磁场 $\boldsymbol{B}_0$ 中,磁场对核磁矩的作用力将使核磁矩具有一定的附加能量(图 1-10)。

设 $\boldsymbol{B}_0$ 与 z 轴同向,并设 $\boldsymbol{B}_0$ 与核磁矩 μ 的夹角为 θ,如图 1-10 所示,这时 μ 与 $\boldsymbol{B}_0$ 相互作用的能量为:

$$E = -\boldsymbol{\mu} \cdot \boldsymbol{B}_0 = -\mu B_0 \cos\theta = -\boldsymbol{\mu}_z \boldsymbol{B}_0 \qquad (1-29)$$

根据式(1-26),得出核磁矩在各能级上的能量表达式

$$E_m = -\gamma \hbar m B_0 \qquad (1-30)$$

式(1-30)表示核磁矩在静磁场中的能量也是量子化的,我们把这些不连续的能量值称为原子核的能级,并按能量值大小画出的图称为能级图(图 1-11)。

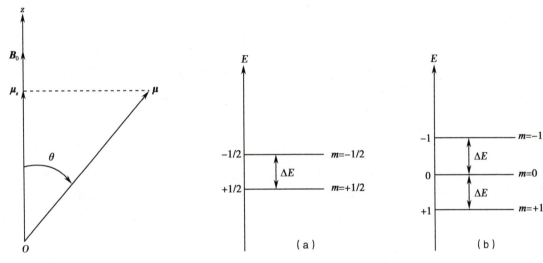

图 1-10 静磁场 B_0 中的核磁矩 μ

图 1-11 核磁矩在磁场中的能级图
(a)I=1/2;(b)I=1。

磁场中核的能级数目决定于核自旋量子数 I,能级总数为 $2I+1$。磁量子数 m 为正值的那些状态,核磁矩 μ 与静磁场方向相同,其能量为负值,称之为低能态;磁量子数 m 为负值的那些状态,核磁矩 μ 与静磁场方向相反,其能量为正值,称之为高能态。

由于 m 的可能取值依次相差 1,因而两相邻能级的能量差为

$$\Delta E = \gamma \hbar B_0 \qquad (1-31)$$

根据量子力学的选择定则,只有磁量子数之差(Δm)为 ± 1 时,相邻两能级间的跃迁才是允许的。例如,对于 $I = \dfrac{1}{2}$ 的核,它吸收能量后将从 $m = \dfrac{1}{2}$ 的低能态跃迁到 $m = -\dfrac{1}{2}$ 的高能态,这时体系吸收的能量应为 $\gamma \hbar B_0$。

设共振激发所采用的电磁波频率为 ν,并在外磁场垂直方向设置射频线圈。那么当激励电磁波的频率 ν 所决定的能量与两相邻能级之间能量差 ΔE 相等时,原子核两个能级之间的跃迁就会发生,这就是核磁共振(nuclear magnetic resonance,NMR)现象。上述条件可表示为

$$h\nu = \Delta E = \gamma \hbar B_0$$

式中 $h\nu$ 为电磁辐射的能量,利用 $\hbar = \dfrac{h}{2\pi}$,可得

$$\nu = \dfrac{\gamma B_0}{2\pi} \quad 即$$

$$\omega = \gamma B_0 \tag{1-32}$$

从式（1-32）可以看出，原子核发生共振吸收时射频场的角频率 ω 等于自旋核在磁场中进动的角频率，这就是核磁共振条件。

例题 1-3

试计算 ^{1}H、^{23}Na 和 ^{31}P 在 1.0T 的磁场中发生核磁共振的频率。已知 $\gamma_H = 2.675\,3 \times 10^8 \text{s}^{-1} \cdot \text{T}^{-1}$，$\gamma_{Na} = 0.703\,1 \times 10^8 \text{s}^{-1} \cdot \text{T}^{-1}$，$\gamma_P = 1.084\,0 \times 10^8 \text{s}^{-1} \cdot \text{T}^{-1}$。

解：当 $\boldsymbol{B} = 1.0$T 时，^{1}H、^{23}Na 和 ^{31}P 发生核磁共振的频率分别为

$$\nu_H = \frac{\gamma_H B}{2\pi} = \frac{2.675\,3 \times 10^8 \times 1.0}{2 \times 3.141\,5} = 42.58 \text{MHz}$$

$$\nu_{Na} = \frac{\gamma_{Na} B}{2\pi} = \frac{0.703\,1 \times 10^8 \times 1.0}{2 \times 3.141\,5} = 11.19 \text{MHz}$$

$$\nu_P = \frac{\gamma_P B}{2\pi} = \frac{1.084\,0 \times 10^8 \times 1.0}{2 \times 3.141\,5} = 17.25 \text{MHz}$$

三、核自旋弛豫

核磁矩的存在，使得原子核成为一个小磁体。组成物体的大量的原子核磁矩的矢量总和称为磁化强度矢量（magnetization vector）$\boldsymbol{M}$

$$\boldsymbol{M} = \sum_{i=1}^{n} \mu_i \tag{1-33}$$

在平衡状态下，磁化强度矢量与外加磁场 $\boldsymbol{B}_0$ 方向一致，磁化强度矢量的 z 分量 $M_z = M_0$，M_z 被称为纵向分量，此时不存在横向磁化强度矢量 M_{xy}。此时在垂直于 $\boldsymbol{B}_0$ 的方向施加射频电磁波，如果足够多的能量被自旋核吸收，则有可能使自旋核达到饱和状态，即 $M_z = 0$，$M_{xy} = \boldsymbol{M}_0$。

射频脉冲发射结束后，处于非热平衡状态的原子核系统将逐渐恢复为热平衡状态，这一恢复过程称为弛豫过程（relaxation process）。

原子核系统的弛豫过程是一个由高能态转变为低能态的释放能量的过程。在这一过程中，系统的磁化强度矢量的两个分量将发生相对独立的变化。z 分量即纵向分量 M_z 将逐渐增大，恢复到平衡状态的 M_0，此过程称为纵向弛豫（longitudinal relaxation）；xy（平面）分量即横向分量 M_{xy} 将逐渐减少，直至 $M_{xy} = 0$，此过程称为横向弛豫（transverse relaxation）。

纵向磁化强度矢量随时间变化的曲线如图 1-12（a）所示。

纵向磁化强度矢量从 0 回复至最大值的 63% 时所需的时间为 T_1，称之为纵向弛豫时间，简称 T_1 弛豫时间。

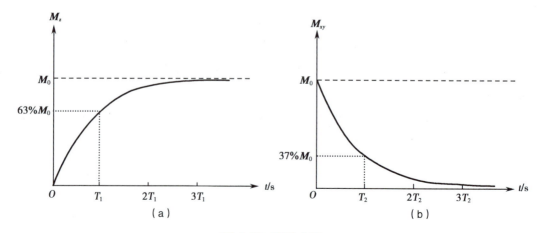

图 1-12　弛豫曲线
（a）纵向弛豫；（b）横向弛豫。

T_1 弛豫曲线遵循指数规律,公式为

$$M_z = M_0\left(1 - e^{-t/T_1}\right) \tag{1-34}$$

横向磁化强度矢量随时间变化的曲线如图 1-12(b)所示。横向磁化强度矢量从最大值减小至最大值的 37% 处时所需的时间为 T_2,称之为横向弛豫时间,简称为 T_2 弛豫时间。

T_2 弛豫也遵循指数规律:

$$M_{xy} = M_0 e^{-t/T_2} \tag{1-35}$$

第四节　磁共振现象的医学应用

一、磁共振波谱分析技术

磁共振波谱(magnetic resonance spectroscopy,MRS)分析技术是利用核磁共振现象及其化学位移来测定分子组成及空间构型的一种检测方法。

对于氢核,当外磁场 B=1.0T 时,由共振条件式(1-32)可以算出,其共振频率为 42.58MHz。但实际上发现,在同样的磁场中,位于不同分子中的氢核,或虽在同一分子中但位于不同化学基团的氢核,其共振频率都与上述频率值有程度不同的微小偏移。很显然这种偏移和氢核所处的化学环境不同有关。由于核所处的化学环境不同而引起共振频率不同的现象称作化学位移(chemical shift)。对于某原子核来说,它的化学环境是指该核的核外电子的运动情况,以及与该核相邻的其他原子核的核外电子的运动情况。

当有外磁场 B 作用时,这些核外电子会被诱导产生一个方向与 B 相反,而大小正比于 B 的感应磁场,从而部分地屏蔽了所加的外磁场。这样原子核实际感受到的磁场为

$$B_N = (1-\sigma)B \tag{1-36}$$

σ 称为屏蔽系数,它和核所处的化学环境有关。例如乙基苯分子(C_6H_5—CH_2—CH_3)是由 3 个化学基团组成的,每个基团中虽都有 H 核,但不同基团中的 H 核所处的化学环境不同,其 σ 不同。在同一外磁场 B 的作用下,乙基苯中各不同基团中的氢核所实际感受到的磁场不同,因而其共振频率就不同,此即化学位移。

为精确测它的化学位移,必须先测出孤立原子核的谱线位置,然后与化合物中原子核的谱线位置进行比较,但实际上孤立的原子核是无法得到的。为了描述这种微小变化,通常选择一特定化学环境下的核作为标准样品,并以其共振频率 ν_S 为基准来表达化学位移的大小,即

$$\Delta\nu = \nu_S - \nu_R \tag{1-37}$$

ν_R 为测试样品自旋核的共振频率,ν_S 为标准样品自旋核的共振频率。

化学位移常采用一个无量纲的 δ 值来表示,其定义是

$$\delta = \frac{\nu_S - \nu_R}{\nu_S} \times 10^6 \text{(ppm)} \tag{1-38}$$

δ 的单位是 ppm(parts per million),即百万分之一。

磁共振波谱图是吸收率为纵坐标对化学位移 δ 为横坐标的曲线图。标准物质一般选取四甲基硅 $[(CH_3)_4Si,TMS]$,这是因为 TMS 吸收峰单一,强度大、化学上惰性强,不会与样品发生化学作用等优点。

图 1-13 是乙基苯氢核的磁共振波谱图,由图可见位于乙基苯中的不同化学基团—CH_3(甲基),—CH_2—(亚甲基),C_6H_5—(苯基)中的氢核,因其化学环境不同而有不同的化学位移,δ 依

次为 1.22ppm, 2.63ppm 和 7.18ppm, 而标准物质 TMS 的 δ 为 0。图中—CH₂—, —CH₃ 处不只一个峰, 这是由不同化学基团间核的自旋耦合引起的能级分裂造成的。谱线还有一定的宽度, 吸收峰的面积正比于相应化学基团中氢核的数目。因此如对吸收曲线所包含的面积进行积分, 便可得到各化学基团中所包含的氢原子数目。磁共振波谱仪中配有电子积分器, 可把谱线强度画成阶梯式的线, 以阶梯的高度代表峰面积的相对值。由图 1-13 可见, 乙基苯中三个化学基团中氢核的数目比为 5 : 2 : 3。

由此可见, 对磁共振波谱进行分析可得到以下信息(以氢核为例): 由吸收峰的位置, 即化学位移, 可得知该物质中含有什么化学基团; 由吸收峰的大小或峰下面积, 可得知有关化学基团中含氢核的数目; 由峰的形状可知基团间核的耦合程度。可见, 磁共振波谱是物质结构分析的重要手段。

磁共振波谱最早应用于化学领域分子结构方面的研究。随着高场强磁共振的应用, MRS 在活体上应用日益广泛, 是目前唯一无损伤检测活体器官组织代谢、生化反应、化合物定量分析的技术。目前用于医学 MRS 分析的原子核有 ¹H、³¹P、¹³C、²³Na、¹⁹F 和 ¹⁵N 等, 其中以 ¹H 和 ³¹P 的波谱应用最为广泛。

¹H-MRS 可用来检测体内许多脂肪代谢、氨基酸代谢以及神经递质有关的微量代谢。如 N- 乙酰天冬氨酸(NAA)、肌酸(Cr)、胆碱(Cho)、γ- 氨基丁酸(GABA)、谷氨酸(Glu)、谷氨酰胺(Gln)和乳酸(Lac)等。图 1-14 为正常脑组织的 ¹H-MRS。

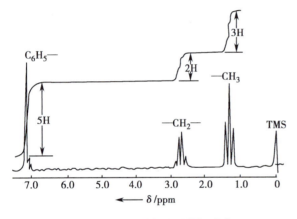

图 1-13　乙基苯氢核磁共振波谱

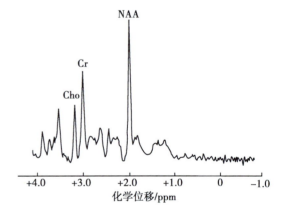

图 1-14　正常脑组织的 ¹H-MRS

正常人脑 ¹H-MRS 中 3 条信号最强的谱线分别为 NAA(2.02ppm)、Cr(3.03ppm)和 Cho(3.2ppm)。

NAA 分布于成熟神经元及轴突内, 正常脑内含量较多, 是正常波谱中最高的峰。NAA 峰仅出现在脑和脊髓的 MRS 中, 常作为神经元及轴突的活性标志。NAA 降低见于神经元损害如多发性硬化、缺氧性脑病等; NAA 升高少见, 发育中的儿童、海绵状脑白质营养不良时可升高; 不含神经元的脑部肿瘤无 NAA 峰。

在正常脑波谱中肌酸(Cr)为第二高的峰, 肌酸参与腺苷三磷酸(ATP)代谢, 此峰一般较稳定, 常作为评价其他代谢物信号强度的参照, 创伤和高渗状态时 Cr 峰升高, 缺氧、脑卒中和脑肿瘤则降低。

胆碱(Cho)是细胞膜磷脂代谢的成分之一, 是细胞膜转换的标记物, 反映了细胞膜的代谢和细胞的增殖。肿瘤、急性脱髓鞘、炎症及慢性缺氧时 Cho 峰升高。Cho 峰是评价脑肿瘤的重要共振峰之一, 快速的细胞分裂导致细胞膜转换和细胞增殖加快, 使 Cho 峰增高。脑卒中和肝性脑病时 Cho 峰下降。Cho/NAA 比值升高也见于脑梗死、炎症、多发性硬化等, 但肿瘤病变时升高更明显。

MRS 技术是获得活体内生化参数定量信息的唯一非侵入技术,对疾病的早期诊断、性质鉴别、不同病理期区分及治疗将会产生深刻影响。其特别有助于对脑梗死患者的早期诊断,在脑梗死临床症状出现之前,首先出现局部生化异常(如脑组织出血、缺氧、细胞代谢紊乱),Cho,Cr,NAA 水平降低,NAA/Cr 比值下降等。这些局部环境的改变在结构图像中表现不出来,而在 MRS 中则有比较明显的改变。

二、磁共振成像技术

磁共振成像(magnetic resonance imaging,MRI)主要是利用人体不同组织之间、正常组织与病变组织之间的氢核密度 ρ、纵向弛豫时间 T_1、横向弛豫时间 T_2、液体流速、液体的扩散和灌注、质子在不同分子环境中的化学位移、局域氧合、局域含铁以及膜的通透性等参数进行成像。

MRI 设备分为三部分:磁场系统、射频系统、图像重建系统。磁场系统由磁体和梯度磁场两部分组成。在磁共振成像中,患者的身体置于扫描孔内均匀磁场之中,磁体是产生主磁场(B_0)的装置,有 3 种类型:即常导磁体、永磁体、超导磁体。梯度磁场由梯度线圈产生,是用来产生并控制磁场中的梯度,以实现磁共振信号的选片定层和空间编码,需要产生三个方向梯度场的线圈。射频系统用来产生短而强的射频场、以脉冲的方式施加到成像物体中,使其氢核磁矩产生共振现象。射频过后,磁化强度矢量将恢复到其平衡位置,在接收线圈中感应出 MR 信号,这个信号很弱,经过放大后进入图像重建系统。图像重建系统的作用是进行图像处理,给出所激发层面的组织分布图像。图 1-15 为磁共振成像系统的体系结构图。

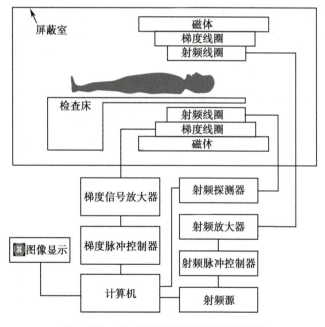

图 1-15 磁共振成像系统的体系结构图

MRI 的基本原理是利用一定频率的电磁波向处于磁场中的人体照射,人体中各种不同组织的氢核,在电磁波作用下会发生核磁共振,吸收电磁波的能量,随后又发射电磁波。MRI 系统探测到这些来自人体中的氢核发射出来的电磁波信号之后,经计算机处理和图像处理,得到人体的断层图像。

在磁共振成像过程中,探测线圈在某一时刻接收到的核磁共振信号是受检体某一部分或一个体层中多个体素在同一时刻产生的混合信号,这就需要对采集到的混合信号进行处理,把每个体素的核磁共振信号与其他体素的核磁共振信号分离出来,才能转换成相应像素的灰度值。为了达到这一目的,一般要通过梯度磁场(层面选择梯度、相位编码和频率编码)建立起体素的空间坐标,利用特定的图像重建算法(傅里叶变换)处理数据,获取图像矩阵后,才能在荧光屏上显示图像。图 1-16 为磁共振图像重建流程图。

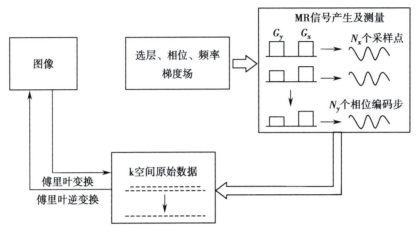

图 1-16　磁共振图像重建流程图

MRI 图像不仅反映人体形态学信息,还能进行功能性成像,可以从图像中得到生化、病理有关信息,因此 MRI 被认为是一种研究活体组织、诊断早期病变的医学影像技术。

目前临床 MRI 就是 ^{1}H 核成像,这是因为人体各种组织含有大量的水和碳氢化合物,氢核的磁旋比大、信号强的缘故,而其他磁性核的 MRI 受多种条件限制还无法用于临床。

小结

卢瑟福通过 α 粒子散射实验,提出原子的核式模型结构。玻尔在氢原子光谱的实验基础上结合量子论提出了原子能级的结构:①电子只能沿某些特定的轨道运动,电子在这些轨道上运行不释放出能量;②只有电子从一个高能态跃迁到另一个低能态时,原子体系才能释放能量。

自旋量子数 $I \neq 0$ 的原子核具有自旋及磁矩,在外磁场中原子核会发生进动现象,从而导致原子核能级的分裂,当激励电磁波的能量与原子核相邻能级之间能量差相等时,原子核两个能级之间会发生跃迁,称为核磁共振现象。核磁共振在医学上的应用主要有磁共振波谱分析技术及磁共振成像技术。图 1-17 为本章思维导图。

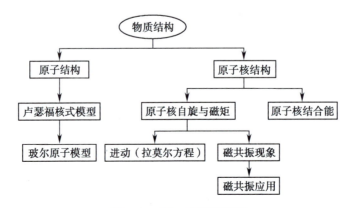

图 1-17　第一章思维导图

思考题

1. 简述玻尔理论的基本假设。

2. 求赖曼系光谱的最大和最小波长。

3. 一束单色光被一批处于基态的氢原子吸收,在这些氢原子重回基态时,观察到具有 6 种不同波长谱线的光谱,求入射单色光的波长。

4. 在基态氢原子被外来单色光激发后发出的巴耳末系中,仅观察到 3 条谱线,试求(1)外来光的波长;(2)这三条谱线的波长。

5. 计算 ^{5}Li 核和 ^{6}Li 核的结合能,给定 ^{5}Li 原子核的质量为 m_5=5.012 539u,^{6}Li 原子核的质量为 m_6=6.015 121u,m_p=1.007 276u,m_n=1.008 665u。

6. 具有自旋的原子核置于外磁场中为什么会发生核磁矩进动?

7. 试计算氢核在 2T 磁场中拉莫尔进动的频率(已知 $^1_1$H 的磁旋比 γ=2.675 3 $\times 10^8 \mathrm{s}^{-1} \cdot \mathrm{T}^{-1}$)。

(刘东华)

第二章 核 衰 变

1896 年,法国科学家贝可勒尔(Henri Becquerel)在研究铀盐的实验中,首先发现了铀原子核的天然放射性。1898 年,居里夫妇又发现了放射性更强的钋和镭。由于天然放射性这一划时代的发现,居里夫妇和贝可勒尔共同获得 1903 年诺贝尔物理学奖。1934 年,约里奥·居里夫妇人工制备放射性核素。100 多年来,在贝可勒尔和居里夫妇等研究的基础上,科学家又陆续发现了其他元素的放射性核素,同时也开始了从认识、掌握到利用放射性衰变的规律为人类服务的探索。到今天,放射性核素在医学方面的应用广泛(核医学、放疗),已经成为现代医学的重要标志之一。

本章将在重点介绍放射性核素衰变类型及其衰变规律的基础上,介绍医学放射性核素的生产与制备方法以及在临床上的应用。

第一节 放射性核素衰变类型

具有一定质子数和一定中子数的原子称为核素。根据原子核的稳定性,核素可分为放射性核素和稳定性核素两大类。放射性核素又分为天然放射性核素和人工放射性核素(简称人造核素)。天然放射性是指天然存在的放射性核素所具有的放射性。它们大多属于由重元素组成的三个放射系(即钍系、铀系和锕系)。人工制备的核素主要由核反应堆或加速器制备。目前已知的元素有 118 种,自然界天然存在的核素有 300 多种,其中有 60 多种是放射性核素。此外通过人工方法又制造了 1 600 余种放射性核素。原子序数很高的元素(也称为重元素),如铀(U)、钍(Th)、镭(Ra)等,它们的原子核很不稳定,会自发地放出射线从而变为另一种元素的原子核,这种现象称为放射性核素衰变(radioactive decay),简称核衰变(nuclear decay)。根据核衰变时释放的射线种类不同,放射性核素衰变主要分为 α 衰变、β 衰变和 γ 衰变 3 种类型。无论哪种核衰变过程,都遵守电荷、质量、能量、动量和核子数守恒定律。

一、α 衰变

所谓 α 射线粒子就是氦原子核,它是由 2 个质子和 2 个中子构成,带 2e 正电荷。放射性核素发射 α 射线(α 粒子束)后,变为质量数比母核少 4 的原子核,这种衰变叫 α 衰变,多发生在重核(Z>82)。其衰变过程可写成

$$_{Z}^{A}X \rightarrow _{Z-2}^{A-4}Y + _{2}^{4}He + Q \tag{2-1}$$

式(2-1)中 X 叫母核,Y 叫子核,Q 为衰变能(decay energy),是由母核放出的能量,其值用两侧的原子质量差值计算,不同核素 Q 值不同,单位用 MeV。从式(2-1)中可知衰变前后的核子数和电荷数量是守恒的。子核比母核的质量数 A 少 4,电量数 Z 少 2,在元素周期表中的位置比母核前移 2 位,这就是 α 衰变的位移法则。α 衰变过程放出的能量主要反映在 α 粒子的动能上,子核的动能很小。α 粒子以很高的速度从核中飞出,受物质所阻而失去动能,捕捉两个电子变成一个中性氦原子。原子核发生 α 衰变时,子核一般处于基态,也有时暂处于激发态,且能量状态是分立的。图 2-1 是最早用于临床的镭(226)衰变图,图中横线表示核能级,最低横线表示衰变后

子核(氡)处于基态,在它上面的横线表示其激发态;图中左侧的数字为能级的能量(MeV)。图中说明放出能量为4.784MeV的α粒子后,衰变到(氡)的基态,此种能量的α粒子占总数的94.6%;此外,放出能量为4.59MeV的α粒子占5.4%,同时还有占比例更小的能量为4.34MeV的α粒子。镭(226)释放两种α粒子后会伴随放出能量为0.258MeV和0.186MeV的γ射线。

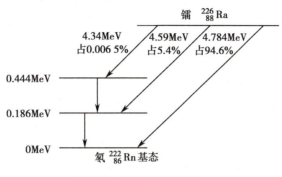

图2-1 镭(226)衰变图

二、β 衰变

β衰变是指一种放射性核素放出或捕获β粒子而变成另一种核素的过程。衰变前后核素的质量数 A 不变,而原子序数 Z 在元素周期表中向前或后移一个位置。主要包括β⁻衰变、β⁺衰变和电子俘获(electron capture,EC)三种类型。

(一) β⁻衰变

β⁻射线粒子是电子,是由母核放出电子的一种衰变。母核放出一个电子后,它的电荷增加一个单位,而质量变化很小,变成原子序数增加1的另一个原子核(子核)。β⁻衰变的过程可表示为式(2-2),其中 X 和 Y 分别代表母核和子核,$\bar{\nu}$ 为反中微子,Q 为衰变能。

$$_{Z}^{A}X \rightarrow {}_{Z+1}^{A}Y + \beta^{-} + \bar{\nu} + Q \tag{2-2}$$

反中微子是在衰变中与β⁻粒子同时放射出的一种中性粒子,静止质量约为零。原子核中并不存在电子,而是在衰变时原子核中的一个中子放出一个电子变为一个质子的过程,遵守位移法则。

(二) β⁺衰变

β⁺衰变是指放射性核素自发释放出一个β⁺粒子(即正电子)而衰变为另一种核素的过程。在β⁺衰变过程中,原子核放出一个正电子,即原子核中一个质子放出一个正电子而变成中子,同时放射出一个中微子,并有衰变能产生,遵守位移法则。β⁺衰变的过程可表示为

$$_{Z}^{A}X \rightarrow {}_{Z-1}^{A}Y + \beta^{+} + \nu + Q \tag{2-3}$$

有些人工产生的放射元素是放β⁺射线的,这些原子核衰变后,转变为原子序数减去1的子核。

无论是β⁻还是β⁺衰变都有3种产物,即子核、β粒子和中微子或反中微子。因此衰变时所放出的能量为三者共有,由于β粒子的质量比子核质量小很多,故子核反冲动能可以忽略,衰变能由β粒子和 $\bar{\nu}$ 或 ν 分配,其中β粒子的能量可以从零到 Q,是连续的β能谱。

(三) 电子俘获

原子核俘获核外电子,使核内的一个质子转变为一个中子,电荷数减1,同时释放出一个中微子和衰变能的过程称为电子俘获。衰变过程为

$$_{Z}^{A}X + {}_{-1}^{0}e \rightarrow {}_{Z-1}^{A}Y + \nu + Q \tag{2-4}$$

在电子俘获过程中,如果被俘获的是内层电子,则可能出现核外层电子填补内层电子空位,

而产生特征 X 射线（characteristic X-ray）或俄歇电子（Auger electron）。当高能级的电子跃迁至低能级，其多余的能量直接转移给同一能级的另一电子，而不辐射 X 射线，接受这份能量的电子脱离原子，成为自由电子，这种电子叫俄歇电子。在核医学中计算人体吸收的剂量应考虑这一因素。

有些放射性核素在发生 β 衰变或电子俘获后，子核可以处于激发态，当子核向基态跃迁时，会有 γ 射线伴随发射。

三、γ 衰变和内转换

α 和 β 衰变后的子核大部分处于激发态，处于激发态的子核是不稳定的，会以放出 γ 射线的形式释放能量，跃迁到较低的能态或基态，这种跃迁叫 γ 衰变。γ 射线是光子，不带电，也无静止质量。它的放出不会改变原子核的电荷和质量。γ 衰变的过程可表示为

$$_Z^A X^m \rightarrow _Z^A X + \gamma + Q \tag{2-5}$$

式（2-5）中，$_Z^A X^m$ 表示原子核处于激发态，$_Z^A X$ 代表处于基态的原子核，Q 是衰变能。

如核医学 SPECT 显像中常用的 ^{99m}Tc（锝）放射性核素，有 γ 射线发射和 β 粒子。

处于激发态的原子核还有另一种释放能量的方式，即原子核由激发态回到基态时并不发射 γ 射线，而是把全部能量交给核外电子，使其脱离原子的束缚而成为自由电子，这一过程叫内转换（internal conversion），发射的电子叫内转换电子。这里要注意的是，不能将内转换过程理解为内光电效应，即不能认为是原子核先放出光子，然后再与核外轨道电子发生光电效应，这是因为发生内转换概率远大于发生内光电效应。另外无论是电子俘获还是内转换过程，由于原子的内壳层缺少电子而出现空位，外层电子将会填充这个空位。因此这两个过程都将伴随着特征 X 射线和俄歇电子的发射。

第二节　原子核的衰变规律

一、衰 变 规 律

核衰变是原子核自发变化的过程，在足够多的原子核中，每一个核在什么时候发生放射变化是不能预知的。但是如果在短时间 dt 内有 dN 个核改变，从统计的观点，改变率 dN/dt 必定与当时存在的总原子核数 N 成正比，即

$$-dN = \lambda N dt \tag{2-6}$$

式（2-6）中 dN 代表 N 的减少量，是负值，所以需加负号，使该式等号前后都是正值。λ 称为衰变常数（decay constant），其值反映放射性核素随时间衰变的快慢。对式（2-6）进行积分，便可得到 t 时刻原子核数 N 与 $t=0$ 时原子核 N_0 之间的关系：

$$N = N_0 \exp(-\lambda t) \tag{2-7}$$

式（2-7）说明放射性核素衰变服从指数规律。

（一）衰变常数

λ 值反映一个放射性核素在单位时间内衰变的规律，因而它是描写放射物放射衰变快慢的一个物理量，单位为秒$^{-1}$（s^{-1}）。

值得注意的是，一种核素能够进行几种类型的衰变，或子核可能处于几种不同的状态。对应于每种衰变类型和子核状态，有各自的衰变常数 $\lambda_1, \lambda_2, \cdots, \lambda_n$，式中的 λ 应是各衰变常数之和，即

$$\lambda = \lambda_1 + \lambda_2 + \cdots + \lambda_n$$

（二）物理半衰期 $T_{1/2}$

如果经过一段时间，放射性核素的数目减少到原数的一半，则该时间为物理半衰期（physical half life，$T_{1/2}$），它也是用来表示放射性核数衰变快慢的物理量，是不同放射物的又一标志。在式（2-7）中，当 $t=T_{1/2}$，$N=N_0/2$ 代入后，得到和 $T_{1/2}$ 的关系为

$$N_t = \frac{N_0}{2} = N_0 \exp(-\lambda T_{1/2})$$

$$T_{1/2} = \frac{\ln 2}{\lambda} = \frac{0.693}{\lambda} \tag{2-8}$$

式（2-8）给出 $T_{1/2}$ 同 λ 的关系。λ 大的，$T_{1/2}$ 短。单位用秒（s），对半衰期长的核素用分（min）、小时（h）、天（d）和年（a）。

经过一个 $T_{1/2}$ 后，其放射性核素衰减到原来的 1/2，两个 $T_{1/2}$ 后衰减到原来的 1/4，依此类推，经过 n 个 $T_{1/2}$ 后，将衰减到原来的 $(1/2)^n$。将式（2-8）代入式（2-7）得到

$$N_t = N_0 e^{-0.693t/T_{1/2}} \tag{2-9}$$

当放射性核素引入动物体内时，其原子核的数量除按前述的规律衰变而减少外，还应考虑通过生物代谢而排出体外的部分，使体内的放射性数量减少比单纯的衰变要快。若用上述的 λ 代表物理衰变常数，λ_b 代表单位时间内从体内排出的原子核数与当时存在的原子核数之比，即放射性核素的排出率，称为生物衰变常数，于是 $\lambda_e = \lambda + \lambda_b$，称为有效衰变常数。三种衰变常数的半衰期分别为有效半衰期 T_e、物理半衰期 $T_{1/2}$ 和生物半衰期 T_b，三者的关系为

$$\frac{1}{T_e} = \frac{1}{T_{1/2}} + \frac{1}{T_b}$$

可得到：

$$T_e = \frac{T_{1/2} \cdot T_b}{T_{1/2} + T_b} \tag{2-10}$$

显然，T_e 比 $T_{1/2}$ 和 T_b 都短。

（三）平均寿命 τ

放射性核素的衰变具有随机性，有些原子核早衰变，有些晚衰变，同一种核素有个平均存留时间，即平均寿命（mean lifetime）τ，也是一个反映放射性核素衰变快慢的物理量。假设 $t=0$ 时有 N_0 个母核，$t=t$ 时还有 N 个母核。这 N_0-N 个已衰变掉的母核中每个核的寿命不一定都是 t。又经过 dt 时间后还有 $N-(-dN)$ 个母核。在 dt 时间内衰变掉的母核数为 $-dN$，可以认为这 $-dN$ 个母核中每个核的寿命的都是 t。因此，这 $-dN$ 个母核的总寿命为 $t(-dN)$
所以 N_0 个母核的总寿命为

$$\int_0^\infty t \cdot \lambda N_t dt = \int_0^\infty \lambda N_0 e^{-\lambda t} t dt = \frac{N_0}{\lambda}$$

N_0 个母核的平均寿命为

$$\tau = \frac{N_0/\lambda}{N_0} = \frac{1}{\lambda} = \frac{T}{\ln 2} = 1.44T \tag{2-11}$$

值得注意的是上述的衰变规律是一个统计规律，当放射性样品实际衰变的原子核个数足够多时，其结果就会愈接近趋于准确。总体的平均寿命 τ 是半衰期的 1.44 倍。在计算核素内照射剂量时需要考虑 τ。

（四）放射性活度

通常我们用单位时间内衰变的原子核数来表示放射性活度（radioactivity），或叫放射性强度，用 A 表示

$$A = -\frac{dN_t}{dt} = -\frac{d(N_0 e^{-\lambda t})}{dt} = \lambda N_0 e^{-\lambda t} = \lambda N_t$$

$$A_0 = \lambda N_0 \tag{2-12}$$

式（2-12）中，$A_0 = \lambda N_0$ 为 $t = 0$ 时刻的放射性活度。可见，若某时刻母核数为 N，则该时刻的放射性活度为 $A = \lambda N$。放射性活度的国际单位是贝可勒尔，简称贝可，符号 Bq。$1 \text{Bq} = 1$ 衰变·秒$^{-1}$，在此之前，放射性活度单位用居里（Ci）表示。

$$1 \text{Ci} = 3.7 \times 10^{10} \text{Bq}$$

在放射治疗中常用放射性比活度，是指单位质量放射源的放射性活度，其单位是贝可·克$^{-1}$（$\text{Bq} \cdot \text{g}^{-1}$），它是衡量放射性物质纯度的指标。任何放射性物质不可能全部由该种物质组成，而是由相同物质的稳定同位素所稀释，还可能含有与放射性元素相化合的其他元素的一些稳定同位素和有衰变的子核。含其他核素少的，放射性比活度就高，反之则低。

二、衰 变 平 衡

有些放射性核素并不是发生一次衰变就稳定下来的，由于它们的子体仍然有放射性，于是接二连三地衰变，新生子体一代一代地产生出来，直到稳定下来为止，这种衰变现象叫作递次衰变（successive decay）。例如镭衰变为氡，氡衰变为钋，钋还要衰变下去。由某一个最初的放射性核素递次衰变而产生一系列放射性核素，就构成了一个所谓放射族或放射系。天然存在的放射族有铀族、钍族和锕族，它们都是从一个长寿命的核素开始。这个起始的核素称为母体，这些母体的半衰期都很长，有些可和地质年代相比拟。在衰变的任何过程均遵循指数规律进行衰变。

以母体 A 衰变为子体 B，再衰变为子体 C 的情况为例：

$$A \rightarrow B \rightarrow C$$

对于母体 A，其数量变化只决定于 $A \rightarrow B$，不管 B 的变化如何都不会影响 A 的数量变化规律，它的数的变化只决定于它本身的衰变常数，而与它的后代无关。对于子体 B 情况就要复杂得多，这是因为，一方面 B 的原子核不断衰变为 C 的原子核，另一方面 B 的原子核又从 A 核的衰变中得到补充。这样一来，子体 B 在数量上的变化不仅和它自己的衰变常数有关，而且也和母体的衰变常数有关。其具体情况可以分为如下三种类型。

（一）母体半衰期远大于子体半衰期

初始时没有子体存在，随着母体 A 的衰变，子体 B 的核数将逐渐增加。另一方面，这些新生成的子体将按照自己的规律进行衰变，由于每秒衰变数是与现有核数成正比的，所以随着子体的积累，子体每秒衰变的核数也将增加。经过一段时间后，子体每秒衰变的核数将等于它从母体衰变而得到补充的核数，子体的核数就不再增加，达到了动态平衡。达到动态平衡所需时间是子体半衰期的几倍，通常认为 5 倍就接近平衡了。在动态平衡时，母体与子体的放射性活度相等。在远小于母体半衰期的时间内，母体核数的衰减是可以忽略的，因而它的放射性活度可以认为保持不变，所以子体的放射性活度在达到平衡后也是保持不变的，这种动态平衡称为长期平衡。如果在达到动态平衡后把子体分离出来，那么经过子体半衰期几倍时间后，又将重新达到动态平衡。

（二）母体半衰期接近于子体半衰期

由于子体和母体达到动态平衡需要子体半衰期几倍的时间。在这段时间内，母体的核数和它的放射性活度显著地减少了，因此子体每秒衰减的核数将略多于每秒从母体衰变而补充的核数。在这种情况下，子体与母体之间并不能达到稳定的动态平衡，随着母体的核数和放射性活度不断减少，子体由于衰减稍多于补充，它的核数和放射性活度也随着母体的衰减而不断地减少。这种近似的动态平衡称为暂时平衡。在暂时平衡的条件下，子体的放射性活度将随时保持稍大于母体的放射性活度，并且随着母体的衰减而衰减，它们之间的比值是稳定的，与两个半衰期的差值有关。如果在达到暂时平衡后把子体分离出来，在经过子体半衰期几倍时间后又能达到新的暂时平衡。但是如果母体的半衰期与子体的半衰期很接近，这种暂时平衡是达不到的，因为母体在这以前就几乎衰减完了，子体也随之很快几乎全部衰变而消失。

(三) 母体半衰期小于子体半衰期

在经过母体的几个半衰期后,母体就几乎全部衰变为子体。子体的核素最初由于从母体的衰变得到补充而很快增加,当补充来源几乎完全断绝以后,子体就将按照自己的规律而缓慢衰变,这种现象称为不成平衡。

放射性平衡在放射性核素的应用中具有一定的意义。半衰期短的核素在医学应用中有很多优越性。因为寿命较短,无法单独存在较长时间,在供应上有很大困难。但有些短寿命核素是由长寿命核素衰变产生的。由递次衰变现象可知,当母体、子体达到放射平衡后,子体会与母体共存并保持一定的含量比例。如果通过化学方法把子体从母体中分离出去,则经过一定时间后,母体与子体又会达到新的放射平衡。于是可再把子体分离出去,这样我们可以不断地从母体内取得短寿命的同位素以供使用。这种由长寿命核素不断获得短寿命核素的分离装置叫核素发生器,俗称"母牛"(cow),常用的"母牛"有 ^{99}Mo(钼)→^{99m}Tc(锝),^{68}Ge(锗)→^{68}Ga(镓),^{226}Ra→^{22}Rn 等。

由于母体的寿命较长,因而一头"母牛"可以在较长时间内供应短寿命核素,很适合远离放射性核素生产中心或交通不便的地方开展短寿命核素的应用工作。如在母牛中,^{99}Mo(钼)半衰期为60.02h,因而可连续使用1周。

第三节　放射性核素衰变的统计

放射性物质是由大量的放射性原子组成。其中的原子核在什么时候、哪一个或哪几个核衰变是完全独立的、随机的,也是不可预测的,也就是说,放射性核衰变是纯属偶然性的。核衰变现象是一种随机现象。因此,在完全相同的实验条件下(例如放射源的半衰期足够长;在实验时间内可以认为其活度基本上没有变化;源与计数管的相对位置始终保持不变;每次测量时间不变;测量时间足够精确,不会产生其他误差),重复测量放射源的计数,其值是不完全相同的,而是围绕某一个计数值上下涨落,涨落较大的情况只是极小的可能性。这种现象就是放射性核衰变的统计特性,它是微观粒子运动过程中的一种规律性现象,是放射性原子核衰变的随机性引起的,这种现象被称为放射性涨落。如果想知道样品真正的放射性计数,必须测量无数次,经衰变校正后再求均值,用样品均数代表总体均数。当测量次数不多时,其测量值服从泊松(Poisson)分布;测量次数多时,接近高斯(Gauss)分布,即正态分布。

由于核衰变的统计涨落特性,在放射性测量时应对其精度进行估计,通常采用误差来估计。即标准误差 σ 和相对误差 δ。

(一) 标准误差 (standard error)

在放射性计数测量及统计分析中,泊松分布或高斯分布求出的均数作为待测样品的真值。当定时测量总计数为 N,根据泊松分布其标准误差 σ_N 为:

$$\sigma_N = \pm\sqrt{N} \tag{2-13}$$

若 N 计数通过 t 时间获得,则计数率 n 为 $n=N/t$
其计数率的标准误差:

$$\sigma_N = \pm\frac{\sqrt{N}}{t} = \pm\sqrt{\frac{N}{t}} \tag{2-14}$$

多次(A次)定时测量,其平均计数 $\overline{N}$ 的标准误差 σ_N 为:

$$\sigma_N = \sqrt{\frac{\overline{N}}{A}} \tag{2-15}$$

（二）相对误差（relative error）

如果样品均值不同,要鉴别样品测量误差的大小,则用标准误差占测量值的百分比来表示,即相对误差。

$$\delta_N = \sqrt{\frac{1}{N}} \tag{2-16}$$

$$\delta_n = \sqrt{\frac{1}{nt}} \tag{2-17}$$

$$\delta_{\bar{N}} = \sqrt{\frac{1}{A\bar{N}}} \tag{2-18}$$

$$\delta_{\bar{n}} = \sqrt{\frac{1}{A\bar{n}t}} \tag{2-19}$$

由此可见,在放射性测量时,样品的总计数越大,相对误差越小。对某一样品,增加测量时间,可以减少相对误差。

第四节　医用放射性核素的生产与制备

在医疗领域中,放射性核素主要用于放射治疗和核医学检查等方面的医学诊断与疾病的治疗。医用放射性核素生产主要有三个来源:核反应堆（nuclear reactor）、粒子加速器（particle accelerator）和放射性核素发生器（radionuclide generator）。

一、放射治疗常用放射性核素及其产生

（一）核反应堆生产

核反应堆是生产医用放射性核素的主要方式,可生产多种放射性核素。通常,放射性核素发生器的母体核素,多数也是用反应堆制备的。

反应堆是以 ^{235}U 和 ^{239}Pu 为核燃料,通过吸收低能中子进行核裂变的核反应装置。反应堆进行链式反应,产生大量中子,用裂变过程中产生的中子（n）来轰击靶物质,引起（n,γ）、（n,p）、（n,α）、（n,2n）等核反应,再将经中子辐照后的靶物质进行化学处理,即可生产出医用放射性核素。

具有一定能量的带电粒子如电子、质子、α粒子、其他重离子以及不带电的中子、光子（这些粒子都称为入射粒子）轰击原子核（此核也称靶核）时可发生如下过程:

$$入射粒子 + 靶核 \rightarrow 复合核 \rightarrow 剩余核 + 发射粒子$$

复合核的存在时间为 $10^{-12} \sim 10^{-14} s$。上述过程称为核反应。如:

（n,γ）反应: $^{99}Mo \xrightarrow{(n,\gamma)} {}^{99}Mo \xrightarrow{\beta^-} {}^{99m}Tc$

（n,p）反应: $^{14}N \xrightarrow{(n,p)} {}^{14}C$

（n,α）反应: $^{6}Li \xrightarrow{(n,\alpha)} {}^{3}H$

反应堆生产的放射性核素是富中子核素,主要发生 β^- 衰变,放出 γ 射线。表2-1列出反应堆生产的医学上常用的放射性核素。

核反应过程中产生的剩余核是一种新的原子核,它可以是稳定核,也可以是具有某种放射性的不稳定核。

表 2-1 反应堆生产的医用放射性核素

放射性核素	半衰期	核反应	用途
^3H	12.35a	$^6Li(n,\alpha)^3H$	诊断 - 核医学
^{14}C	5 730a	$^{14}N(n,p)^{14}C$	诊断 - 核医学
^{32}P	14.3d	$^{32}S(n,p)^{32}P$	治疗 - 核医学;近距离放疗
^{60}Co	5.27a	$^{59}Co(n,\gamma)^{60}Co$	远距离放疗;辐射灭菌
^{99}Mo-^{99m}Tc	^{99}Mo:66.02h ^{99m}Tc:6.02h	$^{98}Mo(n,\gamma)$ $^{99}Mo\rightarrow^{99m}Tc\rightarrow^{99}Tc$	诊断 - 核医学
^{113}Sn-^{113m}In	^{113}Sn:115d ^{113m}In:1.66h	$^{112}Sn(n,\gamma)^{113}Sn\rightarrow^{113m}In$	诊断 - 核医学
^{125}I	60.14d	$^{124}Xe(n,\gamma)$ $^{125}Xe\rightarrow^{125}I$	诊断 - 体外测定 近距离放疗
^{131}I	8.04d	$^{130}Te(n,\gamma)$ $^{131m}Te\rightarrow^{131}Te\rightarrow^{131}I$	治疗 - 核医学
^{137}Cs	30.17a	$^{235}U(n,f)^{137}Cs$	治疗 - 近距离放疗 血液照射
^{153}Sm	46.8h	$^{152}Sm(n,\gamma)^{153}Sm$	治疗 - 核医学

如发生以下核反应

$$^{130}Te\xrightarrow{(n,\gamma)}{}^{131}Te\xrightarrow{\beta^-}{}^{131}I$$

^{131}Te 是不稳定核素,将发生 β^- 衰变,变为放射性核素 ^{131}I。

(二) 从裂变产物中分离和提取

核反应堆中的核燃料 ^{235}U 或 ^{239}Pu 裂变后产生许多裂变产物,可以通过分离从中提取出许多有价值的放射性核素。

当核燃料中的 ^{235}U 等重原子核与反应堆中产生的中子相互作用时,原子核吸收一个中子生成一个复合核。处于激发态的复合核极不稳定,通过释放 γ 光子的形式 (n,γ) 退激或发生核裂变反应 (n,f),生成不同裂变产物。重原子核在中子的作用下,生成的裂变产物极其复杂,目前统计有超过 400 种核素存在于裂变产物中。分离方法包括:离子交换法、溶剂萃取法、萃取色层法及沉淀分离法等。由裂变产物中分离提取的放射性核素有 ^{90}Sr、^{99}Mo、^{131}I、^{133}Xe、^{137}Cs 等。

二、核医学常用放射性核素及其产生

(一) 加速器生产

反应堆生产的放射性核素是富中子核素,主要发生 β^- 衰变,放出 γ 射线,通常半衰期比较长。加速器是利用被加速的带电粒子轰击靶物质引起核反应,主要生产短寿命和超短寿命的缺中子放射性核素,多以电子俘获(EC)和 β^+ 的形式衰变,产生的光子能量低(50~300keV),且无其他带电粒子发射,非常适合核医学的诊断。

加速器加速的带电粒子有质子(p)、氘核(d)、氦核(^3He)、α 粒子等,轰击金属靶后,产生与靶元素不同的放射性核素,再通过化学分离法,即可得到高放射性浓度甚至是无载体的医用放射性核素。发生各种核反应的首要条件是能提供各种不同能量的不同类型带电粒子,把它作为"子弹"去轰击原子核,以产生所要求的核反应。制造"核子弹"的装置就是粒子加速器。加速器是一种能产生一种或多种带电粒子,并使其在电磁场中获得较高的能量去轰击原子核的装置。

随着核医学中显像及检测技术的发展,特别需要一些与人体中广泛存在的元素相对应的短寿命的核素,如 ^{11}C,^{13}N,^{15}O,^{18}F 等。这些核素的制备只能在回旋加速器(cyclotron accelerator)上,通过一定的核反应来制取。所以医用回旋加速器是核医学发展的一个重要方面。现代化的、检测手段齐备的大医院都安装有医用回旋加速器(图2-2),随时用它来制备各种临床检测和显像用的短寿命同位素(表2-2)。

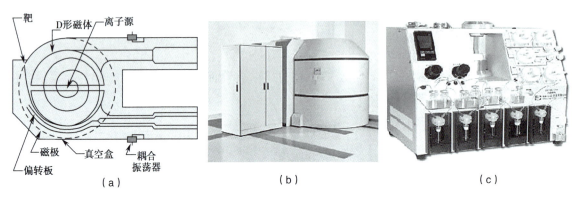

图 2-2 医用回旋加速器

(a)回旋加速器结构示意图;(b)医用回旋加速器;(c)化学合成模块。

表 2-2 回旋加速器生产的医用放射性核素

放射性核素	半衰期	核反应
^{11}C	20.4min	$^{10}B(d,n)^{11}C$, $^{11}B(d,2n)^{11}C$, $^{14}N(p,\alpha)^{11}C$
^{13}N	9.96min	$^{12}C(d,n)^{13}N$, $^{10}B(\alpha,n)^{13}N$
^{15}O	2.03min	$^{14}N(d,n)^{15}O$
^{18}F	109.8min	$^{18}O(p,n)^{18}F$, $^{16}O(^3He,p)^{18}F$
^{67}Ga	78.3h	$^{66}Zn(d,n)^{67}Ga$, $^{67}Zn(p,n)^{67}Ga$, $^{68}Zn(p,2n)^{67}Ga$
^{111}In	2.83d	$^{109}Ag(\alpha,2n)^{111}In$, $^{111}Cd(p,n)^{111}In$
^{123}I	13.0h	$^{124}Te(p,2n)^{123}I$, $^{121}Sb(\alpha,2n)^{123}I$
^{201}Tl	74h	$Hg(d,xn)^{201}Pb \rightarrow {}^{201}Tl$, $^{203}Tl(p,3n)^{201}Pb \rightarrow {}^{201}Tl$

(二)放射性核素发生器

放射性核素发生器是一种以长半衰期母体核素和短半衰期子体核素的"衰变-生长"关系为基本原理、生产放射性核素的特殊装置。由反应堆或加速器产生母体核素后,将母体核素注入一个装有吸附剂的层析柱内,母体被牢固地吸附在吸附剂上。母体核素不断衰变成子体核素,因其化学性质与母体不同,子体核素即从吸附剂上解吸下来。选用适当的洗脱液淋洗层析柱,可将子核洗脱下来备用。它可以商品化供应,使医院或实验室能够方便地自己"生产"医用放射性核素(表2-3)。

在核素发生器中,长半衰期的母体核素自身不断衰变并生成较短半衰期的子体核素(即所需的医用放射性核素),直到达到"衰变-生长"的放射性平衡。发生器中的母体核素和子体核素通常不是同位素,可选择合适的化学分离法,使母体核素留在发生器中,而子体核素被分离出发生器。母体核素不断衰变,子体核素不断产生,分离过程重复进行,直到母体核素衰变结束。

图2-3为 ^{99}Mo-^{99m}Tc 发生器示意图,发生器关键部分是中间的层析柱,柱中装有 Al_2O_3 吸附剂,Al_2O_3 对母体核素 ^{99}Mo 有很强的亲和力,子体核素 ^{99m}Tc 则几乎不被吸附。洗脱液用生理盐水,则

仅有 ^{99m}Tc 被洗出，^{99}Mo-^{99m}Tc 发生器每隔 24 小时可淋洗一次，如图 2-4 所示。然后将新鲜淋洗的 ^{99m}Tc 加到不同的试剂盒中，经摇动、加热便可制得不同的放射性药物。

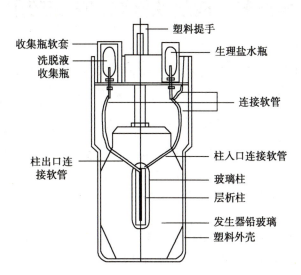

图 2-3 ^{99}Mo-^{99m}Tc 发生器示意图

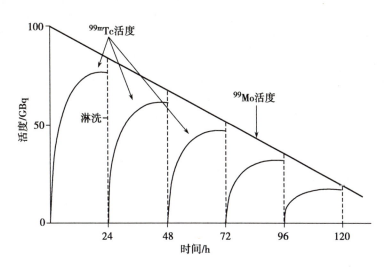

图 2-4 ^{99}Mo-^{99m}Tc 发生器内 ^{99}Mo 衰变和 ^{99m}Tc 生长曲线示意图

表 2-3 核医学中各种发生器的性质

常用核素发生器类型	光子能量 /keV	洗脱液	用途
^{99}Mo $\xrightarrow[66.02h]{}$ ^{99m}Tc $\xrightarrow[6.02h]{}$ ^{99}Tc	140	生理盐水	①各种脏器显像 ②血流动力学研究
^{113}Sn $\xrightarrow[115d]{}$ ^{113m}In $\xrightarrow[99.8min]{}$ ^{113}In	393	0.5mol/L 的盐酸	①各种脏器显像 ②血流动力学研究
^{68}Ce $\xrightarrow[280d]{}$ ^{68}Ga $\xrightarrow[63.8min]{}$ ^{69}Zn	511	0.005mol/L 的 EDTA	①各种脏器显像 ②肿瘤显像
^{87}Y $\xrightarrow[80.3h]{}$ ^{87m}Sr $\xrightarrow[2.83h]{}$ ^{87}Sr	368	0.005mol/L 的 EDTA	骨显像

第五节　放射性核素的临床应用

用于治疗或诊断的放射性核素及其标记化合物统称为放射性药物（radiopharmaceutical）。放射性核素的临床应用是现代医学的重要标志之一，主要分为诊断放射性核素及治疗放射性核素。

一、放射性核素在肿瘤放射治疗中的应用

放射性药物被病灶组织选择性摄取或被放置在局部，利用放射性核素放出的射线（发射 α、β 粒子或俄歇电子）引起的电离辐射效应，抑制和破坏病变组织，以达到肿瘤导向治疗的目的。不同粒子具有不同的质量、能量、传能线密度（linear energy transfer，LET）等，将产生不同的治疗效果。临床上常用的放射性治疗有：

1. ^{131}I 治疗　^{131}I 的半衰期为 8.04d，放射多种能量 $β^-$ 粒子（主要是 606keV 和 334keV）和 γ 光子（主要是 365keV，637keV 和 284keV）。通过 β 射线的电离辐射作用，可对甲状腺疾病进行放射性治疗，如甲状腺功能亢进症、分化型甲状腺癌及其转移灶、功能自主性甲状腺腺瘤等。

2. ^{32}P 治疗　^{32}P 的半衰期为 14.28d，只发射 $β^-$ 粒子而不发射 γ 光子，最大能量 1.71MeV，在机体组织内平均射程为 3.2mm，用于恶性肿瘤骨转移、腔内注射、皮肤病、血管瘤和恶性肿瘤的治疗，还用于真性红细胞增多症、原发性血小板增多症的治疗等。

3. ^{89}Sr 治疗　^{89}Sr 的半衰期为 50.5d，只发射 $β^-$ 粒子，平均能量 0.58MeV，最大能量 1.46MeV。Sr 与 Ga 同族，因此生物化学性质与钙相近。^{89}Sr 经静脉注射后会选择性富集在骨肿瘤病灶区，释放 β 射线集中照射肿瘤病变组织，广泛用于骨转移癌的止痛与治疗。

4. ^{60}Co 治疗　^{60}Co 的半衰期为 5.27a，发射 $β^-$ 粒子（315keV）和 γ 光子（1.17MeV 和 1.33MeV），但临床放疗主要利用 ^{60}Co 所放出的 γ 射线。γ 射线从人体外照射患病部位，依次经过遮线器、准直器等对靶器官立体定向治疗，也称 γ 刀治疗。主要用于治疗深部肿瘤，如颅脑内的肿瘤（特别适合头颈部肿瘤的放射治疗）。

5. ^{125}I 治疗　^{125}I 的半衰期为 60d，只发射 γ 射线而无 β 辐射，γ 光子能量分别为 35.5keV 和 27.0keV。由于释放的 γ 射线能量低，临床上广泛用于近距离植入治疗，通过影像设备引导，直接将 ^{125}I 放射性粒子植入到肿瘤部位进行放射治疗。^{125}I 放射性粒子植入适应证广泛，常用于前列腺癌、肝癌、胰腺癌、肺癌、乳腺癌等的近距离放疗。

6. ^{192}Ir 治疗　^{192}Ir 的半衰期为 73.83d，发射 γ 射线能谱比较复杂，平均能量约为 0.4MeV。^{192}Ir 临床上主要应用于近距离后装治疗，通过遥控装置将放射源通过导管送到已预先放入体内的施源器内实施放射治疗。目前广泛应用在宫颈癌、前列腺癌，乳腺癌等。

7. **放射免疫治疗**　放射免疫治疗（radio-immunotherapy，RIT）是将对肿瘤具有特异亲和力的抗体用放射性核素标记后经一定途径引入体内，以肿瘤细胞为靶细胞，与相关肿瘤细胞表面抗原特异结合，使大量的放射性核素滞留在肿瘤细胞，对其进行集中照射，抑制或杀伤肿瘤细胞，而周围组织损伤较轻。从理论上讲，RIT 具有靶向性高、靶 / 本比值较高和血本底低等优势，是一种新的、有前途的临床治疗方法。

8. **放射性核素受体靶向治疗**　放射性核素受体靶向治疗（receptor-targeted radionuclide therapy，RRT）是一种利用放射性核素标记配体，并与肿瘤细胞过表达的某些受体特异结合进行放射治疗的方式。例如临床上应用多肽受体放射性核素治疗（PPRT），将核素标记的多肽类似物如生长抑素（SST）类似物等注入体内，在减少神经内分泌激素过度产生的同时，还能达到肿瘤细胞的放射治疗作用。

9. 硼中子俘获治疗 硼中子俘获治疗（boron neutron capture therapy，BNCT）通过将具有特异性亲和力的硼（^{10}B）化合物选择性聚集在肿瘤细胞组织，利用中子束对其进行照射发生中子俘获反应，产生高 LET 的 α 粒子和 ^7Li 的反冲核，从而选择性杀死肿瘤细胞。目前临床上主要集中应用在脑胶质瘤、头颈部癌症以及黑色素瘤等。

二、放射性核素在核医学检查中的应用

（一）核素示踪

任何一种元素的各种同位素都有相同的化学性质，它们在机体内的分布、转移和代谢都是一样的。如果要了解一种元素在机体内的分布情况，可在机体中掺入少量该元素的放射性核素，这些放射性核素在体内参与各种过程的变化，借助它们放出的射线，在体外探查该元素的行踪，这种方法称为示踪原子法。引入的放射性核素称为示踪原子（也称为标记原子）。将带有放射性核素的药物引入体内，然后探测其分布和流通量，可以作为诊断疾病的重要依据。探测和跟踪示踪原子共有以下 3 种方法：

1. 直接探测 它是用探测仪在体外直接探测示踪原子由体内发射的射线，通过测量的计数可以获得脏器的功能或影像。例如用 ^{131}I 标记的马尿酸作为示踪剂，将其静脉注射后通过 γ 相机或 SPECT 探测肾区放射性活度随时间变化的情况，可以反映肾动脉血流、肾小管分泌和尿路的排泄情况，得到肾脏动静态影像和肾图，从而提供肾脏血流灌注情况、肾脏形态和功能、上尿路通畅情况以及排尿过程尿路功能等诸多信息。

2. 外标本测量 它是将放射性药物引入体内，然后取其血、尿、粪或活体组织等样品，测量其放射性活度。或利用体外放射分析试剂盒，根据抗原-抗体结合情况，通过测量免疫复合物的放射性，得到样品中微量物质的含量。例如对生物口服维生素 B_{12} 示踪剂后，通过测定尿液排出的放射性活度，可以间接测得胃肠道吸收维生素 B_{12} 的情况；用甲胎蛋白（AFP）放射免疫试剂盒测量患者体内 AFP 的含量等。

3. 放射自显影 放射性核素发出的射线能使胶片感光，可利用胶片来探测和记录放射性。它是追踪标记药物或代谢物在体内去向的一种有效方法。如把细胞培养在含有放射性脱氧核糖核酸（DNA）的水中，就可以把细胞内的染色体标记上放射性核素，通过放射自显影可观察到染色体分裂过程中 DNA 的变化细节。

（二）核素成像

核素成像是一种利用放射性核素示踪方法显示人体内部结构、功能的医学影像技术。它的基本原理是：用不同的放射性核素制成标记化合物注入人体，在体外对体内核素发射的 γ 射线进行跟踪探测，可以获得反映放射性核素在脏器或组织中的浓度分布及其随时间变化的图像。目前在临床上广泛应用的放射性核素成像有三种：γ 照相机、单光子发射计算机断层显像和正电子发射断层成像。单光子发射计算机断层显像和正电子发射断层成像都属于发射型计算机断层显像（emission computed tomography，ECT）。用 γ 照相机探测得到的二维图像是平面图像；而用 ECT 进行断层探测可得到三维立体图像，定位更准确，不受深度及脏器大小和厚度的影响，显著提高了一些深层部位病变的探测能力。

1. γ 照相机 γ 照相机又称闪烁照相机，可将体内放射性核素分布一次性成像。其特点是成像速度快，可提供静态和动态图像，把形态和功能结合起来进行观察和诊断。使用时只要将 γ 照相机的探头放置在待测部位体表上一段时间，采集这段时间内从体内放射出的 γ 射线，即可得到 γ 射线在该方向的全部投影，在屏幕上得到放射性核素分布的图像。γ 照相机获得的是二维重建图像，空间分辨力低。一台 γ 照相机一般由探头、位置通道、能量通道及显示系统组成。γ 照相机常用的放射性核素有 ^{99m}Tc，^{201}Tl，^{131}I 和 ^{67}Ga 等。

2. **单光子发射计算机断层显像**（single photon emission computed tomography, SPECT） 它的图像重建原理与 X-CT 有某些相似之处,所不同的是:X-CT 的 X 射线源位于体外,X 射线透过组织时,根据不同密度的组织对 X 射线的衰减系数不同,重建某断层的 CT 值矩阵,并用灰度来显示断层图像;而 SPECT 是先将示踪核素(如 ^{99m}Tc,^{131}I,^{201}Tl 等)或核素标记化合物(显像剂)注入体内,使显像剂浓聚在被测脏器上,人体本身成为一个发射体,在体外用绕人体旋转的探测器记录脏器组织中放射性的分布,探测器旋转一个角度可得到一组数据,旋转一周可得到若干组数据,根据这些数据可以建立一系列断层平面图像。计算机则以横截面的方式重建成像。可以进行平面显像、动态显像、断层显像、全身显像等。

3. **正电子发射断层成像**（positron emission tomography,PET） 它的基本原理是利用正电子的湮没辐射特性,将能发生 β$^+$ 衰变的核素或其标记化合物引入体内某些特定的脏器或病变部位,通过探测正电子湮没时向体外辐射的 γ 光子,获得成像所需的各项投影数据,再由计算机分析处理,实现图像重建。发射正电子的示踪核素有 ^{11}C,^{13}N,^{15}O,^{18}F 等,这些放射性核素半衰期短(^{11}C 为 20min、^{13}N 为 10min、^{15}O 为 2min、^{18}F 为 110min)、衰变快、对受检者的辐射剂量很小,在短时间内可重复使用,也可大剂量使用以获取清晰影像,其中 C,N,O 是人体组成的基本元素,易于标记各种生命活动所必需的化合物或代谢产物而不改变他们的生物活性。近年来 ^{18}F 药物发展很快,种类较多。其中 ^{18}F-脱氧葡萄糖(^{18}F-FDG)使用最多,占 PET 显像的绝大部分,主要应用于心脏病学、肿瘤和中枢神经系统三大方面,在判断心肌的活力、寻找肿瘤病灶和诊断脑部疾病方面有重要价值。

目前,随着融合技术的开发及临床应用,PET/CT、SPECT/CT 等融合显像设备大量应用于临床,将解剖、功能、灌注、代谢的图像融合成为核医学的一个重要的内容。

小结

原子核的结构或能态自发发生改变并放出射线而变成另外一种核素的现象称为放射性核衰变,主要的核衰变有 α 衰变、β 衰变和 γ 衰变。任何核衰变均遵守电荷、质量、能量、动量和核子数守恒定律。核衰变随时间变化呈指数衰减,具有统计涨落现象。很多放射性核素经多次衰变才成为稳定性核素,根据母核与子核半衰期差异的不同,有长期平衡、暂时平衡和不成平衡三种情况。

医用放射性核素主要由核反应堆、粒子加速器和放射性核素发生器制备。利用放射性核素发出的射线,使用 SPECT、PET 对患者进行功能测定和脏器显像;并利用射线的生物效应进行放射性治疗。放射性核素在现代临床医学中的应用范围越来越广。本章各部分之间的关系见图 2-5。

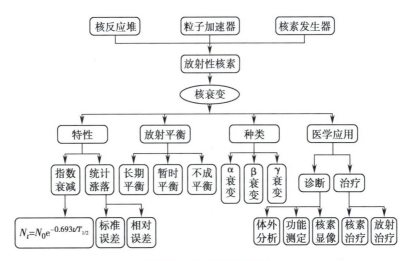

图 2-5　第二章思维导图

思考题

1. 主要的核衰变类型有哪些?
2. 简述核衰变的特性。
3. 简述医用放射性核素的主要来源。
4. 简述核素示踪技术。
5. 简述放射性核素在肿瘤放射治疗中的应用。

(孔祥闯 孙俊杰)

第三章　医用 X 射线的产生与特性

　　X 射线是 1895 年由德国物理学家伦琴发现的,它与 1896 年贝可勒尔发现的天然放射性及 1897 年汤姆逊发现的电子并称为 19 世纪末 20 世纪初物理学的三大发现。以这三大发现作为基础,人们对物质微观结构有了更客观的认识,并推动原子及原子核技术进入不同领域的实际应用。X 射线的发现打开了近代物理学的大门,它与后来发展起来的核医学成像、超声成像、X-CT、磁共振成像、热图像、介入放射学和内镜等技术共同组成了现代医学影像学的崭新领域。

　　本章主要讲述 X 射线的发现、本质与特性、产生条件与装置、产生原理,X 射线的量与质、X 射线的产生效率及强度的空间分布等内容。

第一节　X 射线的发现

　　1895 年以前,由阴极射线管产生的 X 射线已经存在了很多年。1876 年,德国物理学家希托夫(Hittorf)观察到真空管中阴极发出的射线,当这些射线遇到玻璃管壁会产生荧光,遂将其命名为"阴极射线"。随后,英国物理学家威廉·克鲁克斯(William Crookes)研究稀有气体里的能量释放,制造了克鲁克斯管(一种玻璃真空管,内有可以产生高电压的电极)。他发现,当将未曝光的相片底片靠近克鲁克斯管时,一部分将被感光。1887 年 4 月,尼古拉·特斯拉(Nikola Tesla)开始使用自己设计的高压真空管与克鲁克斯管研究 X 射线,并发明了单电极 X 射线管,在其中电子穿过物质时,发现了现在称为轫致辐射(bremsstrahlung)的效应,但是他并没有使用 X 射线这个名字,而只是笼统称为放射能。1892 年海因里希·鲁道夫·赫兹(Heinrich Rudolf Hertz)进行实验,提出阴极射线可以穿透非常薄的金属箔,赫兹的学生伦纳德(Lenard)进一步研究这一效应,对很多金属进行了实验。

　　"科学家必须在庞杂的经验事实中抓住某些可用精密公式来表示的普遍特征,由此探求自然界的普遍原理"(爱因斯坦《科学论》)。X 射线的发现与提出者伦琴做到了。

　　伦琴,1845 年出生于德国,1869 年在苏黎世大学获得博士学位。1895 年 11 月 8 日,伦琴在维尔茨堡大学的实验室用克鲁克斯管研究阴极射线管中气体放电实验时,意外地发现用黑纸包着的照相底片感光了,他误认为是阴极射线(即电子射线)导致的。为避免再次感光,他用黑纸把阴极射线管包好。当接通电源时,伦琴在黑暗中发现,附近一块涂有铂氰化钡的纸屏上发出绿色荧光,关闭电源,荧光消失。根据这个现象,伦琴推测,从阴极射线管发出的是一种新射线,能使照相底片感光和产生荧光。1895 年 12 月 12 日,伦琴应用其所发现的 X 射线得到了人类第一张 X 射线影像——伦琴夫人手的 X 射线影像。伦琴将这种射线命名为 X 射线。1895 年 12 月 28 日,伦琴向德国医学会递交了第一篇关于 X 射线的论文《论新的射线》,并公布了其夫人的 X 射线手骨照片。1896 年 1 月 4 日,伦琴的论文和这张手的 X 射线照片在柏林大学物理系的"柏林物理学会 50 周年纪念会"上第一次展出。1901 年,伦琴因发现 X 射线及对其性质的研究,荣获了第一届诺贝尔物理学奖。1905 年第一届国际放射学会召开,大会正式把 X 射线命名为伦琴射线,以纪念伦琴为人类进步作出的杰出贡献。

第二节　X 射线的本质与特性

一、X 射线的本质

（一）X 射线的波动性

在伦琴发现 X 射线以后，许多物理学家都在积极研究和探索 X 射线的性质。1905 年和 1909 年，巴克拉曾先后发现 X 射线的偏振现象，但对 X 射线究竟是电磁辐射还是粒子辐射仍不清楚。1912 年，德国物理学家劳厄发现了 X 射线通过晶体时产生衍射，证明了 X 射线的波动性和晶体内部结构的周期性。

2017 年 8 月 17 日，我国自主研制的首颗大型 X 射线天文卫星"慧眼"在双中子星合并引力波事件发生时，成功监测了引力波源所在的天区，对其 γ 射线电磁对应体在高能区的辐射性质给出了严格的限制，为全面理解该引力波事件的物理机制提供了中国方案。

X 射线是电磁辐射谱中的一部分，它具有电磁波所具有的一般属性。X 射线在传播过程中可以发生干涉、衍射、反射、折射等现象，并以一定的波长和频率在空间传播，这表现了它的波动特性。X 射线在真空中的传播速度与光速相同。与可见光不同的是，X 射线具有更高的能量，很高的频率（$10^{16}\sim10^{20}$Hz），较短的波长（$10^{-3}\sim10$nm），并且可以穿过大多数物体，包括身体。

X 射线又分为软 X 射线和硬 X 射线，波长 $<10^{-2}$nm 的称为超硬 X 射线，在 $10^{-2}\sim10^{-1}$nm 范围内的称为硬 X 射线，$10^{-1}\sim1$nm 范围内的称为软 X 射线。硬 X 射线能量高、穿透性强，主要用于金属部件的无损探伤（0.005~0.1nm）和物相分析（0.05~0.1nm）；软 X 射线能量较低、穿透性弱，可用于非金属的分析，如透视等。

（二）X 射线的粒子性

1905 年，爱因斯坦提出电磁辐射是不连续的，包含很多量子（quantum），后来称为光量子，简称光子（photon）。爱因斯坦的理论后来被光电效应（photoelectric effect）及玻尔的原子能级模型所证实。X 射线在空间传播具有粒子性，或者说 X 射线是由大量以光速运动的粒子组成的不连续的粒子流。单个光子的能量 E 是

$$E = h\nu = h\frac{c}{\lambda} \qquad (3\text{-}1)$$

式（3-1）中，ν 是光的频率，h 是普朗克常数，c 是光速，λ 为波长。由此可以看出，对不同频率、不同波长的 X 射线来说，光量子的能量是不同的。

每个光量子的能量是 X 射线的最小能量单元，当它与其他元素的原子或电子交换能量时，只能一份一份地以最小能量单元被原子或电子吸收。

按照相对论原理中的质能关系（mass-energy relation）$E = mc^2$，能量与质量相联系，物质具有某数量的能量，就有相应的一定数量的质量，能量 E 的单位为焦耳（J），质量 m 的单位用千克（kg）表示。c 是光速，单位为米每秒（m/s）。由此可以得到单个光子的质量为

$$m = \frac{E}{c^2} = \frac{h\nu}{c^2} \qquad (3\text{-}2)$$

其动量是

$$p = mc = \frac{E}{c} = \frac{h\nu}{c} = \frac{h}{\lambda} = h\tilde{\nu} \qquad (3\text{-}3)$$

式（3-3）中 $\tilde{\nu} = \frac{1}{\lambda}$，称为波数（wave number），即单位长度中波的数目。

综上所述,X射线同时具有波动性和粒子性,简称为波粒二象性(wave-particle duality)。它的波动性主要表现为以一定的频率和波长在空间传播,反映了物质运动的连续性;它的粒子性主要表现为以光子形式辐射和吸收时具有一定的质量、能量和动量,反映了物质运动的分立性。

波动性和粒子性都属于X射线的客观属性,在不同的场合下X射线表现的特性会有所侧重。X射线的波动性突出表现在其传播时,如反射、干涉、衍射、偏振等现象;而X射线的粒子性主要表现在其与物质相互作用时,如光电效应、电离作用(ionization)、荧光作用(fluorescence)等。

二、X射线的基本特性

波动性和粒子性是X射线作为电磁波最基本的属性,由于X射线具有波长短、光量子能量大两个基本特征,所以X射线光学(几何光学和物理光学)虽然具有和普通光学一样的理论基础,但两者的性质却有极大差别。X射线和物质相互作用时产生的效应和可见光也迥然不同,X射线与物质作用表现为以下基本特性。

(一)物理特性

1. X射线属于不可见的电磁波 在均匀的且各向同性的介质中沿直线传播。与其他电磁波一样可以产生反射、折射、散射、干涉、衍射、偏振和吸收等现象。但有几种特殊情况:①对所有介质来说,X射线的折射率都接近于1(但小于1),很难被偏振到任一有实际用途的程度,所以很难像可见光那样用于透镜成像;②因为折射率接近于1,所以很难观察到它的反射现象;③因为折射率接近于1,所以一般情况下不用考虑折射对X射线作用介质的影响;④X射线能产生全反射,但其掠射角很小;⑤X射线光学性质的研究主要集中在散射和衍射方面,衍射是对物质微结构分析的一种非常重要的方法。

2. X射线不带电荷 所以它不受外界磁场或电场的影响,即它在经过电场和磁场时不会发生偏转。

3. 穿透作用 因X射线波长短,所以能量大,照在物质上时仅一部分被物质所吸收,大部分经由原子间隙而透过,表现出很强的穿透能力,但其穿透程度与物质的性质、结构有关。X射线束进入人体后,一部分被吸收和散射,另一部分透过人体沿原方向传播,透过X射线光子的空间分布与人体结构相对应,便可形成X射线影像。

人体各组织对X射线的衰减按骨、肌肉、脂肪、空气的顺序由大变小。一些组织比其他组织能衰减更多的射线,这种差别的大小就形成了X射线影像的对比度。为了扩大X射线的诊断范围,还常用各种人工造影检查技术增加组织间的对比度,由于组织密度的差异,形成了X射线影像。

4. 荧光作用 X射线波长很短,不可见,但它照射到某些物质如磷、铂氰化钡、硫化锌镉、钨酸钙等时,可使物质发生荧光(可见光或紫外线),荧光的强弱与X射线量成正比。这种作用是X射线应用于透视的基础,利用这种荧光作用可制成荧光屏,将X射线强度分布转化为可见光(荧光)强度分布,现代X射线机影像增强器(image intensifier)、数字X射线摄影(digital radiography,DR)、成像板(imaging plate,IP)就是采用了X射线的这种特性。

5. 电离作用 X射线虽然不带电,但是具有足够能量的X射线光子撞击原子中的轨道电子,使核外轨道电子脱离原来轨道,这种作用叫作电离。X射线的电离作用主要是它的次级电子的电离作用,如在光电效应和散射实验研究中,脱离的电子仍有足够能量去电离更多的原子。X射线电离电荷的能力在气体中较固体和液体中要强一些。根据这种原理制成了许多X射线测量仪器,如电离室、盖革-米勒计数管等。

6. 热作用 X射线与物质相互作用后,X射线有部分能量被物质吸收,最终绝大部分都将变为热能,使物体产生温升。测定X射线吸收剂量的量热法就是依据这个原理研究出来的。

（二）化学特性

1. 感光作用　当 X 射线照射到胶片上时，由于电离作用，使溴化银药膜起化学变化，出现银粒沉淀，这就是 X 射线的感光作用。银粒沉淀的多少，由胶片受 X 射线的照射量而定，再经化学显影变成黑色的金属银，形成 X 射线影像，未感光的溴化银则可以被定影液溶去。X 射线摄影就是利用这种 X 射线的化学感光作用，使人体结构影像显现在胶片上。此外，它还被用于工业无损探伤检查以及照射量（胶片法）测定等技术中。

2. 着色作用　某些物质，如铅玻璃、水晶等经 X 射线长期大剂量照射后，其结晶体脱水，导致物质渐渐改变颜色，称为着色作用。

（三）生物特性

X 射线在生物体内也能产生基本的电离及激发作用，引起细胞内具有生物活性的大分子发生断裂、解聚，并最终形成生物组织或器官损伤。辐射所引起的生物学变化称为辐射的生物效应（biological effect）。

X 射线照射到生物机体时，可使生物细胞受到抑制、破坏甚至坏死，致使机体发生不同程度的生理和生化等方面的改变。不同的生物细胞对 X 射线有不同的敏感度，这一特性可用于治疗人体的某些疾病，特别是肿瘤的治疗。生长力强、分裂活动快的组织细胞对 X 射线特别敏感，也越容易受到损害；X 射线停照后，恢复也慢。如神经系统、淋巴系统、生殖系统和肿瘤细胞等对 X 射线都很敏感。而软组织如皮肤、肌肉、肺和胃等对 X 射线敏感性较差，破坏性也相对小一些。在利用 X 射线进行治疗的同时，人们发现了导致患者脱发、皮肤烧伤、工作人员视力障碍、白血病等射线伤害的问题。故在应用 X 射线的同时，也应注意其对正常机体的伤害，要做到对非受检部位和非治疗部位的屏蔽防护，同时医护工作者也应注意自身的防护。

第三节　X 射线的产生条件与装置

一、X 射线的产生条件

X 射线的产生是高速运动电子与金属靶撞击的结果。当高速运动的电子与物质碰撞时，发生能量交换，电子运动突然受阻失去动能，其中大于 99% 的能量转化为热量，而不到 1% 的能量转化为 X 射线。可见，X 射线的产生效率非常低。医用 X 射线的产生需要 3 个条件：

1. 一个电子源，一般称为阴极。它能根据需要提供足够数量的电子，这些电子通过加热后在灯丝（一般是钨丝）周围形成空间电荷，也称电子云。

2. 一个能经受起高速电子撞击而产生 X 射线的靶，即阳极。一般都是用高原子序数、高熔点的钨制成。

3. 高速电子流。高速电子流的产生本身须具备两个条件，其一是有一个由高电压产生的强电场，使电子从中获得高速运动的能量；其二是有一真空度较高的空间，以使电子在运动中不受气体分子的阻挡和电离放电而降低能量，同时也能保护灯丝不因氧化而被烧毁。

二、X 射线的发生装置

根据 X 射线的产生原理，人们研制出能够将电能转化为 X 射线能的换能装置，叫作 X 射线机。根据 X 射线机在医学上的应用功能，将 X 射线机分为诊断机和治疗机两大类。凡用于透视、摄影和各种特殊检查的 X 射线机统称为诊断 X 射线机；凡用于疾病治疗的统称为治疗 X 射线机。随着科技发展及使用要求的不同，X 射线机外观和内部结构有很大差异，但其基本构造都相同，均由主机、机械装置及辅助设备等几部分组成。

（一）诊断用X射线产生装置

诊断X射线主机主要由X射线管、控制台和高压发生器等三部分组成。

X射线管是诊断X射线机的核心部件，它是一个高度真空的热阴极二极管，主要由阴极（K）、阳极（A）构成的管芯和玻璃管套组成，其结构如图3-1所示。

1. 阴极（cathode）　是X射线管的负极，其作用是发射电子并使电子流聚集。如图3-2所示，阴极由灯丝、聚焦杯、阴极套和玻璃芯柱组成。灯丝多用高熔点的钨丝绕制而成。接通电源，灯丝加热，灯丝中会有灯丝电流产生，当温度升高到一定值时，钨原子的轨道电子脱离原子核的束缚而逸出灯丝表面，形成包绕灯丝的电子云，该电子云被称为空间电荷，由于电子云的静电排斥，灯丝中其他电子逸出的难度加大，这种现象被称为空间电荷效应（space-charge effect）。灯丝电压愈高，灯丝温度便愈高，每秒钟蒸发出的电子数目就愈多。为了增加电子的发射率，延长灯丝使用寿命，在钨丝中会掺上少量的钍。不同功率的X射线管，为了协调不同功率与焦点的关系，阴极装有两个长短灯丝，分别对应于大焦点和小焦点，这种X射线管称为双焦点X射线管。

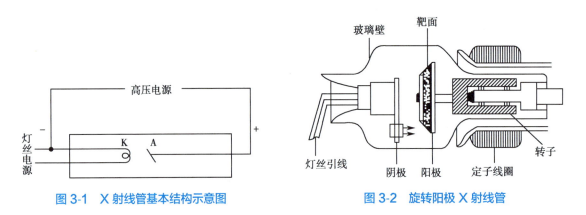

图 3-1　X射线管基本结构示意图　　　图 3-2　旋转阳极X射线管

2. 阳极（anode）　又称阳极靶面，分固定和旋转两种，是X射线管的正极，由阳极头、阳极罩、转子和轴承等组成，它能使高速电子突然受阻而产生X射线。X射线的产生效率取决于两个因素：一个是阳极靶材料的原子序数，另一个就是电子的能量。阳极通常由钨靶面和散热体两部分组成，通常是将阳极靶面焊接在实心或空心铜材料散热圆柱体上。采用这种结构是因为从阴极飞来的高速电子能，99%以上都在阳极变为了热能，使阳极产生很高的温升，这就要求阳极材料既要耐高温又要散热性能好，以便能及时将热量传出管外，保护阳极靶面不会因高温而熔化。钨的原子序数高（$Z=74$），有利于提高X射线产生的效率；其熔点高（3 370℃），又能经受住高速电子撞击时产生的热量，但导热性能差。铜的原子序数和熔点较低，但导热性能好，结合两者的优点，故将阳极制成将钨靶面镶嵌在铜散热体上的结构。在固定阳极X射线管中，靶是一镶嵌在铜阳极上的钨合金；在旋转阳极中，整个圆盘都是靶，如图3-2所示。

3. 管电压与管电流　当在阴极和阳极之间接通高电压（阴极为负，阳极为正）时，在强电场的作用下，蒸发电子奔向阳极形成管电流，以毫安（mA）为单位。加在两极之间的加速电压被称为管电压。管电流的大小受到管电压和灯丝电流的双重影响。对于一个给定的灯丝电流，X射线管的管电流将会随着管电压的升高而增大，当管电压升高到一定值时，管电流达到最大值。管电压进一步增大时管电流将不会增大。这种情况下，只能通过提高灯丝的温度来增大管电流。

4. 管壳　其作用是维持一个高真空度的空间，并起着固定阳极和阴极的作用。管壳必须具备不漏气、耐高温、绝缘性能好及对X射线吸收少等特性，一般有玻璃壳和金属陶瓷壳两种。玻璃壳体是绝缘壳体，易受二次电子攻击，容易沉积从灯丝和靶面龟裂蒸发的钨，形成第二阳极，受轰击后使其侵蚀,或导致击穿损坏。金属陶瓷壳体是在陶瓷中间嵌入金属铌并接地,以吸收二次电子,对准焦点处开有铍窗以使 X 射线通过。

(二) 治疗用 X 射线产生装置

伦琴发现 X 射线后,科学家对 X 射线在肿瘤治疗中的作用有了更深的认识。19 世纪 20 年代生产了第一台 200kV 的深部 X 射线治疗机。从 20 世纪 50 年代中期到 60 年代,加速器研制成功并陆续用于临床,逐渐成为放射治疗的主流设备。下面以医用电子直线加速器为例,介绍治疗用 X 射线产生装置。

医用电子直线加速器是利用微波电场将电子沿直线加速,高能电子打靶产生 X 射线的装置,与诊断用 X 射线机相比其产生的 X 射线能量更高。图 3-3 为医用电子直线加速器 X 射线产生基本示意图。

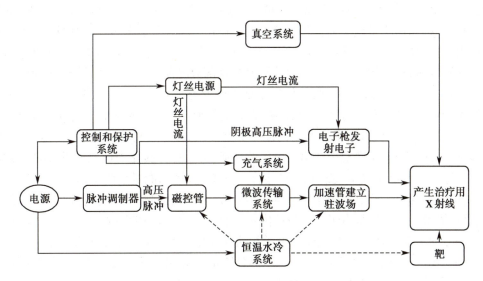

图 3-3 医用电子直线加速器 X 射线产生示意图

1. **电子枪** 加速器的电子枪与 X 射线管类似,有阴极和阳极,称为两极枪。还有一种三极枪,在阴极和阳极之间插入栅极,可以更好地控制电子发射。由阴极发射的电子在阴极和阳极间脉冲副高压的作用下,进入加速管。

2. **加速管** 电子在加速管内通过微波电场加速。

3. **微波功率源** 是提供加速管建立加速场所需的射频功率,有磁控管和速调管。

4. **微波传输系统** 微波传输系统主要包括隔离器、波导窗、传输波导、取样波导、输入输出耦合器、终端吸收负载、频率自动控制系统等。

5. **脉冲调制系统** 脉冲调制系统的作用是为微波功率源提供具有一定波形和频率要求的高压脉冲,脉冲幅度为几微秒,电压几十千伏。

6. **真空系统** 真空系统为加速管、电子枪等真空器件提供高真空度的空间。

7. **恒温水冷系统** 其作用是给加速器各产热部件降温,并保持相对恒定的温度,以使加速器各部件在一个相对稳定的环境下工作。

8. **靶** 电子束引出后,打靶产生 X 射线。加速器电子束打靶的方式与 X 射线机不同,加速器由于打靶的电子束能量很高,所以电子束打靶后产生的 X 射线是从靶的另一端穿射出来。因此加速器靶的厚度要足以完全吸收入射的高能电子,以免产生电子污染,加速器有几挡 X 射线就有几种不同厚度的靶,选择某挡 X 射线,对应靶就移动到电子束下。靶材料一般为高原子序数物质如钨、铂金等。

第四节　X射线的产生原理

一、电子与物质的相互作用

本节所讲的X射线是在X射线管中通过高速运动的电子与阳极金属靶面撞击而产生的。因此,研究电子与靶的相互作用是研究X射线产生的首要问题。

电子在与阳极靶的相互作用过程中主要有以下几种形式。①电离:原子的外层价电子或内层电子在高速电子作用下完全脱离原子轨道,使原子变成离子的过程。电离过程中向外发射的光谱有两种:一种是由于价电子脱离原子轨道,离子结合自由电子变为处于激发态的原子,在回到基态过程中发射出的光学光谱。由于外层电子轨道的能级差小,所以这些光谱一般在紫外线、可见光和红外线的波长范围,不属于X射线。而且这部分光能几乎全被周围原子所吸收,转化为热。另一种是内层电子完全脱离轨道,使原子处于激发态,当原子从激发态回到基态过程中,会产生标识X射线,也叫特征X射线。②激发:高速电子或二次电子撞击原子外层电子,由于作用较弱,不足以使其电离,仅将电子推入更高能级的空壳层,使原子处于激发态。入射电子的动能一部分转化为方向改变、速度变小的出射电子的动能,另一部分转化为被原子吸收的激发能。处于激发态的原子从高能态向低能态跃迁产生光学光谱,多余的能量最终全部转化为热能。③弹性散射:高速电子受原子核电场的作用而改变运动方向,但是能量不变,称为弹性散射,没有光谱辐射,也没有能量损失。但是由于在阳极靶内物质密度极大,散射的距离会很短。高速电子很快在改变后的方向上与其他原子核或核外电子相遇而发生相互作用。④轫致辐射:高速电子在原子核的电场作用下,速度突然变小时,它的一部分能量转变成电磁波发射出来,这种情况叫轫致辐射,这部分能量产生的电磁波波长在X射线范围内,是连续谱。

简单来说,以上能量损失的过程分为碰撞损失和辐射损失两种。①碰撞损失(collision loss):高速电子与靶原子的外层电子作用而损失的能量统称为碰撞损失,碰撞损失的能量最后全部转化为热能。高速电子与靶原子的外层电子作用时,可以使原子激发或电离而损失部分能量 ΔE_1。使原子激发所需的能量只需几个电子伏特,因此入射电子的能量损失 ΔE_1 是很小的。当入射电子的能量损失为 ΔE_2,并且大于外层电子的电离能时,则靶原子被电离,其外层电子脱离靶原子并且具有一定的动能,如果电离出的电子动能>100eV,则称此电离出的电子为δ电子。δ电子是电离电子中能量较高的那一部分,它与入射电子一样可以使原子激发或电离,也可以与原子核和内层电子相互作用而逐渐损失能量。②辐射损失(radiation loss):高速电子与靶原子的内层电子或原子核相互作用而损失的能量,统称为辐射损失。高速电子除与原子的外层电子碰撞而逐渐损失能量外,也可能激发原子的内层电子,如K、L、M层电子,将内层电子激发为自由电子,并使内层电子具有 $E_{动}$ 的动能。高速电子损失的能量 $\Delta E_3 = E_{动} + E_K$ 或 $\Delta E_3 = E_{动} + E_L$ 等。E_K 或 E_L 是电子处在K层、L层等时的结合能。高速电子还可能进入到靶原子内部,与靶原子核发生相互作用而损失能量 ΔE_4。

理论与实验指出,碰撞损失和辐射损失各按一定的概率分布。当入射电子处于较低能量时,能量损失主要是碰撞损失,靶原子外层电子的激发和电离占相当大的比例,尤其是靶原子的原子序数较低时更是如此。即使高速电子的能量高达100keV时,通过辐射损失而使高速电子损失的能量也不足电子能量的1%,其余99%以上的电子能量损失于电子同靶原子的碰撞而最后转变成可见光和热,其中热占绝大部分。当电子被加速到更高能量时,特别是与高原子序数的靶物质如钨、钼等相互作用时,碰撞损失的电子的能量比例逐渐减小,辐射损失的电子的能量比例逐渐增加。

由上可见,高速入射电子的动能(E),在与物质的作用过程中将变为辐射能($E_{辐射}$)、电离能($E_{电离}$)和热能($E_{热}$),即

$$E = E_{辐射} + E_{电离} + E_{热} \qquad\qquad (3\text{-}4)$$

至于这三种能量的分配比例,则随入射电子能量和物质性质不同而不同。

二、两种 X 射线的产生原理

高速电子在钨靶上损失能量时,依靠两种不同的方式产生 X 射线:一种 X 射线的光谱是连续的,称为连续 X 射线;另一种光谱则是线状的,称为特征 X 射线。X 射线是由这两类射线组成的混合射线。

(一) 连续 X 射线的产生原理

1. 物理过程　连续 X 射线是由波长连续变化的谱线组成的,是高速电子与靶原子核相互作用发生轫致辐射的结果,是由电子的动能直接转化来的。

按照经典电磁学理论的相关知识,当一个带负电荷的电子做加速运动时,电子周围的电磁场将发生急剧变化,此时必然要产生一个电磁波,或至少产生一个电磁脉冲。由于极大数量的电子入射到阳极上的时间和条件不可能相同(图 3-4),因而得到的电磁波将具有连续的各种波长,形成连续 X 射线谱。按上述理论,电子将向外辐射电磁波而损失能量 ΔE,电磁波的频率由 $\Delta E = h\nu$ 确定,这种辐射所产生的能量为 $h\nu$ 的电磁波称为 X 射线。

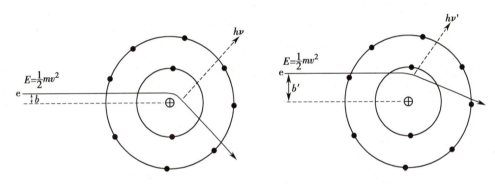

图 3-4　高速电子与靶原子作用时的相对位置

图 3-5 是使用钨靶 X 射线管,管电流保持不变,将管电压从 20kV 逐步增加到 50kV,同时测量各波段的相对强度而绘制成的 X 射线谱。

2. 连续谱的特点　连续谱线的强度随波长变化而变化,在某波长上有一个强度极大值;曲线在波长增加的方向上都无限延展,但强度越来越弱;在波长减小的方向上,曲线都存在一个波长极限,称为最短波长($\lambda_{\min}$),如图 3-5 所示。随着管电压的升高,辐射强度均相应地增强。同时,各曲线所对应的强度峰值和最短波长极限的位置均向短波方向移动。

根据能量转换和守恒定理,假设高速电子撞击靶时,电子能量中有 p 部分消耗于阳极各种不同过程的激发,则

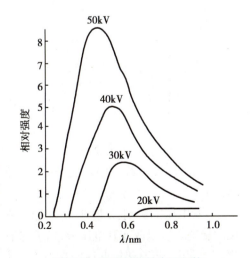

**图 3-5　钨在较低管电压下的
连续 X 射线谱**

$$eU = h\nu + p$$

光子能量的最大极限（$h\nu_{max}$）只能等于入射电子在 X 射线管加速电场中所获得的能量 eU，即

$$h\nu_{max} = eU$$

在真空中

$$\lambda_{min}\nu_{max} = c$$

则

$$h\frac{c}{\lambda_{min}} = eU \tag{3-5}$$

上述公式中，eU 是电子到达靶上的动能。若高速电子被阻止，几乎全部能量都转化成了辐射能，那么由此发射的单个光子的能量就等于电子的动能。当电子到达阳极靶后，如果其穿透到靶的内部，电子的能量就会损失一部分，最后的光子能量就没有刚才那么大，频率也相应小一些，波长就要大一些。电子进入靶的深度不同，损失能量的大小就不一样。这个过程中，X 射线波长的变化就是连续的。

如果把上述公式中的 λ 和 U 精密地测得，就可以计算出值 h，这是测定普朗克常数很好的方法。经实验和计算得 $h = 6.62 \times 10^{-34}$J·s，若取 $c = 3 \times 10^8$m·s^{-1} 和 $e = 1.6 \times 10^{-19}$C 的数值代入式（3-5），U 以伏特（V）为单位，那么式（3-5）就可以改为

$$\lambda_{min} = \frac{6.62 \times 10^{-34}\text{J·s} \times 3 \times 10^8 \text{m·s}^{-1}}{1.6 \times 10^{-19}\text{C} \times U(\text{V})} = \frac{12.4}{U(\text{V})} \times 10^{-7}\text{m} \tag{3-6}$$

如 U 以千伏特（kV）为单位，则式（3-6）改为

$$\lambda_{min} = \frac{6.62 \times 10^{-34}\text{J·s} \times 3 \times 10^8 \text{m·s}^{-1}}{1.6 \times 10^{-19}\text{C} \times U(\text{kV})} = \frac{1.24}{U(\text{kV})}\text{nm}$$

由式（3-6）见，连续 X 射线的最短波长 λ_{min} 只与管电压有关，而与其他因素无关。

通常用 kV（或 kV$_p$）和 keV 两个单位描述 X 射线能量，二者既有区别又有联系。kV 是指 X 射线管阴极和阳极之间管电压的千伏值，kV$_p$ 是指峰值管电压的千伏值，而 keV 则表示单个电子或光子能量的千电子伏值。例如电子从 100kV 管电压的电场中获得 100keV 的高速运动能量，在撞击阳极靶物质发生能量转换时，产生的最大光子能量也是 100keV。

由于光子能量 $\left(E = h\nu = h\dfrac{c}{\lambda}\right)$ 与频率（ν）成正比，与波长（λ）成反比，故如果波长最短（λ_{min}），则频率最高（ν_{max}），表明光子的能量最大（$h\nu_{max}$）。X 射线的最短波长，对应最大光子能量；最大光子能量的千电子伏特值，对应管电压的千伏值。因此若测得 X 射线谱中的最大光子能量的千电子伏特值，就可推断管电压的千伏值，反之亦然。

3. 影响连续 X 射线的因素　影响连续 X 射线强度的因素很多，原因也比较复杂，归纳如下：

（1）阳极靶的物质原子序数的影响：对于连续 X 射线的强度，在管电压 U、管电流 i 固定时，与阳极靶的原子序数 Z 成正比，即 $I_{连} \propto Z$。阳极靶的原子序数越高，X 射线的强度越大，如图 3-6（a）所示。

（2）管电流的影响：在管电压 U，靶材料（原子序数 Z）固定时，X 射线的强度取决于管电流。管电流越大，在 X 射线管中被加速的电子数量就越多，产生的 X 射线强度也就越大，即 $I_{连} \propto i$，如图 3-6（b）所示。

（3）管电压的影响：X 射线束中光子的最大能量等于被加速电子的动能，而电子的动能受管电压的影响。所以改变管电压 U，光子的最大能量也改变了，整个 X 射线谱曲线的形状也将发生变化。当管电压升高时，曲线向短波方向移动。当管电流、靶材料（原子序数 Z）固定时，随着管电压的升高，连续 X 射线谱的最短波长和最大强度所对应的波长均向短波方向移动。使得 X 射线的高能成分所占比例增加，同时 X 射线强度提高，即 $I_{连} \propto U^2$，如图 3-6（c）所示。

上述讨论对连续 X 射线的影响中,所涉及的管电压为恒定电压,而实际上 X 射线管上所加的是经交流电整流后的脉动电压。对于脉动电压,产生的 X 射线最短波长只与管电压的峰值有关。当峰值电压与恒定电压相同时,脉动电压产生的 X 射线的平均能量显然要低,三相的 X 射线谱线明显比单相谱线的 X 射线能量强,并且谱线向高能量方向偏移;在相同管电流时,产生的 X 射线强度也低。

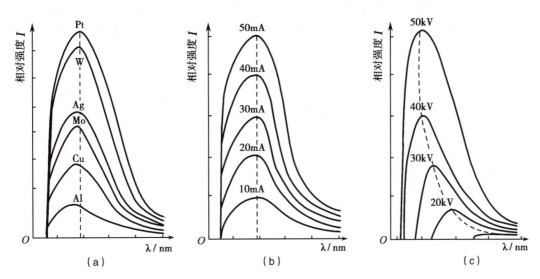

图 3-6　X 射线管靶物质、管电流和管电压对连续 X 射线的影响

连续 X 射线的总强度应该是 $I(\lambda)$ 曲线下面的总面积

$$I_{连} = \int I(\lambda) \mathrm{d}\lambda$$

经验公式为

$$I_{连} = K_1 i Z U^n \tag{3-7}$$

式(3-7)中,常数 $K_1 = (1.1 \sim 1.4) \times 10^{-9}$;对诊断用 X 射线 $n = 2$,$I_{连}$ 表示连续 X 射线的总强度,i 为管电流、U 是管电压、Z 为靶原子序数。

不同管电压对应不同的连续 X 射线谱,每条谱线都有一个强度最大值,最大强度对应的波长值称为最强波长。根据实验和计算得出,其值约在最短波长的 1.5 倍处。即

$$\lambda_{最强} = 1.5\lambda_{\min} \tag{3-8}$$

由于滤过(filtration)不同,连续 X 射线的平均能量,一般为最大能量的 1/3~1/2。其平均波长约为最短波长的 2.5 倍。即

$$\lambda_{平均} = 2.5\lambda_{\min} \tag{3-9}$$

例题 3-1

当管电压为 60kV 时,求产生连续 X 射线的最短波长、最强波长、平均波长和最大光子能量。

解:产生连续 X 射线的最短波长为 $\lambda_{\min} = \dfrac{1.24}{U(\mathrm{kV})} = \dfrac{1.24}{60} = 0.020\,7\mathrm{nm}$

最强波长为 $\lambda_{最强} = 1.5\lambda_{\min} = 0.031\,05\mathrm{nm}$

平均波长为 $\lambda_{平均} = 2.5\lambda_{\min} = 0.051\,75\mathrm{nm}$

最大光子能量为

$$E_{\max} = h\nu_{\max} = \frac{hc}{\lambda_{\min}} = \frac{6.626 \times 10^{-34}\mathrm{J \cdot s} \times 3 \times 10^8\mathrm{m \cdot s^{-1}}}{0.020\,7 \times 10^{-9}\mathrm{m}} = 9.6 \times 10^{-15}\mathrm{J}$$

（二）特征 X 射线的产生原理

1. 物理过程 特征 X 射线是由谱线分立的线状谱线构成的,是高速运动的电子与原子内层电子发生作用的结果,是由电子的动能间接得来的,它与靶物质的原子结构有关。

原子的电子按照泡利不相容原理（Pauli exclusion principle）和能量最低原理（Lowest energy principle）分布于各能级。在电子轰击阳极靶的过程中,某个具有足够能量的电子将阳极靶原子的内层电子击出,在低能级上会出现空位,系统能级升高,处于不稳定激发态。较高能级上的电子向低能级上的空位跃迁,并以光子的形式辐射出去。释放出的能量（$h\nu$）等于电子跃迁前（E_2）、后（E_1）两能级之差。即

$$h\nu = E_2 - E_1 \qquad (3\text{-}10)$$

图 3-7 是不同管电压下钨靶的 X 射线谱。由图可见,管电压为 65kV 时,为连续谱;当管电压升至 100kV、150kV 和 200kV 时,则在三条连续谱线上叠加了一组能量位置不变、强度很大的线状光谱。可见,线状光谱的能量与管电压无关（对不同靶材料,管电压必须大于某个值才能出现线状光谱）,完全由靶的物质材料的性质决定。事实上,不同靶材料都有自己特定的线状光谱,它表征靶物质的原子结构特性,而与其他因素无关。通常把这种辐射称为特征辐射,也称为标识辐射,由此产生的 X 射线称为特征 X 射线。

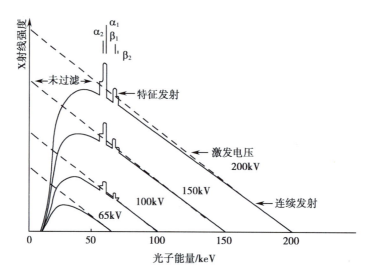

图 3-7 钨靶在较高电压下的 X 射线谱

图 3-8 是钨原子轨道电子的能级跃迁和特征辐射示意图。当钨靶原子的 K 层电子被击脱,其出现的 K 电子空位可由 L、M、N、O 等较高能级的壳层电子或自由电子跃入填充,由此便产生能量不同的 K 系的特征 X 射线;同样当 L 层电子被击脱,便产生 L 系的特征 X 射线,依此类推。外层电子由于能级差甚小,只能产生紫外线或可见光等低能量范围的光子。

2. 特征 X 射线的激发电压 靶原子的轨道电子在原子中具有确定的结合能（W）,只有当入射高速电子的动能大于其结合能时,轨道电子才有可能被击脱造成电子空位,产生特征 X 射线。入射电子的动能完全由管电压决定,因此,管电压 U 必须满足式（3-11）的关系

$$eU \geqslant W \qquad (3\text{-}11)$$

当 $eU = W$ 时,$U = \dfrac{W}{e}$ 为最低激发电压。

对于给定的靶原子,各线系的最低激发电压大小按其相应的电子空位所产生的壳层内电子结合能大小顺序排列,即 $U_K > U_L > U_M > U_N$。壳层越接近原子核,最低激发电压越大。若实际管电压低于某激发电压,则此系的特征 X 射线将不会发生。例如,钨的 K 电子结合能为 69.51keV,

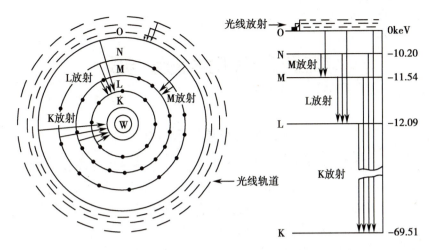

图 3-8　钨靶原子的特征放射示意图

那么钨的 K 系激发电压就是 69.51kV。显然低于此激发电压将不会产生钨的 K 系特征 X 射线，但可以产生其他系的特征辐射。相反，在产生 K 系特征 X 射线的同时必定伴随其他系的激发和辐射，但由于 L、M、N 等各系的光子能量小、辐射强度弱，通常被 X 射线管的管壁所吸收而不能射出，所以在大多数元素的 X 射线谱中只有该元素的 K 系的特征 X 射线。表 3-1 列出几种靶物质材料的 K 系和 L 系的激发电压。

表 3-1　几种靶材料产生 K、L 系特征放射的激发电压

靶材料	原子序数	激发电压 /kV	
		K 系	L 系
铝（Al）	13	1.56	0.09
铜（Cu）	29	8.98	0.95
钼（Mo）	42	20.00	2.87
锡（Sn）	50	29.18	4.14
钨（W）	74	69.51	12.09
铅（Pb）	82	88.00	15.86

3. 影响特征 X 射线强度的因素　经过实验证明，K 系的特征 X 射线的强度（I_K）可用式（3-12）表示

$$I_K = K_2 i (U - U_K)^n \tag{3-12}$$

式（3-12）中，i 为管电流；U 为管电压；U_K 为 K 系激发电压；K_2 和 n 均为常数，n 等于 1.5~1.7。

由式（3-12）可见，K 系的特征 X 射线的强度与管电流成正比，管电压大于激发电压时才发生 K 系特征辐射，并随着管电压的升高，K 系特征 X 射线强度迅速增大。

需要指出，在 X 射线的两种成分中，特征 X 射线只占很少一部分。医用 X 射线主要使用的是轫致辐射，但在物质结构的光谱分析中使用的是特征辐射。

第五节　X射线的量与质

一、概念及其表示方法

按照国家标准,我们采用辐射能、粒子注量、能量注量、粒子流密度等概念来描述电离辐射的量(quantity)与质(quality)。X射线的量理论上应以粒子注量和能量注量来描述,但这两个量在X射线实际应用中已很少使用。目前应用较普遍的是,利用X射线在空气中产生电离电荷的多少,定义为照射量(exposure),来测定X射线的量。

习惯上常用X射线强度来表示X射线的量与质。所谓X射线强度(intensity)是指在垂直于X射线传播方向的单位面积上,单位时间内通过的光子数量与能量乘积的总和。可见X射线强度(I)是由光子数目(N)和光子能量($h\nu$)两个因素决定的。

(一) X射线的量

量就是X射线光子的数目。设在单位时间内通过单位横截面积上的X射线光子数目为N,若每个光子的能量为$h\nu$,则单色X射线的强度

$$I = Nh\nu \tag{3-13}$$

可见,单色X射线强度I与光子数目N成正比。

对于波长不同的,但能量完全确定的($N_1h\nu_1$、$N_2h\nu_2\cdots$)有限种X光子组成的复色X射线,其强度为:

$$I_\text{总} = \sum N_n h\nu_n \tag{3-14}$$

式(3-14)中,$h\nu_1$、$h\nu_2$、$\cdots$、$h\nu_n$为每秒通过单位横截面积上的各单色光子的能量,N_1、N_2、$\cdots$、N_n各单色X射线光子的数目。

对于波长由λ_min到λ_∞的连续X射线谱,对应的X射线光子能量由$h\nu_\text{max}$到零,其强度:

$$I = \int_0^{E_\text{max}} E \cdot N(E) \cdot \mathrm{d}E = \int_{\lambda_\text{min}}^{\lambda_\infty} N(E) \cdot \frac{h^2 c^2}{\lambda^3} \cdot \mathrm{d}\lambda \tag{3-15}$$

其中每秒通过单位垂直面积的、能量为E的X射线光子数$N(E)$是X射线光子能量E的函数。

在实际放射工作中,为了方便,一般用管电流(mA)和照射时间(s)的乘积来反映X射线的量,以毫安·秒(mA·s)为单位。

管电压一定时,X射线管的管电流大小反映了阴极灯丝发射电子的情况。管电流大,表明单位时间撞击阳极靶的电子数多,由此激发出的X射线光子数也成正比地增加;照射时间长,X射线量也成正比地增大。所以管电流和照射时间的乘积能反映X射线的量。例如,一次摄片需要的X射线的量为20mA·s,就可选择200mA×0.1s或者50mA×0.4s等。

(二) X射线的质

X射线的质又称线质,它表示X射线的硬度,即穿透物质本领的大小。X射线的质完全由光子能量决定,而与光子个数无关。

在实际应用中是以管电压和滤过情况来反映X射线的质。这是因为管电压高,激发的X射线光子能量大,即线质硬;过滤板厚,连续谱中低能成分被吸收得多,透过滤板的高能成分增加,使X射线束的线质变硬。在滤过情况一定时,常用管电压的千伏值来描述X射线的质。管电压形成的电场对阴极电子加速,使其获得足够能量撞击阳极靶而产生X射线。管电压愈高,电子从场中得到的能量就愈大,撞击阳极靶面的力度愈强,产生的X射线穿透能力也愈大。所以管电压能反映X射线的质。

X 射线为连续能谱,精确描述其线质比较复杂,工作中有时还用半值层(half-value layer)、有效能量和等值电压等物理量来描述 X 射线的质。

所谓半值层,是指射线数衰减到初始强度的一半时所需吸收体的厚度。X 射线对不同物质的穿透能力不一样,因此对于同一束 X 射线来讲,描述半值层可用不同标准物质的不同厚度来表示。诊断用 X 射线通常用铝作为表示半值层的物质,半值层的值愈大表示对应 X 射线的质愈硬。

如果某连续能谱 X 射线的半值层与某单能 X 射线的半值层相等时,则可认为两线束等效,就将单能 X 射线的能量称为连续 X 射线的有效能量。

二、影响 X 射线量和质的因素

(一) 影响 X 射线量的因素

1. 管电压对 X 射线量的影响 由前面图 3-6 可知,当管电流不变时,随着管电压从 20kV 升高到 50kV,其辐射的总量增大,图中曲线下所包围的总面积代表 X 射线的总强度。实际上,X 射线的强度与管电压的平方成正比。

2. 靶物质的原子序数对 X 射线量的影响 图 3-9 表示在管电压和管电流等其他条件都相同的情况下钨(W)和锡(Sn)的 X 射线能谱,两条曲线下的面积分别表示钨和锡的总强度。从图 3-9 中可见,曲线的两个端点都重合。其高能端重合,说明了 X 射线谱的最大光子能量与管电压有关,而与靶物质无关;低能端重合是因为 X 射线管固有滤过的限制,低能成分被管壁吸收的缘故。射线的最大强度都呈现在相同的光子能量处。实际上若把锡在任何能量时的强度乘以74/50,则将正好落在钨的曲线上。这是因为 X 射线的强度与靶物质的原子序数成正比,而 74 和50 正是钨和锡的原子序数。这说明用钨作阳极靶产生各种频率的 X 光子的数目,比锡产生的相应 X 光子的数目要多。

3. 管电流对 X 射线量的影响 管电压一定时,X 射线管的管电流大小反映了阴极灯丝发射电子的情况,管电流越大表明阴极发射的电子越多,因而电子撞击阳极靶产生的 X 射线的量也越大,发射出的 X 射线强度也就越大。因此,在管电压和靶物质的原子序数(材质)相同时,X 射线的量与管电流成正比。

图 3-10 是在管电压和其他条件不变的情况下,管电流对 X 射线量的影响。从图中可以看到100mA 和 250mA 的两条曲线,其 X 射线最短波长和最长波长都完全一样,只是曲线卜所包围的面积不同。显然管电流大的 X 射线量大,反之就小。

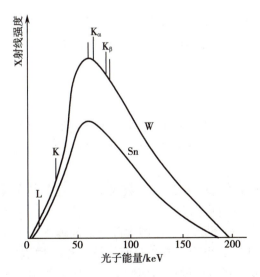

图 3-9 钨靶和锡靶的 X 射线谱

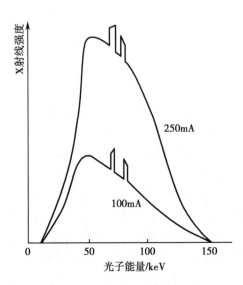

图 3-10 管电流对 X 射线量的影响

特征 X 射线完全由靶物质的原子结构特性所决定。靶物质的原子序数愈高,轨道电子的结合能愈大,特征 X 射线的量也就愈大,当然也就需要更高的激发电压。例如,原子序数为 50 的锡 K 系特征 X 射线的能量在 25~29keV,原子序数为 74 的钨为 58~70keV,而铅的原子序数则更高为 82,其特征 X 射线的能量在 72~88keV。因此,在管电压、管电流、投照时间相同的情况下,阳极靶的原子序数愈高,X 射线的量愈大。

综上所述,X 射线的量与管电压平方、管电流及投照时间、靶物质的原子序数成正比,即

$$I \propto U^2 i Z t \tag{3-16}$$

(二) 影响 X 射线质的因素

一般来讲,X 射线的质取决于管电压的大小。无论何种靶物质,在一定管电压下所产生的连续 X 射线谱的最短波长和最长波长是相同的。峰值辐射强度发生在相同能量光子处,光子的最大能量完全由管电压确定。连续 X 射线的质随管电压升高而变硬,但特征 X 射线的质只与靶物质有关,脉动电压产生的 X 射线质比恒定电压下的软,所以管电压波形对 X 射线的质也有影响。三相电源的 6 脉冲和 12 脉冲供电,其管电压更接近恒压,由此产生的 X 射线脉动变化减小,其量与质均优于单相电源供电的情况。一般来说,三相全波整流与单相全波整流相比,在相同管电压和滤过的情况下,X 射线质提高 10%~15%。例如,拍摄头颅侧位片时,单相全波整流 X 射线机管电压为 72kV,而改用三相全波整流方式的 X 射线机只需要 64kV 就可获得相同的摄影效果。

滤过对 X 射线的量与质及能谱构成均有很大影响。增加滤过板厚度,可大量衰减连续谱中的低能成分,使能谱变窄,线质提高,但总的强度降低。有关滤过的具体内容将在后面章节中详细讨论。

在实际的影像工作中应注意影响 X 射线量与质的多种因素,并能根据操作和诊断的实际需要,恰当地选择 X 射线的量与质,这对提高影像质量和降低受检者的受照剂量都会产生一定作用。

第六节 X 射线的产生效率

X 射线的产生效率即在 X 射线管中产生的 X 射线能与加速电子所消耗电能的比值。

在 X 射线管中加速阴极电子所消耗的电功率 (iU) 全部变成高速电子的动能。这些高速电子在与靶物质复杂的相互作用过程中产生 X 射线,同时也产生大量的热能。若将占比例极少的特征 X 射线忽略不计,则 X 射线的辐射功率可视为连续 X 射线的总强度 $I = kiZU^2$。因此 X 射线产生效率 η 等于 X 射线的辐射功率(即 X 射线的总强度)与高速电子流功率之比,即

$$\eta = \frac{kiZU^2}{iU} = kZU \tag{3-17}$$

式 (3-17) 中 k 是常数,为 $(1.1~1.4) \times 10^{-9} \text{V}^{-1}$。

可见,随着阳极靶物质原子序数 Z 的提高,X 射线产生效率增加,但是即使是原子序数很高的钨靶,在管电压高达 100kV 的情况下,X 射线的产生效率也仅有 1% 左右,99% 的能量都转化为了热能。

由式 (3-17) 可见,X 射线的产生效率与管电压和靶物质的原子序数成正比。在其他条件相同的情况下,高压波形愈接近恒压,产生 X 射线的效率也愈高。

研究证明,X 射线管产生 X 射线的效率极低,一般不足 1%,而绝大部分的高速电子能量都在阳极变为了热能,使阳极靶面的温度很高,此即 X 射线管不能长时间连续工作的原因所在。从表 3-2 所列数据可以看出,X 射线的产生效率随着管电压的升高而增大。但随着管电压的升高,阳极靶所承受的热量也在急剧增加,因此 X 射线管必须配有良好的散热冷却装置。

表 3-2 钨靶 X 射线管和加速器产生 X 射线的效率

加速电压	占总能量的百分数	
	X 射线能 /%	热能 /%
40kV	0.4	99.6
70kV	0.6	99.4
100kV	0.8	99.2
150kV	1.3	98.7
4MeV	36	64
20MeV	70	30

例题 3-2

钨($Z=74$)靶 X 射线管,当管电压为 120kV 时 X 射线的产生效率是多少?[此时 k 取($1.1\sim1.4$)× $10^{-9}V^{-1}$ 的平均值]

解:$\eta = kZU = 1.25 \times 10^{-9} \times 74 \times 120 \times 10^{3} = 1.1\%$。

即管电压为 120kV 时,若 X 射线管的输入功率为 1 000W,则 X 射线的辐射功率仅为 11W。而由于碰撞损失转变为热能的功率为 989W。

需要指出的是,X 射线的另外一个概念即 X 射线的利用率,它是指从 X 射线管发出的、能够用来摄影的 X 射线能量与从阳极靶面产生的 X 射线能量的比值。大量研究表明,能够充分利用的 X 射线不足阳极靶面产生 X 射线总量的 10%,90% 以上的 X 射线能都转化为了热量被阳极靶、管壳、管壁、绝缘油等吸收了,说明 X 射线的利用率也很低。

第七节 X 射线强度的空间分布

从 X 射线管上产生的 X 射线,在空间各方向上的分布是不均匀的,即在不同方位角上的辐射强度是不同的。这种不均匀的分布称为 X 射线强度的空间分布或称辐射场的角分布(angle distribution)。X 射线强度的空间分布主要受入射电子的能量、靶物质(原子序数)及靶厚度的影响。

1. 薄靶周围 X 射线强度的空间分布 薄靶产生的 X 射线在周围空间的分布情况如图 3-11 所示。不同角度上的矢径长度代表在该方向上 X 射线强度,即从电子束入射的靶点 O 到各曲线的长度,表示 X 射线在该方向上的强度。图中可见,低能电子束冲击薄靶产生的 X 射线强度分布,主要集中在与电子束成垂直的方向上,沿着电子束方向上 X 射线强度相对较小,与电子束相反方向上 X 射线强度近似为零;高能电子束冲击薄靶时产生的 X 射线集中向前方,X 射线束变

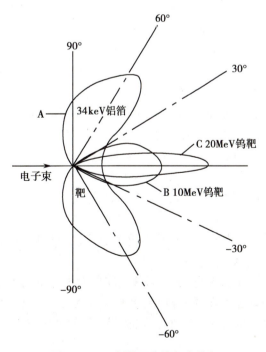

图 3-11 X 射线强度的角度分布

49

窄。图 3-11 为 X 射线强度分布的剖面图,若以电子束入射方向为轴旋转一周,可得 X 射线强度在空间的角分布的立体图。

图 3-12 表示一薄靶在不同管电压下产生的 X 射线强度在靶周围分布的变化情况。工作电压在 100kV 左右时,X 射线在各方向上强度基本相等。当管电压升高时,X 射线最大强度方向逐渐趋向电子束的入射方向,其他方向的强度相对减弱,X 射线的强度分布趋于集中。这种高能 X 射线强度的空间分布与电子加速器的实验结果基本一致。

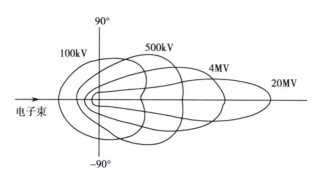

图 3-12　薄靶周围 X 射线强度的角分布

根据薄靶产生 X 射线的空间分布特点,在管电压较低时,利用反射式靶在技术上很有好处;但对使用超高压 X 射线管时,管电压过高,考虑能量分布因素,则须采用穿透式靶,电子从靶的一面射入,X 射线从另一面射出。医用电子直线加速器产生的高能 X 射线,使用的就是穿透式的薄靶。

2. 厚靶周围 X 射线强度的空间分布　用于医疗诊断方面的 X 射线管,其阳极靶较厚,称为厚靶 X 射线管。当高能电子轰击靶面时,由于原子结构的"空虚性",入射高速电子不仅与靶面原子相互作用辐射 X 射线,而且还穿透到靶物质内部的一定深度(电子每穿过 50×10^{-12}m 的深度,能量损失 10keV),不断地与靶原子作用,直至将电子的能量耗尽为止。因此,除了靶表面辐射 X 射线外,在靶的深层也能向外辐射 X 射线(如图 3-13 中的 O 点)。为便于应用方面的研究,仅讨论在投照方向(即 OA、OB、OC)上的 X 射线强度分布。由图 3-13 可见,从 O 点辐射出去的 X 射线,愈靠近 OC 方向,穿过靶的厚度愈厚,靶本身对它的吸收也愈多;愈靠近 OA 方向,穿过靶的厚度愈薄,靶对它吸收也愈少。因此,愈靠近阳极一侧,X 射线的强度下降得愈多,而且靶角 θ 愈小,下降的程度越大。这种愈靠近阳极,X 射线强度下降得愈多的现象,就是所谓的"足跟"效应(heel effect),也称阳极效应(anode effect)。由于诊断用 X 射线管倾角 θ 小,X 射线能量不高,足跟效应非常显著。因此,要将 X 射线管射出的 X 射线滤过,使 X 射线趋于均匀,投照时还应考虑若被照体厚且密度大时,应置于靠近阴极端。

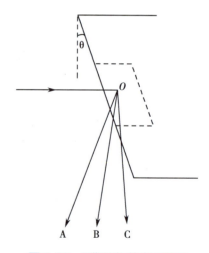

图 3-13　厚靶阳极效应示意图

实验表明,从 X 射线管窗口射出的有用 X 射线束,其强度分布是不均匀的,普遍存在阳极效应现象。在图 3-14 中,若规定与 X 射线管长轴垂直方向中心线(0°)的强度为 100%,从其他不同角度方向上的强度分布情况看,阳极效应十分明显。

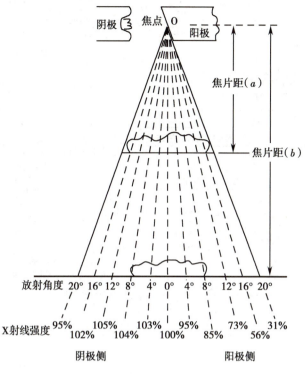

图 3-14 X 射线强度的分布

在具体的影像操作中,应注意阳极效应的影响,尤其是检查部位的密度和厚度差别很大时,阳极效应表现最为明显。通常来讲,把密度高、厚度大的被检部位置于阴极一侧,这样会使胶片的感光量比较均匀,得到的图像质量会更高。另外,应尽量使用中心线附近强度较均匀的 X 射线束摄影。例如,在一次摄片中使用的焦片距 a 较小,投照部位横跨中心线左右各 20°,其两端的强度差为 95% – 31% = 64%,如此大的差别,将使这张照片的阳极效应十分明显。若把焦片距拉大到 b,则投照部位横跨中心线左右大约各在 8° 和 12° 之间,其两端的强度之差约为 104% – 80% = 24%,显然焦片距为 b 的阳极效应影响比焦片距为 a 的情况要小得多。

阳极效应的另一个表现就是改变了 X 射线管有效焦点的大小和形状,在 X 射线照射野中靠近阴极一侧的有效焦点比靠近阳极一侧的要大。乳腺摄影设备恰恰是依据这一特点调整 X 射线管的方位,从而在摄影时得到小焦点。

小结

X 射线是由德国物理学家伦琴于 1895 年发现的,它是高速电子撞击靶物质而产生的。X 射线除具有电磁波的共性外,在物理、化学及生物效应等方面还具有特有的性质。习惯上常用 X 射线的强度表示 X 射线的量与质,量就是 X 光子的数目,X 射线的量要受到管电压、管电流及靶物质等的影响。一般来说,X 射线的质取决于管电压的大小,但特征 X 射线的质只与靶物质有关。在 X 射线管中产生的 X 射线能量与加速电子所消耗电能的比值称为 X 射线的产生效率。一般情况下,从 X 射线管焦点发出的 X 射线,在空间各方向上的强度分布是不均匀的:薄靶周围的 X 射线强度随着管电压的升高趋向集中,厚靶周围的 X 射线会出现阳极效应。有关各部分之间的关系总结如图 3-15 所示。

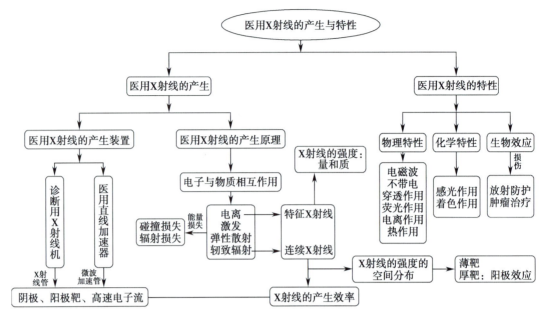

图 3-15　第三章思维导图

思考题

1. 产生 X 射线为什么需要高真空度的空间?
2. 连续 X 射线是怎么产生的? 影响连续 X 射线的因素有哪些?
3. 在放射工作中,如何注意"足跟效应"的影响?

（王晓艳）

第四章 X(或γ)射线与物质的相互作用

X(或γ)射线均为电磁波。它们在电磁辐射能谱中所占范围基本相同,只是产生机制不同。X 射线是高速电子与靶物质原子相互作用的结果,而 γ 射线主要由原子核衰变产生。射线通过物质时将与物质发生相互作用,研究这些作用可了解射线性质、射线对物质的影响以及物质构成。因此研究射线与物质相互作用的规律是进行射线探测、防护和应用的重要基础。为叙述方便,本章仅以 X 射线与物质的相互作用进行描述。

第一节 概　　述

X 射线通过物质时,小部分从物质的原子间隙中穿过,大部分被吸收和散射,从而产生各种物理、化学及生物效应。

图 4-1 为 X 射线光子进入生物组织后,光子能量在其中转移、吸收乃至引起生物效应的过程。从图中可以看出,光子在物质中每经历一次相互作用,一部分能量转移给电子,另一部分则被散射光子带走。

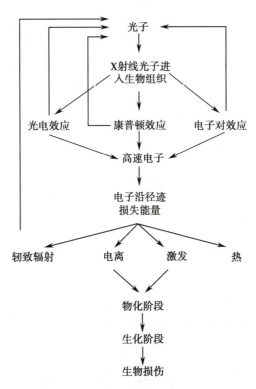

图 4-1　X 射线光子在生物组织中的吸收及其引起生物效应的过程

一、X 射线与物质相互作用的概率

具有一定能量的入射光子与物质中的粒子(即靶粒子)发生相互作用,入射光子或消失,或偏离原来的运动方向,造成出射线束强度的减弱。若用 N 表示入射光子数,N_B 表示在厚度为 Δx 的物质内与入射光子相互作用的靶粒子数,则 N_B/N 可表示为入射线通过物质层面 Δx 后强度相对减弱的程度,即

$$\eta = \frac{N_B}{N} \tag{4-1}$$

η 常被称为作用概率(effect probability),它表示入射线通过厚度为 Δx 的物质时,入射光子与物质中 N_B 个靶粒子相互作用的概率。显然,作用概率与入射线通过物质时相互作用的靶粒子数 N_B 成正比。

作用概率也可用入射束通过作用物质前后的强度变化来表示。设物质的厚度为 Δx,光子入射前的强度为 I_0,出射后的强度为 I。入射光子通过物质时将与物质的靶粒子相互作用,从而减弱出射光束的强度,因此 $I < I_0$。令 $I - I_0 = -\Delta I$,则 $\Delta I/I_0$ 同样可表示为入射光强度相对减弱的程度,即

$$\eta = \frac{I - I_0}{I_0} = \frac{\Delta I}{I_0} \tag{4-2}$$

二、射线的衰减

(一) 线性衰减系数

X 射线通过物体时,射线将被吸收或被散射,该现象称为 X 射线衰减或减弱(图 4-2)。

设 X 射线束穿过厚度为 dx 的物质,因入射光子与物质粒子相互作用,使探测到的光子数减少,减少的数目 dN(与物质粒子发生相互作用的光子数)正比于入射的光子数 N 和吸收体的厚度 dx,即

$$-dN \propto Ndx$$

或

$$dN = -\mu Ndx$$

$$\mu = -\frac{dN}{Ndx} \tag{4-3}$$

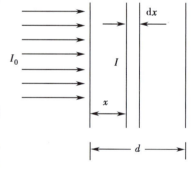

式(4-3)中,μ 是比例常数,称为线性衰减系数(linear attenuation coefficient)。负号表示随吸收体厚度的增加,光子数减少。因为单位时间内通过单位面积的光子数决定 X 射线的强度,故式(4-3)还可用强度表示为

图 4-2 线性衰减系数

$$dI = -\mu Idx$$

或

$$\mu = -\frac{dI}{Idx} \tag{4-4}$$

可见,线性衰减系数 μ 还可理解为,当 X 射线穿过单位厚度的物质时,其强度衰减的比值。对式(4-4)积分得

$$I = I_0 e^{-\mu x} \tag{4-5}$$

式(4-5)中,I_0 为入射线的强度,I 为穿过厚度为 x 的物质后的射线强度。式(4-5)也称为单色 X 射线在特定物质中衰减的定量描述。

线性衰减系数 μ 的 SI（国际单位）是"m^{-1}"，在实际应用中还常用 CGS 单位（厘米克秒单位制）"cm^{-1}"表示。

由于射线通过物质的衰减是由三种主要相互作用造成的，因此总的线性衰减系数应近似等于各主要作用过程的线性衰减系数之和，即

$$\mu \approx \tau + \sigma + \kappa \tag{4-6}$$

式（4-6）中，τ 为光电线性衰减系数；σ 为康普顿线性衰减系数；κ 为电子对线性衰减系数。它们分别代表射线束穿过单位厚度的物质层，由于光电吸收、康普顿散射、电子对效应而使射线强度衰减的比值。

（二）质量衰减系数

由于线性衰减系数 μ 近似与吸收物质的密度成正比，而密度又随物质的物理状态而变化。为避免这种与物质密度的相关性而便于应用，通常还采用质量衰减系数（mass attenuation coefficient）$\mu_m = \mu/\rho$ 来表征射线束通过单位厚度的物质层后，射线强度衰减的比值。其优点是它的数值与物质密度无关，即与物质的物理状态无关。例如水、冰和水蒸气，虽然它们的密度和物理形态不同，但都由 H_2O 组成，故其质量衰减系数相同。

将式（4-4）两边同除以密度 ρ，可得

$$\frac{\mu}{\rho} = -\frac{dI}{I(\rho dx)} \tag{4-7}$$

式（4-7）中，ρdx 表示面积为每平方米，厚度为 dx 的立方体中所含物质的质量，称为质量厚度，其 SI 单位是"$kg \cdot m^{-2}$"。若 $\rho dx = 1$，则称为 1 个单位质量厚度，其物理意义是：在 $1m^2$ 的面积上均匀分布 1kg 质量的吸收物质层的厚度值。

设 $\rho dx = 1$，代入式（4-7）可得

$$\mu_m = \frac{\mu}{\rho} = -\frac{dI}{I}$$

可见质量衰减系数表示 X 射线在穿过单位质量厚度（$kg \cdot m^{-2}$）的物质层时，射线强度衰减的比值。

质量衰减系数的 SI 单位是"$m^2 \cdot kg^{-1}$"，有时还使用 CGS 单位"$cm^2 \cdot g^{-1}$"，两者的换算关系是 $1m^2 \cdot kg^{-1} = 10cm^2 \cdot g^{-1}$。

由式（4-6）得

$$\mu_m = \frac{\mu}{\rho} \approx \frac{\tau}{\rho} + \frac{\sigma}{\rho} + \frac{\kappa}{\rho}$$

显然，总质量衰减系数应近似等于各主要相互作用过程的质量衰减系数之和，即

$$\mu_m \approx \tau_m + \sigma_m + \kappa_m \tag{4-8}$$

式（4-8）中，τ_m、σ_m 和 κ_m 分别为光电效应、康普顿效应和电子对效应的质量衰减系数。

如果质量厚度用 T_m 表示，则

$$I = I_0 e^{-\mu_m T_m}$$

质量衰减系数就相当于将线性衰减系数对物质密度作归一化，与物质密度无关，只表现物质组成的差别（图4-3）。

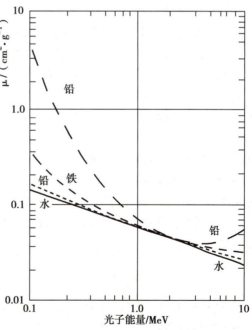

图 4-3　各种材料的质量衰减系数

三、能量转移和吸收

(一)能量转移系数

1. 线性能量转移系数(linear energy transfer coefficient) 在 X 射线与物质相互作用的 3 种主要过程中,X 射线光子的能量有一部分转化为次级电子[光电子(photoelectron)、反冲电子(recoil electron)及正负电子对(electron-positron pair)]的动能,而另一部分则被一些次级光子[标识 X 射线光子、康普顿散射光子(Compton scattering photon)及湮没辐射光子(annihilation radiation photon)]所带走。因此,总的衰减系数 μ 可表示为两部分的总和,即

$$\mu = \mu_{tr} + \mu_s \tag{4-9}$$

式(4-9)中,μ_{tr} 为 X 射线光子能量的电子转移部分;μ_s 为 X 射线光子能量的辐射转移部分。

辐射剂量学(radiation dosimetry)中,确定 X 射线能量的电子转移部分极为重要,因为物质最终吸收的能量就来自这部分。

故 X 射线能量的电子转移部分应等于

$$\mu_{tr} = \tau_{tr} + \sigma_{tr} + \kappa_{tr} \tag{4-10}$$

式(4-10)中,μ_{tr} 称为线性能量转移系数,它表示 X 射线在物质中穿过单位长度时,由于各种相互作用,其能量转移给电子的动能占总能量的份额。τ_{tr}、σ_{tr}、κ_{tr} 分别为光电效应、康普顿效应和电子对效应过程中能量转移为电子能量的线性能量转移系数。

2. 质能转移系数(mass energy transfer coefficient) μ_{tr} 也近似正比于吸收物质密度 ρ,而 ρ 随物质的物理状态变化。为避免与物质密度的相关性,常引入质能转移系数 μ_{tr}/ρ,即

$$\frac{\mu_{tr}}{\rho} = \frac{\tau_{tr}}{\rho} + \frac{\sigma_{tr}}{\rho} + \frac{\kappa_{tr}}{\rho} \tag{4-11}$$

质能转移系数表示 X 射线在物质中穿过单位质量厚度时,因相互作用其能量转移给电子的份额。

质能转移系数的 SI 单位是米^2·千克$^{-1}$(m^2·kg^{-1})。

(二)能量吸收系数

1. 线性能量吸收系数(linear energy absorption coefficient) 对于中等能量的光子,在与物质相互作用过程中,转移给次级电子的能量在碰撞过程中全部消耗,并全部被物质吸收。如果次级电子的能量相当高,那么由于轫致辐射而消耗的次级电子能量份额则不可忽略。因而真正被物质吸收的能量应等于光子转移给次级电子的能量减去因轫致辐射而损失的能量。若用 g 表示次级电子能量转变为轫致辐射的能量份额,那么

$$\mu_{en} = \mu_{tr}(1-g) \tag{4-12}$$

式(4-12)中,μ_{en} 称为能量吸收系数,表示 X 射线在物质中穿过单位长度时,其能量真正被物质吸收的份额。g 的数值随吸收体原子序数的增加而增大。但是次级电子能量在 MeV 以下时,g 常忽略不计,即轫致辐射可忽略,此时 $\mu_{en} = \mu_{tr}$,即转移给次级电子的能量全部被物质吸收。

2. 质能吸收系数(mass energy absorption coefficient) 同质能转移系数一样,质能吸收系数为

$$\frac{\mu_{en}}{\rho} = \frac{\mu_{tr}}{\rho}(1-g) \tag{4-13}$$

它的 SI 单位为米^2·千克$^{-1}$(m^2·kg^{-1})。在计算 X 射线吸收剂量及研制各种 X 射线剂量仪时,经常用到质能吸收系数。

第二节 X射线与物质相互作用的主要过程

一、光电效应

光电效应(又称光电吸收)是X射线光子被原子全部吸收的作用过程,所以光电系数也称为吸收系数。

(一) 光电效应的产生

当一个能量为$h\nu$的光子通过物质时,它与原子的某个内层轨道上的一个电子发生相互作用,把全部能量传递给这个电子,而光子本身则整个被原子吸收。获得能量的电子摆脱原子的束缚而成为具有速度v的自由电子,该电子称为光电子。这种现象称为光电效应,如图4-4所示。光电子的动能为$E_e = h\nu - E_B$,E_B是电子的结合能。

放出光电子的原子变为正离子。该原子处于激发态,其电子空位很快被外层电子跃入填充,同时放出特征X射线。有时,特征X射线在离开原子前又将外层轨道电子击脱,即为"俄歇电子"。在人体组织中特征X射线和俄歇电子的能量低于0.5keV,这些低能光子和电子很快被周围组织吸收。

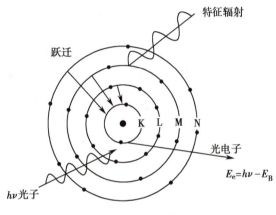

图4-4 光电效应

光电效应的实质是物质吸收X射线并产生电离的过程。在此过程中将产生的次级粒子有:光电子、正离子(产生光电子的原子)、新的光子(特征辐射光子)、俄歇电子。

(二) 光电效应的发生概率

实验和理论都准确证明光电质量衰减系数的表达式为

$$\tau_m = \frac{c_1}{A} Z^4 \lambda^3 \tag{4-14}$$

式(4-14)中,A是原子量,Z是原子序数,λ是入射线波长,c_1是一个常数。可见,光电效应的发生概率可受以下三方面因素的影响。

1. 物质原子序数 从式(4-14)可知,光电效应的发生概率与物质的原子序数的4次方成正比,即

$$光电效应概率 \propto Z^4 \tag{4-15}$$

物质原子序数愈高,光电效应发生概率愈大。对于高原子序数的物质,由于结合能较大,不仅K层,其他壳层电子也容易发生光电效应。对于低原子序数的物质,光电效应几乎都发生在K层。若入射光子能量大于K电子结合能,则光电效应发生在K层的概率占80%,比L层的发生概率高4~5倍。

2. 入射光子能量 光电子的动能为$E_e = h\nu - E_B$,所以光电效应发生的能量条件是:入射光子的能量$h\nu$必须等于或大于轨道电子的结合能E_B,否则就不会发生光电效应。例如:碘的K电子结合能33.2keV,若入射光子能量为33keV,就不能击脱该电子,但可击脱M或L层电子。

从式(4-14)可知,光电效应发生概率与入射线波长的3次方成正比,即与光子能量的3次方成反比。例如:一个34keV的光子比100keV的光子更容易与碘的K层电子发生作用。光子能量

愈大,光电效应的发生概率越小。即

$$光电效应概率 \propto \frac{1}{(h\nu)^3} \tag{4-16}$$

3. 原子边界限吸收 如果测出某一种物体对不同波长射线的光电质量衰减系数,并依式(4-14)把它们对 $h\nu$ 作图,会得到质量衰减系数随入射光子能量 $h\nu$ 的变化。图4-5是水和铅的光电吸收曲线,可以看到:光电质量衰减系数一般随入射光子能量 $h\nu$ 的增大而降低;当入射光子能量 $h\nu$ 增大到某一数值,恰好等于原子轨道电子结合能时,衰减系数突然增加,这些吸收突然增加处称为吸收限。当入射光子能量等于原子K结合能时,发生K边界限吸收;等于L结合能时,发生L边界限吸收;等于M结合能时,发生M边界限吸收。实际上,光电效应主要发生在结合能较大的K层,而其他壳层上的发生概率相对较少。

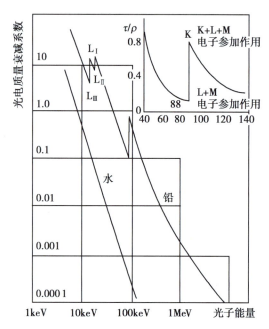

图4-5 水和铅的光电质量衰减系数随入射光子能量的变化

从图4-5中的光电吸收曲线得知,在88keV铅的K结合能处,出现突变折点,光电质量线衰减系数由 $0.097m^2 \cdot kg^{-1}$ 突然增加到 $0.731m^2 \cdot kg^{-1}$,这种增加完全是由于2个K层电子突然参加所致。K边界限吸收使光电效应概率增大了7倍,它比L层8个电子光电效应的概率还大6倍。可见,光电效应主要发生在结合能较大的K层中,在13~15keV处出现铅的3个L边界限吸收折点;在2~4keV处还有M边界限吸收,只因能量太低,图中未画出。水的有效原子序数较低,K边界限很小,图中也未画出。

物质原子的边界限吸收特性很有实用价值,在防护材料选取、复合防护材料配方及阳性对比剂材料制备等方面得到应用。

(三)光电效应中的特征辐射

在光电效应中,X射线光子击脱靶原子轨道电子,造成电子空位,产生特征辐射。图4-6是元素碘的K系特征辐射示意图。当X射线光子把碘的K电子击脱,造成一个K电子空位时,其K电子空位可由多种方式填充。一般情况下都是邻近壳层的电子跃入填充空位,其中自由电子跃入填充时放出的特征光子能量最大;不同壳层电子填充时将产生不同能量的特征辐射光子,这些不同的特征辐射光子便构成碘的K系特征线谱。L电子跃入填充K空位时,将产生能量为28.3keV的光子辐射(33.2-4.9=28.3keV)。M电子跃入填充L空位时,将放出一个4.3keV能量的光子(4.9-0.6=4.3keV),一直继续下去,直到33.2keV的能量全部转换为光能。

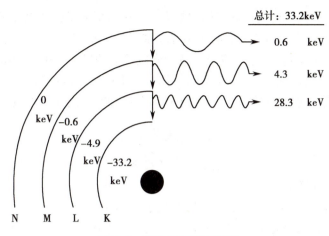

图 4-6 碘的 K 系特征辐射

钡剂和碘剂都是 X 射线检查中常用的对比剂,其 K 特征辐射都具有较高的能量(钡是 37.4keV,碘是 33.2keV),它们都能穿过人体组织到达胶片,使之产生灰雾。

人体软组织中原子的 K 结合能仅为 0.5keV,发生光电效应时,其特征辐射光子能量也不会超过 0.5keV,如此低能光子,在同一细胞内即可被吸收而变为电子运动能。骨骼中钙的 K 结合能为 4keV,发生光电效应时其特征辐射光子在发生点几毫米之内就被吸收。而人体内其他元素的特征辐射能量就更小。由此可见,在人体组织内发生的光电效应,其全部能量都将被组织吸收。

(四) 光电子的角分布

光电子出射的角度分布与入射光子能量有关,单位立体角内放出的光电子的角度分布由式(4-17)决定:

$$\frac{\mathrm{d}N}{\mathrm{d}\Omega} = \frac{\sin^2\theta}{(1-\beta\cos\theta)^4} \qquad (4\text{-}17)$$

式(4-17)中,θ 是 X 射线光子的入射方向与光电子出射方向之间的夹角,β 是光电子速度与光速之比。光电子的角分布如图 4-7 所示。

当 β 为零时,光电子与入射方向成 90° 角射出的概率最大。低能时,在与入射方向成 70° 的方向上射出的光电子最多;随着入射光子能量的增大,光电子的速度增大,愈来愈多的光电子沿入射光子的方向朝前出射。

(五) 诊断放射学中的光电效应

"矛盾是普遍的、绝对的,存在于事物发展的一切过程中,又贯穿一切过程的始终"(毛泽东《矛盾论》)。诊断放射学中的光电效应,可从利弊两方面进行评价。

1. 有利方面 能产生质量较好的影像。其原因是:①不产生散射线,大大减少影像基础灰雾;②可增加人体不同组织和对比剂对射线的吸收差别,产生高对比度的 X 射线影像,提高诊断准确性。钼靶软组织 X 射线摄影,就是利用低能射线在软组织中因光电吸收的明显差别而产生高对比度影像。另外,在放疗中,光电效应可增加肿瘤组织剂量,提高疗效。

2. 有害方面 入射 X 射线通过光电效应可全部被人体吸收,增加受检者剂量。被检者从光

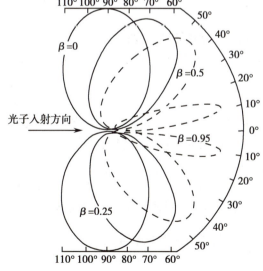

图 4-7 光电子的角分布

电效应中接收的 X 射线剂量比其他任何作用都多。一个入射光子的能量通过光电效应全部被人体吸收,而在康普顿散射中被检者只吸收入射光子能量的一小部分。根据辐射防护原则,应尽量减少每次 X 射线检查的剂量。为此,应设法减少光电效应的发生。由于光电效应发生概率与光子能量 3 次方成反比,利用这个特性,在实际工作中可采用高千伏摄影技术,从而达到降低剂量的目的。不过,在乳腺 X 射线摄影中,要注意平衡对比度和剂量之间的矛盾。

二、康普顿效应

康普顿效应又称康普顿散射,它是射线光子能量被部分吸收而产生散射线的过程。

(一)康普顿效应的产生

如图 4-8 所示,康普顿效应指 X(或 γ)射线光子与物质原子的外层电子(或"自由电子")相互作用,使原子电离,且入射光子被散射的现象。所谓"自由电子"是指外层电子在原子中的束缚能和入射光子的能量相比可以忽略。在相互作用中,光子只将一部分能量传递给外层电子,电子接收能量后脱离原子束缚,以与光子初始入射方向成 θ 角的方向射出,此电子称为反冲电子。同时,光子本身能量降低(即频率降低)并朝着与入射方向成 φ 角的方向射出,此光子称为散射光子。图 4-8 中,$h\nu$ 和 $h\nu'$ 分别为入射光子和散射光子的能量,φ 和 θ 分别为散射角和反冲角。

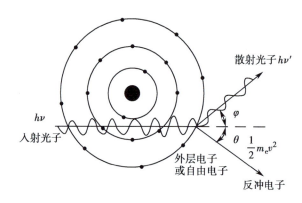

图 4-8 康普顿效应

(二)康普顿效应的发生概率

实验和理论均准确证明康普顿质量衰减系数的表达式为

$$\sigma_m = \frac{c_1 N_0}{A} Z\lambda = \frac{c_2}{A} Z\lambda \tag{4-18}$$

式(4-18)中,$c_2 = c_1 N_0$ 是另一个常数。康普顿效应发生概率受以下两方面因素影响。

1. 物质原子序数的影响 从式(4-18)可知,康普顿效应发生概率与物质原子序数 Z 成正比,即

$$康普顿效应概率 \propto Z \tag{4-19}$$

但式(4-19)只适合氢与其他元素的比较。因为除氢元素外,大多数材料被认为有几乎相同的 $\frac{N_0}{A} Z$(每克电子数)(表 4-1)。

表 4-1 常见物质的密度 ρ 和每克电子数

物质	密度 /(kg·m⁻³)	有效原子序数 $\overline{Z}$	ρ_e/(×10²³ 电子数·g⁻¹)
氢	$8\,988 \times 10^{-5}$	1	5.97
碳	2 250	6	3.01

续表

物质	密度/(kg·m⁻³)	有效原子序数 $\bar{Z}$	ρ_e/(×10²³电子数·g⁻¹)
氧	1.429	8	3.01
铝	2.699×10^3	13	2.90
铜	8.960×10^3	29	2.75
铅	1.136×10^4	82	2.38
空气	1.293	7.78	3.01
水	1.000×10^3	7.42	3.34
肌肉	1.040×10^3	7.64	3.31
脂肪	9.160×10^2	6.46	3.34
骨	1.650×10^3	13.80	3.19

2. 入射光子能量的影响 从式(4-18)可知,康普顿效应发生概率与入射射线波长成正比,即与入射光子能量成反比:

$$康普顿效应概率 \propto \frac{1}{h\nu} \tag{4-20}$$

康普顿效应是入射光子和外层电子之间的相互作用。入射光子的能量必须比外层电子的结合能大很多。当入射光子的能量等于或仅稍大于电子结合能时,最可能发生的是光电效应。在K电子结合能以上,光电效应概率 $\propto 1/(h\nu)^3$,因此随着入射光子能量的增加,光电效应概率迅速降低,而康普顿效应越来越重要。

（三）散射光子的波长

康普顿散射中,入射光子将一部分能量转移给外层电子,自身能量减少,光子频率降低,波长变长。经理论推导可得波长增量为

$$\Delta\lambda = \lambda' - \lambda = \frac{h}{m_0 c}(1 - \cos\varphi) \tag{4-21}$$

可见,其波长改变量与电子静止质量 m_0 和散射角 φ 有关,而与入射光子的波长无关。$h/m_0 c$ = 0.002 43nm 称为反冲电子的康普顿波长。

（四）散射光子和反冲电子的角分布

只有入射光子能量远远超过电子在原子中的结合能时(约 10 000 倍),才容易发生康普顿效应。通常忽略外层电子的结合能,把康普顿效应看成是入射光子与自由电子的碰撞。

图 4-9 矢量图表示在康普顿散射中,和入射光子方向成不同角度的散射光子与反冲电子的能量分配特性。$h\nu$ 为入射光子能量,而 $h\nu_1$、$h\nu_2$、…为不同角度散射的光子能量。数字 1、2、…、10 标出的矢量是在光子散射时生成反冲电子的动能。光子可在 0°～180° 的整个空间范围内散射,反冲电子飞出的角度不超过 90°。

经理论推导证明,在康普顿散射中,散射光子的能量为

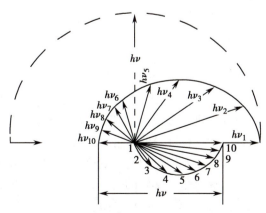

图 4-9 散射电子与反冲电子的能量分配

$$hv' = \frac{hv}{1+\dfrac{hv}{m_0 c^2}(1-\cos\varphi)}$$

(4-22)

反冲电子的动能为

$$T = \frac{hv}{1+\dfrac{m_0 c^2}{hv(1-\cos\varphi)}}$$

(4-23)

其中 $m_0 c^2 = 0.51\text{MeV}$。

可见,它们均依赖入射光子的能量和散射角。当 φ 角等于 $0°$ 时,$\cos\varphi = 1$,散射光子的能量最大(等于 hv),反冲电子的能量等于零。这说明在入射方向上入射光子从电子旁掠过,光子没有散射,能量没有损失。当 φ 角等于 $180°$ 时,$\cos\varphi = -1$,散射光子的能量达到最小,为:

$$(hv')_{\min} = \frac{hv}{1+\dfrac{2hv}{m_0 c^2}}$$

(4-24)

反冲电子的动能达到最大,为:

$$T_{\max} = \frac{hv}{1+\dfrac{m_0 c^2}{2hv}}$$

(4-25)

从散射光子的能量随散射角增大而减小,可得出康普顿散射中光子波长的改变为: $\Delta\lambda = \lambda' - \lambda = \dfrac{h}{m_0 c}(1-\cos\varphi) = 0.002\,43(1-\cos\varphi)\text{nm}$。这表明对于给定的散射角,光子波长的改变与入射光子的能量无关。

例题 4-1

若一能量为 20keV 的光子与物质发生康普顿散射,则反冲电子获得的最大能量是多少?

当光子的波长改变最大时,转移给电子的能量最大。

当偏转角为 $180°$ 时,最大改变波长为:

$$\Delta\lambda_{\max} = \lambda' - \lambda = 0.002\,43\,[1-\cos(180°)] = 0.004\,86\text{nm} = 0.005\text{nm}$$

20keV 光子的波长为:

$$\lambda = \frac{1.24}{hv} = \frac{1.24}{20\text{keV}} = 0.062\text{nm}$$

在 $180°$ 方向上散射光子的波长为:

$$\lambda' = \lambda + \Delta\lambda = (0.062 + 0.005)\text{nm} = 0.067\text{nm}$$

散射光子的能量为:

$$hv' = \frac{1.24}{\lambda'} = \frac{1.24}{0.067\text{nm}} = 18.6\text{keV}$$

这样,反冲电子的能量 E_k 为:

$$E_k = hv - hv' = (20 - 18.6)\text{keV} = 1.4\text{keV}$$

此题进一步说明,当低能光子经历康普顿作用时,入射光子的大部分能量被散射光子带走,反冲电子仅获得很少的能量。

如表 4-2 中数据所示,康普顿散射中,散射光子保留了大部分的能量,传递给反冲电子的能量很少。而小角度偏转的光子,几乎保留其全部能量。所产生的小角度散射线不可避免地要到达胶片,形成灰雾而降低影像质量。原因是散射线的能量大,滤过板不能将它滤除;由于它的偏转角度小,所以也无法用滤线栅把它从有用线束中去掉。

表 4-2　各种偏转角度下散射光子的能量

入射光子能量 /keV	散射光子能量 /keV			
	30°	60°	90°	180°
25	24.9	24.4	24	23
50	49.6	47.8	46	42
75	74.3	70	66	58
100	98.5	91	84	72
150	146	131	116	95

由上面的讨论可知，康普顿散射光子的角分布，强烈依赖于入射光子能量。如果射线束的能量处于仅发生康普顿效应的能量范围内，对 0.1MeV 低能射线产生的散射光子近似对称于 90° 角分布，随着入射光子能量的增大，散射光子的分布趋向前方，如图 4-10 所示。图中曲线上任何一点到 0 点的距离，表示在该方向上散射线的强度；若沿 X 射线的入射轴旋转一周，就成为散射线强度的立体空间分布图。φ 和 θ 角的关系是

$$\cot \theta = \left(1 + \frac{h\nu}{m_0 c^2}\right) \tan \frac{\varphi}{2} \qquad (4\text{-}26)$$

由式（4-26）看出，光子可在 0°~180° 的整个空间范围内散射，而反冲电子飞出的角度则不超过 90°。即角度变化范围 φ 由 0° 到 180°，相应的反冲角 θ 由 90° 变到 0°。图 4-11 表示对于反冲电子，大于 90° 就不存在了。可见随着入射光子能量的增大，反冲电子的角分布同样趋向前方。

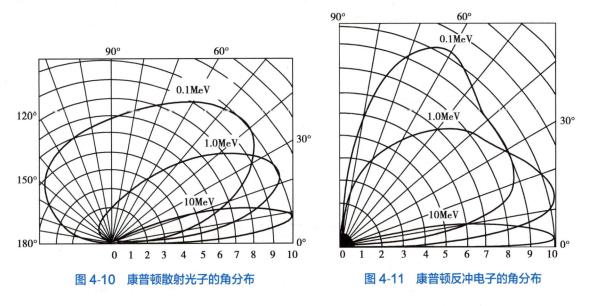

图 4-10　康普顿散射光子的角分布　　　　图 4-11　康普顿反冲电子的角分布

需要指出，康普顿效应中产生的散射线，是 X 射线检查中最大的散射线来源。从被照射部位和其他被照物体上产生的散射线，充满检查室整个空间。这一事实应引起 X 射线工作者和防护人员的重视，并采取相应的防护措施。

康普顿现象发表后，曾有科学家怀疑其真实性。我国物理学家吴有训（1897—1977）于 20 世纪 20 年代在芝加哥大学以精湛的技术和精辟的理论分析证实了康普顿效应的普遍性，因此有学者也将该效应称为康普顿 - 吴有训效应。吴有训的研究把康普顿效应的理论向前推进，为中国科学家在物理学界争得了荣誉。

三、电子对效应

（一）电子对效应的产生

如图 4-12 所示，在原子核场或原子的电子场中，一个具有足够能量的光子，在与靶原子核发生相互作用时，光子突然消失，同时转化为一对正、负电子，这个作用过程称为电子对效应。

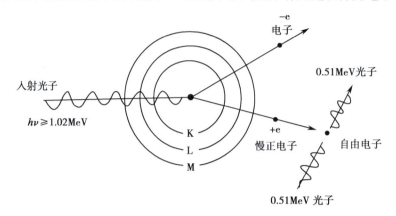

图 4-12　电子对效应与湮没辐射

一个电子的静止质量能 $m_0c^2 = 0.51\text{MeV}$，则一个电子对的静止质量能就应为 1.02MeV。根据能量守恒定律，要产生电子对效应，入射光子的能量必须等于或大于 1.02MeV。光子能量超过该能量值的部分变为了正、负电子的动能（ε^+、ε^-）。即

$$h\nu = 1.02\text{MeV} + \varepsilon^+ + \varepsilon^- \tag{4-27}$$

正电子与负电子的静止质量相等，所带电量相等，但性质相反；生成的正、负电子在物质中穿行，通过电离和激发不断损失自身的能量，最后慢化的正电子在停止前的一瞬间与物质中的自由电子结合，随即向相反方向射出两个能量各为 0.51MeV 的光子，该作用过程称为湮没辐射。虽然正、负电子在耗尽其动能之前也会发生湮没辐射，但发生的概率很小。由此可见，电子对效应和湮没辐射都是质量与能量相互转化的最好例证。

（二）电子对效应的发生概率

实验证明，电子对效应质量衰减系数 $\kappa_\text{m} \propto nZ^2\ln h\nu$，所以电子对效应的发生概率与物质原子序数 Z 的平方成正比，与单位体积内的原子个数 n 成正比，也近似地与光子能量的对数（$\ln h\nu$）成正比。可见，电子对效应对高能光子和高原子序数物质来说才是重要的。

第三节　X 射线与物质相互作用的其他过程

除以上三种主要相互作用过程外，与防护有关的其他作用过程还有相干散射和光核作用。

一、相　干　散　射

X 射线的相干散射（coherent scattering）指 X 射线的衍射，又称为 X 射线的弹性散射。

1912 年，劳厄将一束 X 射线入射在一块晶体上，经晶体发生衍射后的 X 射线，在后方的感光胶片上形成明显的干涉花纹。这证明晶体空间点阵的每个原子成为 X 射线波的散射中心，且这些散射 X 射线是相干的。

相干散射包括瑞利散射（Rayleigh scattering）、核的弹性散射（elastic scattering）和德布鲁克散射（Delbrück scattering）。与康普顿散射相比，核的弹性散射和德布鲁克散射的概率非常低，可以

忽略不计。当入射光子在低能范围如 0.5~200keV 时,瑞利散射的发生概率不可忽略,因此相干散射主要是指瑞利散射。

瑞利散射是原子的内壳层电子吸收入射光子并激发到外层高能级上,随即又跃迁回原能级,同时放出一个能量与入射光子相同,但传播方向发生改变的散射光子。这种只改变传播方向,而光子能量不变的作用过程称为瑞利相干散射,实际上就是 X 射线的折射。

相干散射的发生概率与物质原子序数成正比,并随光子能量增大而急剧减少。在整个诊断 X 射线能量范围内都有相干散射发生,其发生概率不足全部相互作用的 5%,对辐射屏蔽的影响不大,但在总的减弱系数计算中却要考虑相干散射的贡献。

二、光核作用

光核作用(reaction of photons and nucleus),是光子与原子核作用而发生的核反应,是指一个光子从原子核内击出数量不等的中子、质子和 γ 光子的作用过程。对不同物质,只有当光子能量大于该物质发生核反应的阈能时,光核反应才会发生。其发生率不足主要作用过程的 5%。因此,从入射光子能量被物质吸收的角度考虑,光核反应并不重要。但应注意到,某些核素在进行光核反应时,不但产生中子,而且反应的产物是放射性核素。

光核反应在诊断 X 射线的能量范围内不可能发生。在医用电子加速器等高能射线的放疗中,其发生率也很低。

第四节　各种作用发生的相对概率

一、Z 和 hν 与三种基本作用的关系

在 0.01~100MeV 这个最常见的能量范围内,除少数特例外,几乎所有效应都是由三种基本作用产生的。图 4-13 对范围很宽的入射光子能量(hν)和吸收物质原子序数(Z),指出这三种基本作用的相对范围。

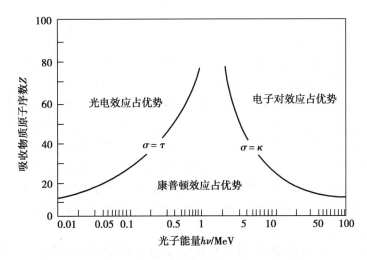

图 4-13　原子序数、光子能量与三种基本作用的关系

由图 4-13 中曲线可见,在光子能量较低时,除低原子序数物质以外的所有元素,都以光电效应为主;在 0.8~4MeV 时,无论原子序数大小,几乎全部作用都是康普顿效应;在大的 hν 处则电子

对效应占优势。图中曲线表示相邻两种效应发生概率正好相等处的 Z 和 $h\nu$ 值。

二、诊断放射学中各种基本作用发生的相对概率

在 20~100keV 诊断 X 射线能量范围内,只有光电效应和康普顿效应是最重要的,相干散射所占比例很小,而电子对效应不可能产生。若忽略相干散射,则在 X 射线诊断中就只有光电效应和康普顿效应两种作用形式。

图 4-14 给出水、致密骨和碘化钠对 20~100keV 的光子能量所发生的各种作用的百分数。

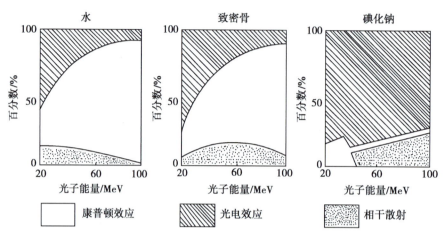

图 4-14　诊断 X 射线的各种作用概率

表 4-3 给出在 20~100keV 时,X 射线在水、骨和碘化钠三种物质中发生两种主要作用的概率。

表 4-3　诊断放射学中作用概率与 $\overline{Z}$ 和 $h\nu$ 的关系

X 射线能量 / keV	水 ($\overline{Z}=7.4$)		骨 ($\overline{Z}=13.8$)		碘化钠 ($\overline{Z}=49.8$)	
	光电 /%	康普顿 /%	光电 /%	康普顿 /%	光电 /%	康普顿 /%
20	70	30	89	11	94	6
60	7	93	31	69	95	5
100	1	99	9	91	88	12

水代表低原子序数的物质,如肌肉、脂肪、体液和空气等;骨含有大量钙质,它代表人体内中等原子序数的物质;碘和钡是诊断放射学中常用的高原子序数物质,以碘化钠为代表。

"矛盾的主要和非主要的方面互相转化着,事物的性质也就随着起变化。"(毛泽东《矛盾论》)。表 4-3 中数据说明,随 $h\nu$ 增大,光电效应概率下降。对于水等低原子序数物质,光电效应概率迅速下降;对于高原子序数物质,如碘化钠,则呈缓慢下降趋势;对于骨等中等原子序数物质则介于两者之间。对于 20keV 的低能 X 射线,各种物质均以光电效应为主。水中除低能光子外(20keV),康普顿效应占主要作用。对引入体内的对比剂(如碘剂和钡剂),在整个诊断 X 射线能量范围内,光电效应始终占绝对优势。骨介于水和碘化钠之间,低能时主要是光电效应作用,较高能量时是康普顿效应。

所以,对原子序数较低的软组织,在射线能量很低时以光电效应为主。放射摄影中常用钼靶 X 射线机产生的低能 X 射线摄片,是为了增加光电效应的概率,使照片的对比度提高。低能光子对于高原子序数的吸收物质,光电效应是主要作用形式,它能使照片产生很好的对比度,但会增加被检者的 X 射线剂量。康普顿效应是 X 射线在人体内最常发生的作用,是 X 射线诊断中散射

线的最主要来源。康普顿效应的散射线增加了照片的灰雾,降低对比度,但它与光电效应相比被检者的受照剂量较低。

掌握不同能量的X射线对不同原子序数物质的作用类型和概率,对提高X射线影像质量,降低被检者受照剂量和优选屏蔽防护材料都有重要意义。

小结

X射线通过物体时,射线被吸收或散射,该现象称为X射线衰减。

光电效应是入射光子与原子内层轨道上的一个电子发生相互作用,把全部能量传递给电子,产生电离,且入射光子本身被吸收;光电效应过程中将产生光电子、正离子、特征辐射光子以及俄歇电子。

康普顿效应是入射光子与原子的外层电子相互作用,产生电离,且入射光子被散射;康普顿效应中产生散射光子与反冲电子。

电子对效应指具有足够能量的光子,与原子核发生相互作用,光子消失并转化为一对正、负电子。

在诊断X射线能量范围内,随着射线能量增大,光电效应发生概率下降。光电效应有助于产生对比度较好的影像,但会增加被检者的射线剂量。射线能量较高时以康普顿效应为主,康普顿效应也是X射线诊断中散射线的主要来源。

本章思维导图,见图4-15。

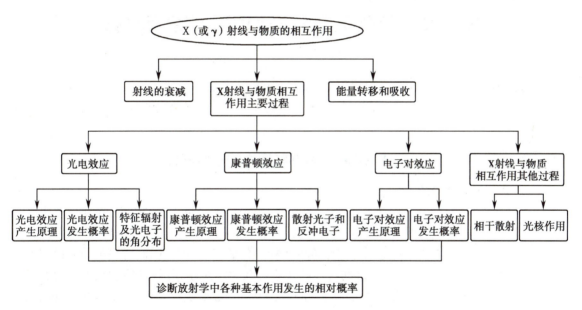

图4-15　第四章思维导图

思考题

1. 光电效应过程中产生的次级粒子有哪些? 光电效应发生概率与哪些因素有关?
2. 康普顿散射是如何产生的? 其发生概率与哪些因素有关?
3. 简述电子对效应的发生过程及入射光子的能量条件。
4. 简述诊断X射线能量范围内,各种基本作用发生的相对概率及变化趋势。

(黄浩)

第五章 X(或γ)射线在物质中的衰减

X(或γ)射线在其传播过程中强度的衰减,包括距离和物质所致衰减两方面。下面主要介绍 X 射线在物质中的衰减。

设想 X 射线是由点放射源发出并向空间各方向辐射。在以点源为球心,半径不同的各球面上的射线强度,与距离(即半径)的平方成反比,这一规律称为射线强度衰减的平方反比法则。距离增加 1 倍,则射线强度将衰减为原来的 1/4,这一衰减称为距离所致的衰减,也称为扩散衰减。

当射线通过物质时,由于射线光子与物质原子发生光电效应、康普顿效应和电子对效应等一系列作用,致使出射方向上的射线强度衰减,这一衰减称为物质所致的衰减。X 射线强度在物质中的衰减规律是 X 射线相关成像和放射治疗的基本依据,同时也是进行屏蔽防护设计的理论根据。

第一节 单能 X 射线在物质中的衰减规律

由能量相同的光子组成的 X 射线称为单能 X 射线,它具有单一的波长或频率。当 X 射线通过物质时,不论作用形式如何,不是被散射,就是被吸收。为了更好地理解,首先讨论单能 X 射线的吸收衰减。

一、窄束 X 射线在物质中的衰减规律

(一) 窄束 X 射线概念

为了单纯研究射线光子因吸收而造成的减弱,先来讨论窄束 X 射线的吸收衰减规律。所谓窄束是指所包括的散射线成分很少的辐射束。"窄束"一词是在实验中通过准直器后得到细小的辐射束而取名的。准直器是用一定厚度的铅板制作的,其作用是限制射线束的面积和吸收散射线。由于准直孔很小,因此通过准直孔的 X 射线束也很细小,凡离开原射线束方向的散射光子绝大部分会被准直器吸收。通过准直器的射线束所含散射线成分很少,则可视为近似理想的窄束。

因此,窄束不仅是几何意义上通过准直孔辐射束的细小,更主要是指物理意义上辐射束中几乎不存在散射成分。此外,即使辐射束有一定宽度,只要所含散射光子很少,都可近似称为窄束。

(二) 窄束 X 射线在物质中的衰减规律

为研究窄束 X 射线的衰减规律,设计了图 5-1 的实验装置。在单能辐射源与探测器之间放置两个铅准直器,使辐射源、准直孔和仪器探头在一条直线上,然后在两准直器之间放置吸收物质。

研究表明,单能窄束 X 射线通过均匀物质层时,其强度的衰减符合指数规律。即

$$I = I_0 e^{-\mu x}$$

(5-1)

或

$$I = I_0 e^{-\mu_m x_m} \tag{5-2}$$

式（5-1）和式（5-2）中，I 为穿过物质层后的射线强度；I_0 为入射强度；x、x_m 分别为吸收物质层的厚度和质量厚度；μ、μ_m 分别为线性衰减系数和质量衰减系数。上两式说明，单能窄束 X 射线通过物质时呈指数衰减规律。图 5-2（a）是在普通坐标中绘出的指数衰减曲线，表示单能窄束 X 射线的强度随吸收体厚度的增加而呈指数减弱。图 5-2（b）是在半对数坐标中绘出的，纵坐标为 $\ln(I/I_0)$。由于 $\ln(I/I_0) = -\mu x$，所以此时的射线相对强度随厚度的关系曲线为一直线，其直线的斜率就是线性衰减系数 μ 值。

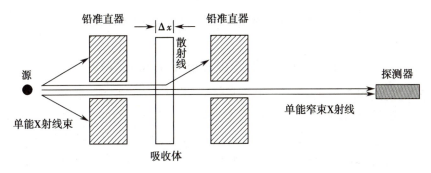

图 5-1　获得窄束 X 射线装置

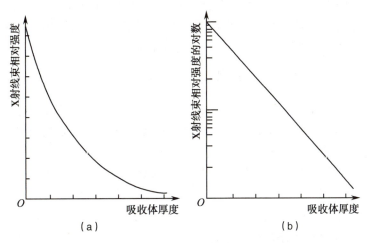

图 5-2　单能窄束 X 射线的衰减曲线
（a）普通坐标；（b）半对数坐标。

单能窄束 X 射线的指数衰减规律，还可以用不同的形式表示如下

$$N = N_0 e^{-\mu x} \tag{5-3}$$

式（5-3）中，N 为 X 射线透过厚度为 x 的物质层后的光子个数；N_0 为入射的光子数。

现以水模型为例，说明指数衰减规律（图 5-3）。将 4 块分别为 1cm 均匀厚度的水模型并列放置于图 5-3 单能 X 射线束的传播路径中。假设 $\mu = 0.2\text{cm}^{-1}$，并有 1 000 个入射单能光子。在通过第一个 1cm 厚的水层时，入射光子衰减了 20%，变为 800 个；再通过第二个 1cm 厚的水层时，又衰减了剩余光子数的 20%，变为 640 个，以此类推。可见单能窄束 X 射线在通过物质时只有光子个数的减少，而无光子能量的变化，其指数减弱规律就是射线强度在物质层中都以相同的比率衰减。从理论上讲，按等比率衰减永远也不会为零。也就是说，很厚的吸收物质层仍可能有一定强度的射线透过，不可能完全被吸收。

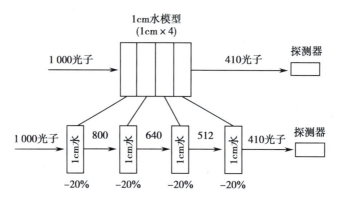

图 5-3　单能窄束 X 射线通过物质时的衰减模型

二、宽束 X 射线在物质中的衰减规律

（一）宽束 X 射线概念

所谓宽束 X 射线，是含有散射线成分的 X 射线束。实际上射线大多为宽束辐射，而真正的窄束的情况极少。若把图 5-1 中的铅准直器去掉，那么在吸收物质层中产生的散射光子也可到达探测器，并与穿过物质层的原射线一同被探测器记录。显然，实际测量值要高于衰减后的窄束强度值，这便是宽束的情况。窄束与宽束的区别就在于是否考虑了散射线的影响。

（二）积累因子概念

若用窄束的衰减规律处理宽束的问题，因为没有考虑散射的影响，将会高估材料的屏蔽效果，使防护设计不够安全。因此要引入宽束积累因子的概念，它表示在物质中所考虑的那一点的光子总计数与未经碰撞原射线光子计数率之比，用 B 表示，即

$$B = \frac{N}{N_n} = \frac{N_n + N_s}{N_n} = 1 + \frac{N_s}{N_n} \tag{5-4}$$

式（5-4）中，N_n 为物质中所考虑的那一点的未经碰撞的原射线光子的计数率；N_s 为物质中所考虑的那一点的散射光子的计数率；N 为物质中所考虑的那一点的光子的总计数率，$N = N_s + N_n$。式（5-4）明确地表示了积累因子的物理意义，其大小反映了在考虑的那一点散射光子数对总光子数的贡献。显然，对宽束而言 B 总是大于 1；在理想窄束条件下，$N_s = 0$，$B = 1$。

积累因子 B 是描述散射光子影响的物理量，它反映了宽束与窄束的差别。但在实际防护设计中很少用到积累因子，因为供使用的数据多为已经包括散射成分的实际测量值。

（三）宽束 X 射线的衰减规律

宽束 X 射线的衰减规律比较复杂，X 射线束衰减的相对强度与吸收物质厚度的关系，在半对数坐标中就不再是图 5-2（b）所示的直线，而是出现弯曲。欲较准确地用来计算屏蔽体的厚度，可以在窄束 X 射线的指数衰减规律上引入积累因子 B 加以修正，即

$$I = BI_0 e^{-\mu x} \tag{5-5}$$

对于积累因子可以通过近似计算法求得

$$B = 1 + \mu x \tag{5-6}$$

式（5-6）中，μ 为线性衰减系数，x 为吸收物质的厚度。

第二节 连续X射线在物质中的衰减规律

　　窄束和宽束X射线的指数衰减规律只是对单能的X射线而言。而一般情况下,X射线束是由能量连续分布的光子组成的。当穿过一定厚度的物质层时,各能量成分衰减的情况并不一样,并不遵守单一的指数衰减规律。因此,连续能谱X射线束的衰减规律比单能X射线束更复杂。

一、连续X射线在物质中的衰减特点

　　理论上,连续能谱窄束X射线的衰减可由式(5-7)描述

$$I = I_1 + I_2 + \cdots + I_n$$
$$I = I_{01}e^{-\mu_1 x} + I_{02}e^{-\mu_2 x} + \cdots + I_{0n}e^{-\mu_n x} \tag{5-7}$$

式(5-7)中,I_1、I_2、$\cdots$、I_n 表示各种能量X射线束的透过强度;I_{01}、I_{02}、$\cdots$、I_{0n} 表示各种能量X射线束的入射强度;μ_1、μ_2、$\cdots$、μ_n 表示各种能量X射线的线性衰减系数;x 为吸收物质层的厚度。

　　连续能谱的X射线束是能量从最小值到最大值之间的各种光子组合成的混合射线束,当连续X射线通过物质层时,其量和质都有变化。其特点是,X射线强度变小(量减小),硬度变大(质提高)。这是由于低能光子容易被吸收,致使X射线束通过物质后,高能光子在射线束中所占比率相对变大的缘故。

　　连续X射线在物质中的衰减规律可用图5-4来说明。最高能量为100keV的连续X射线束,开始时平均能量为40keV,光子数1 000个;在水平通过第一个1cm厚的水层后,光子数衰减了35%,平均能量提高到47keV;在第二个1cm厚的水层中,光子数仅衰减27%,剩下光子中高能光子占的比率更大,平均能量提高到52keV;如此下去,X射线的平均能量将逐渐提高,并接近入射线最大能量。

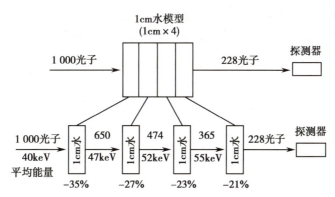

图5-4 连续X射线通过物质时的衰减模型

　　若将吸收物质的厚度作为横坐标,透射光子数作为纵坐标,画在半对数坐标中,亦与相同条件下的单能X射线相比较,如图5-5所示,可以看出连续能谱X射线有更大的衰减。

　　图5-6表示不同厚度的吸收体对X射线能谱的影响。从A到D,厚度依次增加,X射线束相对强度不断地减弱。能谱组成也不断地变化,低能成分减弱很快,高能成分的比率不断增加,X射线的能谱宽度(光子能量范围)逐渐变窄。可以利用X射线的这种衰减特点来调节X射线的质与量。X射线管电压的峰值决定X射线束的光子最大能量,可用滤过的方法,使其线束平均量接近最大能量。可见,X射线管的激发电压与滤过条件是决定X射线束线质的重要条件。

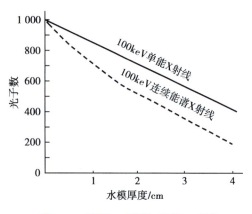

图 5-5 连续 X 射线与单能 X 射线
通过物质时衰减的比较

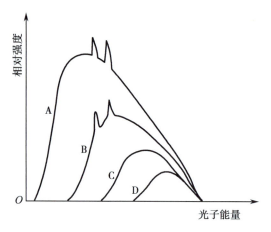

图 5-6 连续 X 射线能谱随吸收物质
厚度的变化

二、影响 X 射线衰减的因素

通过对 X 射线穿过物体时的衰减规律的讨论,可以看出,决定其衰减程度的因素有四个,一是 X 射线本身的性质,另外三个是:吸收物质的性质,即物质的密度、原子序数和每千克物质含有的电子数。

(一)射线性质对衰减的影响

一般而言,入射光子的能量越大,X 射线的穿透力就越强。在 10~100keV 能量范围内,X 射线与物质间的作用截面随着入射光子能量的增加而减小,因此线性衰减系数随着入射光子能量的增大而减小,穿过相同的吸收体,射线束的高能成分透射率变大。表 5-1 给出的是不同能量的单能 X 射线通过 10cm 厚的水模型时透过光子的百分数。显然,随着光子能量增加,透过光子所占的百分数亦增加。其中,低能光子绝大部分通过光电效应而被衰减,只有极少数的低能光子透过。随 X 射线能量的增加,康普顿散射占了优势。这是因为光电衰减系数与 X 射线能量的 3 次方成反比,而康普顿衰减系数与 X 射线的能量 1 次方成反比。但作为总体效应,无论哪种作用占优势,都可以说,射线能量越高,衰减越少。

表 5-1 通过 10cm 的水单能窄束 X 射线透过百分数

能量 /keV	透过百分数 /%	能量 /keV	透过百分数 /%
20	0.04	60	13.0
30	2.5	80	16.0
40	7.0	100	18.0
50	10.0	150	22.0

(二)物质原子序数对衰减的影响

从第四章可知,光电衰减系数与原子序数 Z 的 4 次方成正比,而康普顿衰减系数与原子序数 Z 成正比,因此,原子序数愈高的物质,吸收 X 射线也愈多。

透射量随入射线能量的增加而增加的规律,对低原子序数物质是正确的,对高原子序数物质则不然,当射线能量增加时,透过量还可能突然下降。这种矛盾现象的产生,是由于原子的 K 边界限吸收造成的。实验表明,用能量稍低于 88keV 的 X 射线照射 1mm 厚的铅板,测得透过的光子数占 12%;然后将能量调至稍高于 88keV,测得透过光子数几乎为零。这是因为铅的 K 结合能是 88keV,故发生了 K 边界限吸收所致。图 5-7 给出铅和锡两条衰减曲线。在锡的 K 边界吸收

限（29keV）处，其质量衰减系数发生突变并超过了 82 号元素铅。这一反常现象一直延续到
88keV（铅的 K 边界吸收限）。显然，在 29~88keV，
50 号元素锡比 82 号元素铅对 X 射线具有更强的衰减本领。在诊断 X 射线能量范围内，锡比铅具有更好的屏蔽防护性能。

（三）物质密度对衰减的影响

X 射线的衰减与物质密度成正比关系。这是因为密度加倍，则单位体积内的原子、电子数也加倍，故相互作用的概率也就加倍。人体内除骨骼外，其他组织的有效原子序数相差甚微，但由于密度不同，便形成衰减的差别，从而产生了 X 射线影像。

（四）每克电子数对衰减的影响

射线的衰减与一定厚度内的电子数有关。显然，电子数多的物质比电子数少的物质更容易衰减 X 射线。每克电子数一般用电子·克$^{-1}$做单位。第四章中的表 4-1 列出了某些常见物质的密度和每克

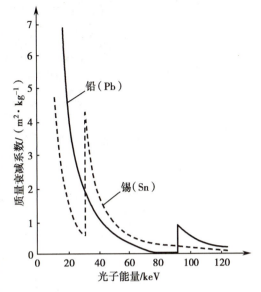

图 5-7　铅和锡两条衰减曲线对比

电子数。由表 4-1 可见，除氢以外的所有物质的每克电子数大致相同。若用电子·克$^{-1}$乘以密度就得到每立方厘米的电子数，即电子数·克$^{-1}$×克·（厘米）$^{-3}$＝电子数·（厘米）$^{-3}$。

由于随着原子序数的提高，中子数的增长比电子数增长的要快，所以原子序数高的元素比原子序数低的元素每克电子数要少。

三、X 射线的滤过

医用 X 射线属于连续能谱。这种 X 射线通过人体时，绝大部分低能成分都被皮肤和表浅几厘米的组织吸收。由于低能光子不能透过人体，对形成 X 射线影像不起任何作用，但却大大增加了被检者的皮肤照射量。为了获得最佳影像质量，同时尽量减少无用的低能光子对人体皮肤和表浅组织的伤害，就需要根据连续 X 射线在物质中的衰减规律，采用恰当的滤过措施，兼顾应用与防护的双重目的。在 X 射线管出口放置一定均匀厚度的金属，预先把 X 射线束中的低能成分吸收掉，将 X 射线的平均能量提高，这种过程就是所谓滤过，所用的金属片称为滤过板。这如同使用不同网眼的筛子一样，让需要的通过，不需要的筛去。X 射线的滤过分固有滤过和附加滤过两部分。

（一）固有滤过

X 射线管组装体本身的滤过称为固有滤过。它包括 X 射线管的玻璃管壁、绝缘油、管套上的窗口和不可拆卸的滤过板（图 5-8）。固有滤过一般都用铝当量表示，所谓铝当量（mmAl）是指一定厚度的铝板与其他滤过材料相比较，对 X 射线具有相同的衰减效果，则此铝板厚度（mm）就是该滤过材料的铝当量。一般诊断 X 射线机的固有滤过在 0.5~2mmAl。

个别特殊情况需要使用低滤过 X 射线，因为滤过虽然可以提高 X 射线的平均能量，但却降低了组织的对比度。在一般 X 射线摄影中这种降低无关紧要，但对软组织摄影，若降低对比度就会严重影响照片质量。铍窗口就是为产生低滤过而设计的，由于铍的原子序数（$Z=4$）低，它比玻璃窗口能透过更多的低能射线。这种 X 射线管具有最小的固有滤过，适于软组织特别是女性乳房的 X 射线摄影和表层放射治疗。

（二）附加滤过

附加滤过包括用工具可拆卸的附加滤过板、可选择的附加滤过板、遮光器中反光镜和有机玻璃窗的滤过等。

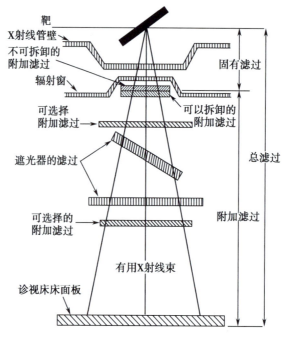

图 5-8　X 射线滤过示意图

1. 滤过板的选择　理想的滤过板应把一切无用的低能成分吸收掉,而让有用的高能成分全部透过。实际上没有这样的物质,但我们可以选择某种物质,使它通过光电作用能大量地吸收低能成分,而高能成分通过时仅有极微量的康普顿散射吸收和光电效应吸收,使绝大部分高能射线通过。在 X 射线诊断中通常都用铝和铜作滤过板。铝的原子序数是 13,对低能射线是很好的滤过物质;铜的原子序数是 29,对高能射线是很好的滤过物质。

应该注意的是,高原子序数物质不能单独作滤过板使用,而应从 X 射线管窗口由里向外,按滤过板的原子序数由高到低依次排列,组成复合滤过板使用。例如铜不能单独作滤过板,它经常和铝结合为复合滤过板。一个复合滤过板可以包括两层或更多层的不同物质,在使用时高原子序数的铜要面向 X 射线管,低原子序数的一层铝面向被检者。这是因为光电作用在铜内能产生8keV 的特征辐射,这种射线能增加被检者的皮肤照射量,可用铝层把它吸收掉,至于铝的特征辐射只有 1.5keV,空气即把它全部吸收。

2. 滤过板的厚度　表 5-2 为各种能量光子在穿过不同厚度的铝滤过板时,衰减单能光子的百分数。

表 5-2　不同厚度的铝滤过板对不同能量的单能 X 射线衰减的百分数

光子能量 /keV	1mm Al	2mm Al	3mm Al	10mm Al
10	100	100	100	100
20	58	82	92	100
30	24	42	56	93
40	12	23	32	73
50	8	16	22	57
60	6	12	18	48
80	5	10	14	39
100	4	8	12	35

可见,随着滤过板厚度的增加,低能射线迅速衰减,但高能射线衰减缓慢。2mm 的铝滤过板能把 20keV 以下的绝大部分低能光子吸收。在实际工作中采用多厚的滤过板合适,应根据具体检查类型考虑管电压和滤过板厚度的适当组合。

必须指出,使用低滤过而进行高千伏摄影,对受检者是十分有害的。为此,在 X 射线机出线口处应设置更换滤过板的装置。工作人员应根据检查类型和所用管电压随时更换附加滤过板的厚度。在 X 射线机的设计上,应增加联锁控制装置,使机器在无适当滤过的情况下不能曝光,以避免出现差错。

当增加管电压和滤过时会提高透射率,但照片的对比度降低,特别是骨的对比度减小。当骨的对比度不占重要地位时,如颈部和胸部的照片,可适合于高电压、厚滤过技术。另外,用钡检查时,由于钡本身的对比度高,故可用硬质 X 射线,以降低受检者剂量。

3. 滤过板厚度对受照剂量的影响 实验条件为 60kV、100mA,对厚度为 18cm 的骨盆模型照相,从零开始依次增加不同厚度的滤过板,用调节照射时间的方法,使照片的黑化度相同。每次都用仪器测出入射皮肤处的照射量,其数据列在表 5-3 中。

表 5-3 滤过板厚度对照射量的影响(60kV,100mA)

滤板厚度 /mmAl	皮肤照射量 /(C·kg^{-1})	照射量下降百分数 /%
0	6.14×10^{-4}(2 380mR)	0
0.5	4.78×10^{-4}(1 850mR)	22
1.0	3.28×10^{-4}(1 270mR)	47
3.0	1.20×10^{-4}(465mR)	80

由以上实验数据可见,使用 3mm 的铝滤过,就可使受检者皮肤照射量下降 80%。这一实验事实告诉我们,厚滤过技术对降低受检者剂量具有重要的意义。

4. 滤过与投照时间 滤过板可有选择地大量吸收低能量光子,但对高能成分也有一定衰减。为弥补这一损失,在 X 射线摄影中一般采用适当增加照射时间的办法来解决。实验表明采用高千伏、厚滤过摄影虽然照射时间延长了,但受照剂量却大幅度降低了。

5. 楔形或梯形滤过板 在投照部位的厚度相差太多的情况下,会使照片一边黑化度太浓,另一边黑化度太淡,造成诊断困难。为此可使用楔形或梯形滤过板来补偿这种差别,如图 5-9 所示。楔形或梯形滤过板薄的部分吸收的射线较少,使更多的射线通过患者的厚部位。在投照技术中,也经常利用在增感盒内的胶片上盖一层黑纸的方法来调节照片的黑化度。例如,肺部一侧有积液,另一侧正常,则可在正常的一侧增感盒内加上一层黑纸,便可使两侧黑化度趋于一致。

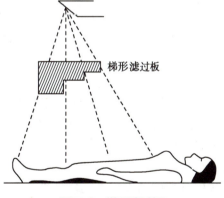

梯形滤过板

图 5-9 梯形滤过板

第三节 诊断放射学中 X 射线的衰减

X 射线束进入体内,一部分被吸收散射,另一部分通过人体沿原方向传播。透过的 X 光子按特定形式分布,便形成了 X 射线影像。透过的光子与衰减的光子具有同等的重要性。如果全部的光子都透过,则胶片呈现均匀黑色,没有任何影像;如果所有的光子都被吸收,则胶片呈现一片白色,也不能形成影像。因此,X 射线影像是人体的不同组织对射线不同衰减的结果。研究 X 射线在人体中的衰减规律,应首先了解人体各组织器官的元素构成、分布、密度及衰减系数等基本情况。

一、人体的构成元素和组织密度

人体骨骼由胶原蛋白和钙质组成,其中钙质占 50%~60%[钙质中 $Ca_3(PO_4)_2$ 占 85%,$CaCO_3$ 占 10%,$Mg_3(PO_4)_2$ 占 5%];软组织内水占 75%,蛋白质、脂肪及糖类占 23%,其余 2% 是 K、Na、Cl、Fe 等元素。

人体内除少量的钙、磷等中原子序数的物质外,其余全由低原子序数物质组成。人体吸收 X 射线最多的是由 $Ca_3(PO_4)_2$ 组成的牙齿,吸收 X 射线最少的是充满气体的肺。

在研究 X 射线衰减规律时,经常用到"有效原子序数($\overline{Z}$)"一词。所谓有效原子序数,是指在相同照射条件下,1kg 复杂物质与 1kg 单质所吸收的辐射能相同时,则此单质的原子序数(Z)就称为复杂物质的有效原子序数($\overline{Z}$)。在医用诊断 X 射线的能量范围内,有效原子序数的计算公式为

$$\overline{Z} = \left(\sum a_i Z_i^{2.94}\right)^{\frac{1}{2.94}} \tag{5-8}$$

其中,a_i 为第 i 种元素在单位体积中电子数的占有比率,Z_i 为第 i 种元素的原子序数。例如水(H_2O)中的氧对应的电子数比率为 2.68 : 3.34,氢的电子数比率为 0.665 : 3.34,氧、氢的原子序数分别为 8 和 1,代入式(5-8)可得水的有效原子序数为 7.42。式(5-8)的近似公式为

$$\overline{Z} = \left(\frac{a_1 Z_1^4 + a_2 Z_2^4 + \cdots\cdots + a_n Z_n^4}{a_1 Z_1 + a_2 Z_2 + \cdots\cdots + a_n Z_n}\right)^{\frac{1}{3}} \tag{5-9}$$

其中,a_i 为第 i 种元素原子在分子中的原子个数,Z_i 为第 i 种元素的原子序数。例如,水分子中氧原子的个数为 1,氢原子的个数为 2,代入式(5-9)可得到占人体成分大部分的水的有效原子序数为

$$\overline{Z}_水 = \left(\frac{2 \times 1^4 + 1 \times 8^4}{2 \times 1 + 1 \times 8}\right)^{\frac{1}{3}} = (410)^{\frac{1}{3}} = 7.43$$

有关一些正常人体组织的密度和有效原子序数见第四章表 4-1。

二、X 射线通过人体的衰减规律

X 射线通过被检体的衰减规律,一般采用单能宽束 X 射线的指数减弱规律,见式(5-5)。式中的 μ 为被检体的线性衰减系数。实验证明,当光电吸收为主时,被检体的线性衰减系数与 X 光子的波长 λ 的 3 次方成正比,与有效原子序数($\overline{Z}$)的 4 次方成正比,还与组织密度 ρ 成正比,即

$$\mu = K\lambda^3 \overline{Z}^4 \rho \tag{5-10}$$

式(5-10)中,K 是一个比例系数。

人体各组织器官的密度、有效原子序数和厚度不同,对 X 射线的衰减程度各异,一般按骨骼、肌肉、脂肪和空气的顺序由大变小。

X 射线在人体中,主要通过光电效应和康普顿效应两种作用形式衰减。图 5-10 是以肌肉和骨骼为例,显示不同能量的 X 射线在两种组织中分别发生两种效应的比率。图中是以总衰减为 100,而把两种效应的衰减作为总衰减的一部分描出的曲线,其中,光电效应的衰减用吸收系数表示,康普顿效应的衰减用散射系数表示。由图 5-10 可见,对肌肉组织,管电压在 42kV 时,两种效应各占 50%;在 90kV 时,康普顿效应占到 90%。骨骼的有效原子序数较高,由曲线所包围的面积可见,在骨骼中发生光电效应的概率是肌肉中的 2 倍,在 73kV 时两种作用概率相等。

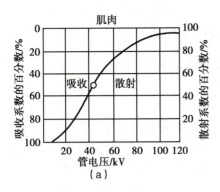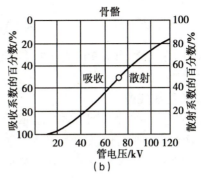

图 5-10　X 射线通过人体的吸收衰减和散射衰减所占比例

表 5-4 列出人体不同组织的线性衰减系数。临床实际中应掌握查表方法,并会用表中提供的数据研究问题。

表 5-4　人体不同组织的线性衰减系数 $\mu(\mathrm{m}^{-1})$

管电压 /kV	脂肪	肌肉	骨
40	$0.339\ 3 \times 10^2$	$0.401\ 2 \times 10^2$	$2.443\ 4 \times 10^2$
50	$0.265\ 3 \times 10^2$	$0.293\ 3 \times 10^2$	$1.417\ 9 \times 10^2$
60	$0.219\ 6 \times 10^2$	$0.245\ 5 \times 10^2$	$0.967\ 7 \times 10^2$
70	$0.200\ 9 \times 10^2$	$0.221\ 3 \times 10^2$	$0.734\ 2 \times 10^2$
80	$0.190\ 5 \times 10^2$	$0.207\ 6 \times 10^2$	$0.604\ 7 \times 10^2$
90	$0.183\ 2 \times 10^2$	$0.199\ 4 \times 10^2$	$0.540\ 8 \times 10^2$
100	$0.180\ 1 \times 10^2$	$0.194\ 2 \times 10^2$	$0.486\ 5 \times 10^2$
110	$0.177\ 4 \times 10^2$	$0.190\ 6 \times 10^2$	$0.453\ 0 \times 10^2$
120	$0.175\ 5 \times 10^2$	$0.188\ 2 \times 10^2$	$0.429\ 8 \times 10^2$
130	$0.174\ 2 \times 10^2$	$0.186\ 4 \times 10^2$	$0.413\ 2 \times 10^2$
140	$0.173\ 2 \times 10^2$	$0.185\ 2 \times 10^2$	$0.401\ 0 \times 10^2$
150	$0.172\ 4 \times 10^2$	$0.184\ 2 \times 10^2$	$0.391\ 8 \times 10^2$

现在以手部摄影为例,说明 X 射线在人体不同组织中的衰减差别。当 40kV X 射线摄影时,由表 5-4 查得骨骼是肌肉线性衰减系数的 6.1 倍 $\left(\dfrac{\mu_{骨}}{\mu_{肌肉}} = \dfrac{2.443\ 4 \times 10^2}{0.401\ 2 \times 10^2} = 6.1\right)$,手骨和手部肌肉衰减差别大,在照片上可呈现高对比度。当 150kV 摄影时,骨骼的线性衰减系数仅是肌肉的 2.1 倍 $\left(\dfrac{\mu_{骨}}{\mu_{肌肉}} = \dfrac{0.391\ 8 \times 10^2}{0.184\ 2 \times 10^2} = 2.1\right)$,其影像对比度明显下降。这是因为 40kV 时是以光电效应为主,而 150kV 时几乎全部是由康普顿效应造成的衰减差别。

第四节　X 射线的临床应用

放射线在医学上的广泛应用,给人类带来了巨大的医疗利益,同时也伴随一定危害。了解射线在医学上的应用原理及其发展概况,对在实践中正确应用射线具有重要意义。

一、X 射线摄影技术

X 射线应用于医学影像诊断已有 100 多年的历史,是临床上不可缺少的诊断手段,经历了从传统模拟到现代数字的发展进程。

(一) 传统 X 射线成像

模拟 X 射线成像的两个典型方式是增感屏 - 胶片系统 X 射线摄影和荧光屏透视。模拟 X 射线摄影原理是透过人体带有信息的 X 射线照射在胶片上,致使胶片感光,然后通过显影、定影、脱水等过程获得影像胶片。X 射线透视是获得连续或断续的一系列 X 射线影像,并将其连续地显示为可见影像的技术,最大的优点是可以动态、多角度、适时地观察组织器官。早期使用的荧光屏透视,因为荧光强度低,需要在暗室中观察影像,具有图像质量差、辐射剂量大、防护条件差等缺点。其后,取而代之的是影像增强器透视,其将电视技术引入 X 射线领域,影像亮度高,可以实现明室操作,提高了诊断的正确率和工作效率。21 世纪初,随着平板探测器广泛应用于采集静态和动态图像,X 射线电视系统也逐渐成为历史。

(二) 数字 X 射线成像

在模拟 X 射线成像中,影像一旦产生,其图像质量不能改变且不便于计算机处理、存储与传输,发展受到限制。1983 年,计算机 X 射线摄影(computed radiography,CR)进入临床使用,解决了常规 X 射线摄影数字化问题,随后数字 X 射线摄影(digital radiography,DR)系统问世,为医学影像全面实现数字化奠定了基础。

与模拟 X 射线摄影相比,CR 系统的不同之处在于其影像记录与显示不是在同一媒介上完成,其成像过程是成像板(imaging plate,IP)代替屏 - 片进行影像信息的采集。IP 的核心是光激励发光(photostimulated luminescence,PSL)物质,X 光子被 PSL 荧光体吸收形成潜影,激光扫描(二次激发)已有潜影的 IP,发生光激励发光现象,产生的荧光强度与第一次激发时 X 射线的能量成正比,完成光学影像的读出。IP 输出信号还需由读取装置继续完成光电转换和模 / 数(A/D)转换,经计算机图像处理后,形成数字影像。CR 系统由激光扫描仪、影像板和数字图像工作站组成,为 X 射线影像的长期保存和高效率的检索提供了可能性。

20 世纪 90 年代末,DR 问世,其在计算机控制下,采用一维或二维探测器直接把 X 射线分布信息转化为数字信号。探测器是 DR 的关键部件,其将 X 射线模拟信号转化为数字信号,包含非晶硒平板探测器、非晶硅平板探测器、多丝正比室型和 CCD 型探测器等类型。DR 系统转换环节少,X 射线利用率高,信噪比高,图像质量提高。同时,平板探测器可以输出动态图像完成数字透视采集,DR 应用范围扩大。

数字减影血管造影(digital subtraction angiography,DSA)是计算机与常规 X 射线血管造影相结合的检查方法,主要应用于心血管、脑血管及全身各部位血管造影检查及介入治疗。DSA 图像的获得分为三步:①对比剂注入前采集蒙片(mask);②对比剂注入后采集系列造影像;③蒙片像与系列造影像进行减影处理,得到单纯血管像,突出显示血管影像。21 世纪以来,DSA 设备、软件不断改进,图像质量明显提高,X 射线剂量明显降低,平板探测器成为主流的信息接收装置。

(三) X 射线造影检查

X 射线造影检查是将造影剂引入所需要检查的器官或周围组织,使其形成密度或原子序数的明显差别,从而改变与周围器官的对比度,以显示器官的形态和功能。

造影剂可分为阳性造影剂和阴性造影剂。阳性造影剂是指有效原子序数大,密度高,能强烈吸收 X 射线的物质。这类造影剂有做胃肠道检查的钡剂(硫酸钡)和做血管造影检查的碘剂等。阴性造影剂是指有效原子序数低、密度小,对 X 射线吸收极弱的空气、氧气和二氧化碳等气体。全身有空腔和管道的部位,都可做造影检查。造影检查扩大了 X 射线的检查范围,但需精心操作,以保证获得满意的检查结果,并保证患者安全。

(四)特殊 X 射线摄影

乳腺 X 射线摄影也称为钼靶摄影,亦可用于非金属异物和其他软组织的摄影。其特点是:①管电压调节范围较低,一般在 20~50kV;②使用钼靶 X 射线管,产生软 X 射线;③配有对软射线吸收率较低的铍窗口;④焦点小。软 X 射线与物质相互作用时,物质对 X 射线的吸收衰减以光电效应为主。光电效应发生概率与吸收物质有效原子序数的 4 次方成正比,对于密度相差不大,但有效原子序数存在微小差别的物质,因光电效应发生概率不同,对 X 射线的吸收衰减有明显差别,可形成对比良好的 X 射线影像。

牙科 X 射线摄影是口腔颌面疾病最有价值的辅助手段之一,包含口内牙科 X 射线摄影、口腔曲面体层 X 射线摄影、口腔颌面锥形线束计算机体层摄影(cone-beam computerized tomography,CBCT)等。口内牙科 X 射线摄影用于对口内 1~3 颗牙齿进行二维成像,可以清晰显示被照范围内整个牙体、牙周支持组织及邻近解剖结构的影像。口腔曲面体层 X 射线摄影,通过曲面体层摄影的扫描方式生成影像,其主要功能是拍摄口腔全景片和头颅定位片。CBCT通过 X 射线锥形束计算机体层摄影扫描,重建体层影像及三维立体影像,显示口腔颌面部乃至整个头颅正常组织和病变组织的结构。

二、介入放射技术

介入放射学(interventional radiology,IVR)技术是在医学影像设备(X 射线、CT、超声、MRI)的引导下,利用穿刺针、导管及其他介入器材,经皮穿刺或通过人体原有孔道,插至病变部位进行诊断性造影和治疗,或采集组织进行细胞学及生化检查。

介入放射技术于 20 世纪 80 年代初传入我国并迅速发展起来,融医学影像学和临床治疗于一体,涉及人体消化、呼吸、泌尿、神经、心血管等多系统疾病的诊断和治疗。由于其在疾病诊疗方面拥有传统的内、外科学不具备的微创性、可重复性强、定位准确,疗效高、见效快,并发症发生率低等独有特点,在现代医疗诊治领域具有重要地位。介入放射学的发展与普及,使患者有了更多的康复机会,日益成为人们选择性治疗的首选方法,备受患者关注和欢迎。

三、计算机体层成像技术

计算机体层成像(computed tomography,CT)是飞速发展的计算机控制技术和 X 射线摄影相结合的产物,属于医学影像发展进程中的革命性突破。

CT 以人体对 X 射线的吸收为物理依据,通过扫描的方法获取各方向的投影数据,采用适当的数学方法计算出人体单元体素的 CT 值,并以灰度的形式还原成图像。

CT 检查的特点是诊断准确率高,具有不重叠、层次分明、对比度高和密度分辨力强等特点。传统的 CT 采用逐层扫描方式,X 射线管与探测器作为同步转动的整体,分别位于成像体两侧的相对位置,X 射线管对成像体旋转一周进行扫描,对侧的探测器接收透过的 X 射线,得到各角度的投影数据,再利用重建算法计算出二维体层图像。滑环技术的出现使得螺旋 CT 得以实现,在短时间内连续扫描进行不间断的数据采集,成像速度大大提高。近年来多层螺旋 CT 不断革新,双源 CT、能量成像、人工智能等技术层出不穷,其高效的检查、高质量的影像、强大的后处理功能为临床应用提供了有力的支持。

CT 作为复杂的大型高端医疗设备,在临床中发挥着重要的技术支持。从完全依赖进口到走上自主研发,再到如今"中国智造"成为世界名牌,我国医学影像企业一路奋起直追,并在高端CT 市场占据一席之地。医学影像设备的创新与发展,助推医疗事业进步,惠及民生。

四、肿瘤放射治疗技术

电离辐射可用于肿瘤的放射治疗,简称放疗。肿瘤细胞自身分裂繁殖活跃,它对放射线的敏感性比发育成熟的正常细胞大得多。放疗就是利用放射线的这一生物效应特性,再加上适当的控制措施,从而达到抑制和破坏肿瘤组织,最大限度地保护正常组织的治疗目的。

皮肤和表浅组织的肿瘤,通常利用低能 X 射线或加速器产生的电子线进行近距离的照射治疗。深部肿瘤多采用医用电子直线加速器产生的高能 X 射线进行治疗。加速器可根据治疗需要调整 X 射线能量,其能量从几兆电子伏到数十兆电子伏。

X 刀、γ 刀是以 CT、磁共振和血管造影图像为诊断依据,利用计算机进行三维重建、立体定位,制订精确的照射方案,利用医用电子直线加速器产生的高能 X 射线或 ^{60}Co 产生的 γ 射线做放射源,进行大剂量窄束定向集中照射的技术。它不用手术开颅就能对颅内肿瘤或病灶进行准确的定向照射治疗,并能最大限度地减少正常组织的损伤,是一种高效、精确、无创、无痛的非手术治疗方法。

小结

X 射线在物质中的衰减既取决于射线本身性质,也取决于物质的组成与结构。对于单能窄束 X 射线而言,由于不考虑散射线因素,其在介质中的衰减遵循指数规律;对连续能量及有一定照射野的 X 射线束,其衰减不仅要考虑由于物质吸收所造成的射线束平均能量随着射线穿透深度的变化,同时还要考虑 X 射线在介质中产生的散射线变化。由于人体结构的组织不均匀性,X 射线在穿过不同组织和器官时衰减、吸收不同,产生的散射线强度也不同,临床应用 X 射线必须充分考虑各种因素的影响,以获得具有良好空间分辨力及组织密度对比度的医学影像。图 5-11 为本章思维导图。

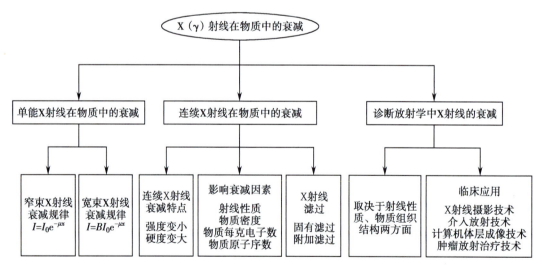

图 5-11 第五章思维导图

思考题

1. 根据宽束连续能量 X 射线衰减的规律,分析滤过板应用的意义。
2. 根据 X 射线通过人体的衰减规律,试分析人体胸部高千伏摄影的原理。
3. 思考 X 射线摄影系统可以从哪些方面提高成像的精准度?

(王大江 王晓敏)

第六章　常用的辐射量和单位

辐射效应的研究和辐射的应用,离不开对辐射的计量,需要有各种辐射量和单位来表征辐射源的特性,描述辐射场的性质,度量辐射与物质相互作用时能量的传递及受到照射的物质内部的变化程度和规律。

辐射对人体所产生的生物效应取决于有"多少量的辐射"真正被人体所吸收,这就像药物对人体所产生的药效取决于人所服用的药物剂量一样。因此,对辐射强度、辐射与物质相互作用所产生的能量传递的度量,便沿用医药学中"剂量"一词来描述,于是电离辐射的计量也称辐射剂量学(radiation dosimetry)。几十年来,各种射线在医学上的应用愈加广泛,辐射剂量学有了很大发展,辐射量和单位的概念也经历了较大演变。

国际上选择和定义辐射量及其单位的组织是"国际辐射单位和测量委员会"(International Commission on Radiation Units and Measurements,ICRU)。ICRU 主要为临床放射学、放射生物学、辐射防护学等领域提出电离辐射量和单位的定义,建议这些量的测量和应用方法以及推荐这一领域内最新的数据和知识。随着科学技术的迅速发展和辐射实际应用的需要,以及 ICRU 所做的大量工作,现在已经有了一套较为完善的电离辐射量和单位,对辐射剂量的研究发展成一门专门的学科——辐射剂量学。辐射防护中所使用的量和单位也包括在其中。

本章以 ICRU 报告为基础,介绍常用的辐射量和单位。

第一节　描述电离辐射的常用辐射量和单位

电离辐射存在的空间称为电离辐射场(ionizing radiation field),它是辐射源产生的电离辐射传播、与物质相互作用、发生能量传递的空间范围。如 X 射线机产生的 X 射线场和放射性核素产生的射线场。电离辐射场的性质具有诸多内涵,如辐射类型、粒子能量以及其运动方向。辐射场的性质具有时空性,即辐射场的性质会因时间、空间位置的变迁而改变。

在射线的应用过程中,我们需要定量了解、分析射线在辐射场中的分布,这种分布既可以用粒子注量、能量注量等描述辐射场性质的量来直接表征,也可以用照射量来间接表示。

一、描述辐射场性质的量

(一)粒子注量

粒子注量(particle fluence)表达的是一定时间段内,到达辐射场某一位置的射线粒子数。如图 6-1 所示,一个非平行辐射场的情况,假若在辐射场中以某点 P 为中心划出一个小的球形区域,射线粒子可以从各方向进入球体。如球体(通过球心 P 的)截面积为 da,一定时间(T)内,从各方向进入该小球体的粒子的总数为 dN,则 dN 除以 da 而得的商,即定义为辐射场 P 点处的粒子注量 Φ。由此:

$$\Phi = \frac{dN}{da} \qquad (6\text{-}1)$$

可见粒子注量就是 T 时间内进入具有单位截面积的小球的粒子数。

在单向平行辐射场的特殊情况下,粒子的注量等于通过与辐射进行方向垂直的单位面积的粒子数。粒子注量的国际单位(SI)是米$^{-2}$(m^{-2})。

实际遇到的辐射场,其中每个粒子不可能都具有相同的能量。即使从辐射源出发时其初始能量相同(单能),但进入物质后,由于相互作用,其能量会逐渐减少,最后为 0。因此辐射场任何一点,其射线粒子具有从 E_{max} 到 0 的各种可能能量,此时,粒子注量计算公式为

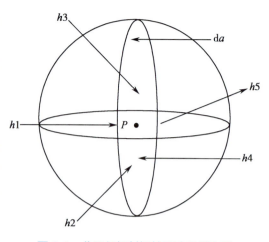

$$\Phi = \int_0^{E_x} \Phi_E \mathrm{d}E \qquad (6\text{-}2)$$

图 6-1 非平行辐射场粒子注量示意图

式(6-2)中,Φ_E 表示单位能量间隔内的粒子注量,它等于进入小球的能量介于 E 和 $E+\mathrm{d}E$ 之间的粒子数除以该球体的截面积所得的商。

在辐射防护中,常用粒子注量率 $\dot{\Phi}$ 表示单位时间内进入单位截面积的球体内的粒子数,即

$$\dot{\Phi} = \frac{\mathrm{d}\Phi}{\mathrm{d}t} \qquad (6\text{-}3)$$

(二)能量注量

除了用粒子数目,还可以用辐射场中某点处的粒子的能量——能量注量(energy fluence)来表征辐射场的性质。能量注量可用于计算间接致电离辐射在物质中发生的能量传递以及物质对辐射的吸收。

能量注量 Ψ,是指一段时间(T)内进入单位截面积小球的所有粒子能量(不包括静止能量)的总和。

如果进入截面积为 $\mathrm{d}a$ 的球体内的所有粒子的能量总和为 $\mathrm{d}E_{fl}$,则能量注量为

$$\Psi = \frac{\mathrm{d}E_{fl}}{\mathrm{d}a} \qquad (6\text{-}4)$$

能量注量的 SI 单位是"焦耳·米$^{-2}$"(J·m^{-2})。

对于平行的辐射场,能量注量 Ψ 可定义为通过与粒子运动方向垂直的单位面积的粒子能量的总和。

同样,能量注量率可定义为单位时间内进入单位截面积小球内的所有粒子能量总和。即

$$\dot{\Psi} = \frac{\mathrm{d}\Psi}{\mathrm{d}t} \qquad (6\text{-}5)$$

(三)能量注量和粒子注量的关系

能量注量与粒子注量都是描述辐射场性质的辐射量,前者是通过辐射场中某点的粒子能量,后者是通过辐射场中某点的粒子数,显然如能知道每个粒子的能量 E,即可将能量注量和粒子注量联系起来。

$$\Psi = \Phi \cdot E \qquad (6\text{-}6)$$

若辐射场不是单能的,且粒子能量具有谱分布时,则辐射场某点的能量注量为

$$\Psi = \int_0^{E_x} \Phi_E \cdot \mathrm{d}E \qquad (6\text{-}7)$$

二、照　射　量

无论是描述辐射场粒子数量的粒子注量还是描述辐射场能量密度的能量注量,都不适于直接测量。X(γ)射线与空气发生相互作用时产生次级电子,这些次级电子会进一步与空气作用导致空气电离,从而产生大量正、负离子。次级电子在电离空气的过程中,最后全部损失了本身的能量。X(γ)射线的能量愈高、数量愈大,对空气电离本领愈强,被电离的总电荷量也就愈多。因此可用次级电子在空气中产生的任何一种符号的离子(电子或正离子)的总电荷量,来反映X(γ)射线对空气的电离本领,表征X(γ)射线特性。照射量就是根据其对空气电离本领的大小来度量X(γ)射线的一个物理量,也是X射线沿用最久的辐射量。

(一) 照射量 X 及其单位

1. 照射量(exposure,X)定义　X(γ)射线的光子在单位质量空气中产生出来的所有次级电子,当它们完全被空气所阻止时,在空气中所形成的同一种符号离子的总电荷量。即

$$X = \frac{dQ}{dm} \tag{6-8}$$

式(6-8)中,dQ 为 X 射线或 γ 光子在质量为 dm 的空气中,产生的全部次级电子均被阻止于空气中时,在空气中所形成的任一种符号的离子总电荷量的绝对值。根据照射量的定义可知:dQ 并不包括在所考察的空气 dm 中释放出来的次级电子所产生的韧致辐射被吸收后而产生的电离电量;照射量是一个从射线对空气的电离本领角度表达X(γ)射线在空气中的辐射场性质的量,它不能用于其他类型的辐射(如中子或电子束等),也不能用于其他的物质(如组织等)。

由于照射量的基准测量中存在着某些目前无法克服的困难,它只适用于能量10keV~3MeV 的 X(γ)射线。

2. 照射量的单位　照射量是辐射剂量学历史上提出的第一个辐射量(1928),当时称之为"剂量",专用单位是"伦琴(Roentgen,R)"。照射量的 SI 单位为库仑·千克$^{-1}$(C·kg^{-1}),没有专用名称。专用单位"伦琴"仍在沿用。1R=2.58 × 10^{-4}C·kg^{-1},因而,1C·kg^{-1}=3.877 × 10^{3}R。

(二) 照射量率 $\dot{X}$ 及其单位

单位时间内照射量的增量称为照射量率,用字母$\dot{X}$表示。定义为dX 除以 dt 所得的商,即

$$\dot{X} = \frac{dX}{dt} \tag{6-9}$$

式(6-9)中,dX 为时间间隔 dt 内照射量的增量。

照射量率$\dot{X}$的 SI 单位为库仑·千克$^{-1}$·秒$^{-1}$(C·kg^{-1}·s^{-1})。其过去沿用至今的专用单位是伦琴或其倍数或其分倍数除以适当的时间而得的商,如伦·秒$^{-1}$(R·s^{-1})、伦·分$^{-1}$(R·min^{-1})、毫伦·时$^{-1}$(mR·h^{-1})等。

例题 6-1

0.3cm^3 空气体积,标准状态下其质量是 0.388mg,若被 X 射线照射 5min,在其中产生的次级电子在空气中形成的正离子(或负离子)的总电荷量为 10 × 10^{-9}C。此时,被照空气处的 X 射线照射量和照射量率各是多少?

解:根据题意已知:dm=0.388mg=3.88 × 10^{-7}kg,dQ=10 × 10^{-9}C,dt=5min

所以照射量和照射量率分别为:

$$X = \frac{dQ}{dm} = \frac{10 \times 10^{-9}}{3.88 \times 10^{-7}} C \cdot kg^{-1} = 2.58 \times 10^{-2} C \cdot kg^{-1}$$

$$\dot{X} = \frac{dX}{dm} = \frac{2.58 \times 10^{-2}}{5} C \cdot kg^{-1} \cdot min^{-1} = 5.16 \times 10^{-3} C \cdot kg^{-1} \cdot min^{-1}$$

三、比释动能

照射量是以电离电量的形式间接反映X（γ）射线在空气中的辐射强度的量，它不能反映出射线在吸收介质中能量的转移过程。射线的吸收及其引起的效应直接取决于射线在介质中的能量转移，当间接致电离辐射与物质相互作用时，首先是间接致电离粒子将能量传递给直接致电离粒子，然后直接致电离粒子在物质中引起电离、激发，粒子能量最后被物质所吸收。辐射剂量学中以"比释动能"来表达间接致电离粒子与物质相互作用时，传递给直接致电离粒子的能量。

（一）比释动能及单位

1. 比释动能（kerma，K） "kerma"是英文"kinetic energy released in matter"的缩写。比释动能是指在单位质量物质中由间接致电离辐射所产生的全部带电粒子的初始动能之总和。即

$$K = \frac{\mathrm{d}E_{\mathrm{tr}}}{\mathrm{d}m} \tag{6-10}$$

式（6-10）中，$\mathrm{d}E_{\mathrm{tr}}$为间接致电离辐射在指定物质的体积元$\mathrm{d}m$内，释放出来的全部带电粒子的初始动能总和，单位为焦耳（J）。$\mathrm{d}m$为所考虑的体积元内物质的质量，单位为千克（kg）。需要说明的是，比释动能并不计及X、γ光子等非带电粒子在与介质作用并释放出次级带电粒子时，为克服电子在原子中的结合能所消耗的入射粒子能量，因为与相互作用前X、γ光子能量相比，这部分能量的"损耗"要小得多，可以忽略不计。根据比释动能的定义，比释动能只适于不带电的电离辐射。

2. 比释动能的单位 比释动能的SI单位是焦耳·千克$^{-1}$（J·kg^{-1}），并给予专名"戈瑞"，简称"戈"以"Gy"记之，以此纪念为测量吸收剂量而奠定空腔电离理论的科学家H.Gray。

$$1\mathrm{Gy} = 1\mathrm{J} \cdot \mathrm{kg}^{-1}$$

同样，亦有毫戈瑞（mGy）、微戈瑞（μGy）等，其间关系为：

$$1\mathrm{Gy} = 10^3\mathrm{mGy} = 10^6\mathrm{\mu Gy}$$

例如，物质中某点的比释动能为1Gy时，即表示由间接致电离辐射在这一点处单位质量的物质（如处在空气中的小块组织）中，传递给直接致电离粒子（如电子）的初始功能的总和为1J·kg^{-1}。

（二）比释动能率$\dot{K}$及其单位

间接致电离辐射单位时间在介质中产生的比释动能称为比释动能率，用字母$\dot{K}$表示。即

$$\dot{K} = \frac{\mathrm{d}K}{\mathrm{d}t} \tag{6-11}$$

式（6-11）中，$\mathrm{d}K$为比释动能在时间间隔$\mathrm{d}t$内的增量。

比释动能率的SI单位是戈瑞或其倍数或其分倍数除以适当的时间单位而得的商，如戈·秒$^{-1}$（Gy·s^{-1}）、毫戈·时$^{-1}$（mGy·h^{-1}）等。

四、吸收剂量

比释动能所描述的是间接致电离辐射在介质中转移给次级带电粒子的能量，次级带电粒子的能量一部分用于电离、激发，另一部分转化为韧致辐射。射线所引起的各种效应只与其在介质中用于电离和激发的能量有关，这部分能量是射线真正在介质中所"沉积"的能量，射线在介质中"沉积"的能量越多，即介质吸收的辐射能量愈多，则由辐射引起的效应就愈明显。辐射剂量学以"吸收剂量"来衡量物质吸收辐射能量的多少，并以此研究能量吸收与辐射效应的关系。

（一）吸收剂量及其单位

1. 吸收剂量（absorbed dose，D） 辐射所授予单位质量介质$\mathrm{d}m$中的平均能量$\mathrm{d}E_{\mathrm{en}}$定义为吸收剂量。即

$$D = \frac{\mathrm{d}E_{en}}{\mathrm{d}m} \tag{6-12}$$

式（6-12）中，$\mathrm{d}E_{en}$ 为平均授予能。它表示进入介质 $\mathrm{d}m$ 的全部带电粒子和不带电粒子能量的总和，与离开该体积的全部带电粒子和不带电粒子能量总和之差，再减去在该体积内发生任何核反应所增加的静止质量的等效能量。

授予某一体积内物质的平均能量愈多，则吸收剂量愈大。不同物质吸收辐射能的本领是不同的。因此讨论吸收剂量，必须说明是什么物质的吸收剂量。受照射物质中，每一点处都有其特定吸收剂量值。因此，在某一点处考察物质吸收剂量时，所取体积必须充分的小，以便显示因辐射场或者物质不均匀所致吸收剂量值的变化。同时，该体积又要足够大，以保证考察吸收剂量的时间内，其中有相当多的相互作用过程，使得因为作用过程的随机性，造成授予能的统计不确定性可以忽略。

2. 吸收剂量的单位 吸收剂量的 SI 单位是焦耳·千克$^{-1}$（$J \cdot kg^{-1}$），其专名与比释动能的单位相同，同为"戈瑞"，简称"戈"以"Gy"记之。

在放射治疗剂量学中，在计算患者放射治疗剂量和处方剂量时，为了方便，通常使用厘戈瑞（cGy）作为吸收剂量单位，1Gy=100cGy。

暂时沿用的专用单位是拉德，其符号为"rad"。

$$1rad=10^{-2}Gy$$

应该强调，以戈瑞为单位的吸收剂量适用于任何电离辐射及受到照射的任何物质。

（二）吸收剂量率$\dot{D}$及其单位

各种电离辐射的生物效应，不仅与吸收剂量的大小有关，还与吸收剂量的速率有关，因此引入吸收剂量率的概念。一般来说，吸收剂量率（$\dot{D}$）表示单位时间内吸收剂量的增量。即

$$\dot{D} = \frac{\mathrm{d}D}{\mathrm{d}t} \tag{6-13}$$

式（6-13）中，$\dot{D}$ 为吸收剂量率。其 SI 单位用焦耳·千克$^{-1}$·秒$^{-1}$（$J \cdot kg^{-1} \cdot s^{-1}$）表示，其专名为戈·秒$^{-1}$（$Gy \cdot s^{-1}$）。

吸收剂量率的单位亦可用戈或其倍数或其分倍数除以适当的时间而得的商表示，如毫戈·时$^{-1}$（$mGy \cdot h^{-1}$），戈·时$^{-1}$（$Gy \cdot h^{-1}$），戈·分$^{-1}$（$Gy \cdot min^{-1}$）等。

例题 6-2

质量为 0.2g 的物质，10s 内吸收电离辐射的平均能量为 100erg（尔格），求该物质的吸收剂量和吸收剂量率。

解：根据题意已知：$\mathrm{d}m=0.2g=2 \times 10^{-4}kg$，$\mathrm{d}E_{en}=100erg=10^{-5}J$，$\mathrm{d}t=10s$

则该物质的吸收剂量和吸收剂量率为：

$$D = \frac{\mathrm{d}E_{en}}{\mathrm{d}m} = \frac{10^{-5}}{2 \times 10^{-4}}Gy = 0.05Gy = 50mGy$$

$$\dot{D} = \frac{\mathrm{d}D}{\mathrm{d}t} = \frac{50}{10}mGy \cdot s^{-1} = 5mGy \cdot s^{-1}$$

吸收剂量与辐射效应关系密切，它是受照射物质在特定体积内，单位质量物质吸收的辐射能量。这些能量有来自"本地（相关体积）"的，也有来自"外地（相关体积外）"的。来自"外地"的，势必涉及考察吸收剂量的体积在受照物质的位置，甚至涉及周边物质的性质。譬如肿瘤放射治疗时，靶区内某一点的辐射剂量大小不仅取决于该点距离辐射源的位置，还取决于该点周围组织结构与构成，因为组织构成不同，其产生的次级电子能量及分布就不同。所以，吸收剂量与受辐射照射物质的形状、大小以及位置密切相关。离开了这些细节，吸收剂量值会变得毫无意义。

五、吸收剂量、比释动能及照射量之间的关系和区别

描述辐射剂量的三个辐射量既有着内在的联系,又有着本质区别。"对于物质的每一种运动形式,必须注意它和其他各种运动形式的共同点。但是,尤其重要的,成为我们认识事物的基础的东西,则是必须注意它的特殊点,就是说,注意它和其他运动形式的质的区别。"(《矛盾论》毛泽东)。照射量是以间接的方式反映辐射场强度,而吸收剂量和比释动能则是从射线能量转移的角度反映物质在与射线相互作用时,物质所吸收的射线能量。它们之间既相互关联,又有本质区别。

(一) 辐射平衡

辐射平衡(radiation equilibrium)是辐射场特定位置存在的一种状态。若由每一种给定能量、特定类型的电离粒子从辐射场某点一个无限小体积内带走辐射能(dE_{out}),相同能量、同类粒子带进该体积的辐射能(dE_{in})正好相等,则称辐射场在这一点存在辐射平衡。简言之,辐射平衡下,进入辐射场中某点一个无限小体积内的辐射能,正好补偿了离开该体积的辐射能。

对于辐射剂量学,带电粒子平衡是一个重要概念。为叙述方便,这里以"电子平衡"为例进行讨论(图6-2)。

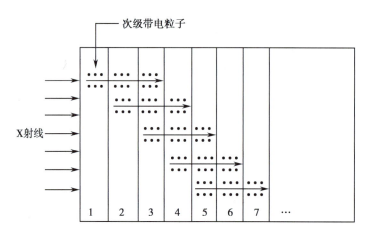

图6-2　X射线所致带电粒子平衡示意图

设有一束X(γ)射线在空气中通过,如图6-2所示。将空气体积分成1、2、3、4、…若干等份,假设每个入射光子在每个等份空气中产生一个次级电子,每个次级电子的能量相同,每个次级电子射程为3层,每个次级电子在每一层中产生3个离子对,6个电离粒子。每个电离粒子的能量相同。由图6-2可见,在第一层中电离粒子只有6个,第二层中则有12个,第三层达到18个。假设光子束在介质中没有衰减,从第三层开始,前层进入到该层的次级电子数等于该层出射的次级电子数,进入到该层的电离粒子(电离电量)等于产生于该层的次级电子在本层以外产生的电离粒子(电离电量),这种现象称为带电粒子平衡。如果进行照射量测量,选择第一层作为测量体积,这时该体积内产生的次级电子能量并没有全部消耗在该体积中,而是在第二层、第三层也产生了电离,由此,在该体积内测量的电离电量就不能反映照射量的定义。如果将测量体积选在第三层或以后各层,从图中可见,进入到该层内的次级电子等于从该层中出射的次级电子数量。收集该层中的电离电量则可反映该处照射量。设 dE_{en} 为介质中某体元吸收的能量,dE_{tr} 为射线转移给该体元的能量,dE_{out} 为次级电子从体元中带出的能量,dE_{in} 为体元外产生的次级电子带入体元的能量,则

$$dE_{en}=dE_{tr}-dE_{out}+dE_{in}$$

当达到"电子平衡"时

$$dE_{out}=dE_{in}, 则有$$
$$dE_{en}=dE_{tr}$$

从以上分析可见,达到带电粒子平衡的条件是:在介质中体元周围的辐射场是均匀的,且体元周围的介质厚度等于或大于次级带电粒子在该介质中的最大射程。

(二)比释动能和吸收剂量随物质深度的变化

根据带电粒子平衡条件,物质表面的任意点不存在着带电粒子平衡,因此,对介质表面(或表层)一点,射线转移给介质的能量要大于介质在该点真正吸收的辐射能量,所以吸收剂量小于比释动能。随着介质深度的增加,起源于浅层的次级电子愈来愈多地进入考察点,使其吸收剂量急剧增加,当深度等于带电粒子的最大射程时,达到了电子平衡,吸收剂量就等于比释动能,此时,吸收剂量达到最大值。如果入射辐射在物质中的衰减可以忽略,比释动能为恒值,这种平衡将在更深的深度上保持下去,如图6-3(a)所示。假若入射辐射在物质中有衰减,在平衡厚度以后将出现吸收剂量大于比释动能,且均按指数规律呈一定比例减少,如图6-3(b)所示。

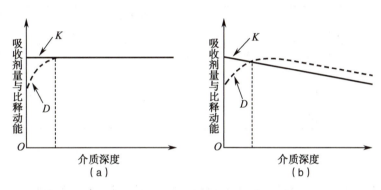

图6-3　吸收剂量与比释动能随介质深度变化的相对关系

(三)照射量、吸收剂量与比释动能的相互关系

1. 照射量与比释动能的关系　对于单能X(γ)射线,空气中某点的照射量X与同一点上的能量注量 Ψ_{air} 有如下关系

$$X=\Psi_{air} \cdot \left(\frac{\mu_{en}}{\rho}\right)_{air} \cdot \frac{e}{\omega} \qquad (6-14)$$

式(6-14)中, μ_{en}/ρ 表示对于给定的单能X(γ)射线,空气的质能吸收系数;e 为离子的电荷, $e=1.602\ 1 \times 10^{-19}$C; ω 为带电粒子在空气中每形成一个离子对消耗的平均能量, $\omega=33.85$eV。

对于一种给定的单能间接致电离辐射,辐射场中某点的比释动能 K 与能量注量 Ψ 之间存在下列关系

$$K=\Psi \cdot \frac{\mu_{tr}}{\rho} \qquad (6-15)$$

式(6-15)中, μ_{tr}/ρ 是物质对指定能量的间接致电离粒子的质能转移系数,它表示间接致电离粒子在物质穿行单位长度路程时,其能量转变为次级电子的初始动能的份额。

在带电粒子平衡及射线在介质中由次级带电粒子产生的韧致辐射损失的能量忽略不计的前提下, $\mu_{tr}/\rho=\mu_{en}/\rho$,由式(6-14)和式(6-15)可求得在空气中

$$K=X \cdot \frac{\omega}{e} \qquad (6-16)$$

一般在吸收物质的原子序数和辐射光子的能量较低时,射线在空气中的比释动能及照射量可用式(6-16)表达。

2. 吸收剂量与比释动能的关系　如上所述,在带电粒子平衡情况下,间接致电离辐射在质

量为 dm 内的物质中转移给次级带电粒子的能量 dE_{tr} 等于该体元内物质所吸收的能量 dE_{en}，因此

$$D = \frac{dE_{en}}{dm} = \frac{dE_{tr}}{dm} = K \qquad (6\text{-}17)$$

式（6-17）表明，在带电粒子平衡的条件下，不考虑带电粒子因轫致辐射的产生而损耗的能量，吸收剂量等于比释动能。不过，带电粒子的一部分能量有可能转变为轫致辐射而离开质量元 dm，此时虽存在带电粒子平衡，但吸收剂量并不等于比释动能。这时候两者的关系为：

$$D = K(1-g)$$

其中，g 是带电粒子能量转化为轫致辐射的份额。然而除了高能电子外，一般轫致辐射所占的份额 g 都是很小的，可忽略不计。

3. 照射量、比释动能和吸收剂量间的区别 照射量、比释动能和吸收剂量是概念完全不同的辐射量，三个量之间在相同的条件下又存在着一定的关系，但又有着本质的区别，主要体现在它们在剂量学中的含义和适用范围。表 6-1 列出了三个辐射量之间的区别。

表 6-1　照射量、比释动能和吸收剂量间区别对照表

辐射量	照射量	比释动能	吸收剂量
剂量学含义	表征 X、γ 射线在关心的体积内用于电离空气的能量	表征非带电粒子在所关心的体积内交给带电粒子的能量	表征任何辐射在所关心的体积内被物质吸收的能量
适用介质	空气	任何介质	任何介质
适用辐射类型	X、γ 射线	非带电粒子辐射	任何辐射

第二节　辐射防护中使用的辐射量和单位

随着科学技术的发展，不同种类的射线在医学中的应用愈加广泛。我们不但可以利用 X 射线进行医学影像学的检查，同时，高能 X、γ 射线及电子线亦成为肿瘤放射治疗的常规手段。放射线的广泛使用，不可避免地带来了被检者和工作人员的防护问题。定量测量、表述被照个人及受检群体实际受到的或可能受到的辐射照射，成为辐射防护中一个重要的问题。由于不同生物组织，不同种群、不同的器官对射线的反应灵敏性不同，使用本章第一节中所定义的描述辐射的量不足以表达射线对生物组织的损伤。为此，在辐射防护中使用的辐射量必须同时考虑不同种类的射线在不同组织中所产生的生物效应的影响。

一、当量剂量

（一）当量剂量（equivalent dose, H_T）及单位

尽管吸收剂量可以用来说明生物体所受照射时吸收的射线能量，但被吸收的辐射剂量与引起某些已知的生物效应的危险性往往不能等效。这是因为当辐射类型与其他条件发生变化时，某一生物辐射效应与吸收剂量之间的关系也将随之发生改变。因此，必须对吸收剂量进行加权，使修正后的吸收剂量比之单纯的吸收剂量能更好地同辐射所致有害效应的概率或严重程度相联系。在辐射防护中，将个人或集体实际接受的或可能接受的吸收剂量根据组织生物效应加权修正，经修正后的吸收剂量在放射防护中称为当量剂量。

对于某种辐射 R 在某个组织或器官 T 中的当量剂量 $H_{T \cdot R}$ 可由式（6-18）给出

$$H_{T \cdot R} = w_R \cdot D_{T \cdot R} \qquad (6\text{-}18)$$

式（6-18）中，w_R 为与辐射 R 能量相关的吸收剂量修正因子，也叫作辐射权重因子；$D_{T·R}$ 为辐射 R 在组织或器官 T 中产生的平均吸收剂量。

需要说明的是：在辐射防护中，我们感兴趣的往往不是受照体某点的吸收剂量，而是某个器官或组织吸收剂量的平均值。w_R 正是用来对某器官或组织的平均吸收剂量进行修正的。

由于 w_R 无量纲，因此当量剂量的 SI 单位与吸收剂量相同，即焦耳·千克$^{-1}$（J·kg^{-1}）。其专名是希沃特（Sv），1Sv=1J·kg^{-1}。表 6-2 为不同辐射类型、不同能量范围辐射权重因子。

表 6-2　辐射权重因子 w_R

辐射类型	能量范围	辐射权重因子 w_R
光子	所有能量	1
电子和 μ 子	所有能量	1
中子	<10keV	5
	10~100keV	10
	>100keV~2MeV	20
	>2 ~20MeV	10
	>20MeV	5
质子	>2MeV	5

当辐射场由具有不同 w_R 值的不同类型和 / 或不同能量的辐射构成时，组织或器官 T 总的当量剂量为各辐射在该组织或器官上形成的当量剂量的线性叠加，即

$$H = \sum_R w_R \cdot D_{T·R} \tag{6-19}$$

例题 6-3

某工作人员全身同时均匀受到 X 射线和能量在 10~100keV 范围的中子照射，其中 X 射线的吸收剂量为 10mGy，中子的吸收剂量为 3mGy。问工作人员吸收的当量剂量是多少？

解：根据式（6-19），该工作人员所吸收的当量剂量：

$$H = \sum_R w_R \cdot D_{T·R} = w_X \cdot D_X + w_n \cdot D_n - (1 \times 10 + 10 \times 3)\,mSv = 40mSv$$

由于中子的辐射权重远大于 X 射线，因此受到混合辐射照射时当量剂量主要由中子贡献。由此可见，即使接收相同的吸收剂量，辐射种类不同对受照者产生的生物学影响也是不同的。

（二）当量剂量率及单位

当量剂量率（$\dot{H}$）是指单位时间内组织或器官 T 所接受的当量剂量。若在 dt 时间内当量剂量的增量为 dH_T，则当量剂量率

$$\dot{H}_T = \frac{dH_T}{dt} \tag{6-20}$$

当量剂量率的 SI 单位为希沃特·秒$^{-1}$（Sv·s^{-1}）。

<h2 align="center">二、有 效 剂 量</h2>

当量剂量是不同射线类型对组织或器官形成辐射危害的度量，但是两种不同组织或器官即使吸收的当量剂量相同，其所产生的生物效应也有可能完全不同。因为不同组织或器官对辐射的敏感程度是不同的。因此在辐射防护领域中，我们必考虑使用（引入）一个能够反映辐射对生物体损害的辐射量来描述辐射所产生的"损害效应"的大小。

（一）辐射效应的危险度

辐射对人体的损害按照国际放射防护委员会（International Commission on Radiological Protection，ICRP）划分标准：受小剂量、低剂量率辐射的人群，引起的辐射损害主要是随机性效应（严重遗传性疾病和辐射诱发的各种致死癌症），而且假定随机性效应发生的概率与剂量存在着线性无阈的关系，并用危险度因子来评价辐射引起的随机性效应的危险程度。

危险度（或称危险度系数，γ）即器官或组织接受单位当量剂量（1Sv）照射引起随机性损害效应的概率。辐射致癌的危险度，是用死亡率来表示的；辐射致遗传损害的危险度，是用严重遗传疾病的发生率来表示的。ICRP所规定的组织器官危险度的数值列于表6-3中。

表6-3　人体器官或组织的危险度

组织	辐射效应	危险度 /Sv^{-1}
性腺	遗传效应	4×10^{-3}
乳腺	乳腺癌	2.5×10^{-3}
红骨髓	白血病	2×10^{-3}
肺	肺癌	2×10^{-3}
甲状腺	甲状腺癌	5×10^{-4}
骨表面	骨癌	5×10^{-4}
其余组织*	癌	5×10^{-3}
合计		1.65×10^{-2}

注：*其余组织中不包括手、前臂、足、踝、皮肤和眼晶状体。胃肠道受照时，胃、小肠、大肠上段、大肠下段分别作为四个单独的器官。

可见均为1Sv当量剂量，对于不同的器官和组织，辐射效应的危险度是不同的。为了表征不同器官和组织在受到相同当量剂量情况下，对人体导致有害效应的严重程度的差异，引进了一个表示相对危险度的权重因子 w_T，即

$$w_T = \frac{\text{组织 T 接受 1Sv 时的危险度}}{\text{全身均匀受照 1Sv 时的总危险度}}$$

不同组织或器官，其危险度权重因子不同，其值列于表6-4。

表6-4　不同组织或器官的辐射危险度权重因子 w_T

组织 T	w_T
性腺	0.20
乳腺	0.05
红骨髓	0.12
肺	0.12
甲状腺	0.05
骨表面	0.01
其余组织*	0.05
合计	1.00

注：*选取其他五个接受最高当量剂量的器官或组织；每一个的 w_T 取作0.05；所有其他剩下的器官或组织照射，可忽略不计。

（二）有效剂量

对放射性工作人员来讲,其在工作中身体所受的任何照射几乎总是不止涉及一个组织。为了计算所受到照射组织带来的总危险度,评价辐射对其所产生的危害,针对辐射产生的随机性效应引进有效剂量(effective dose, E)。

$$E = \sum_{T} w_{T} \cdot H_{T} \qquad (6\text{-}21)$$

式(6-21)中, H_{T} 为组织 T 受到的当量剂量; w_{T} 为组织 T 的危险度权重因子。

可见,有效剂量是以辐射诱发的随机性效应的发生率为基础,表示当身体各部分受到不同程度照射时,对人体造成的总的随机性辐射损伤。

因为 w_{T} 没有量纲,所以有效剂量 E 的单位和当量剂量的 H 的单位一样。

例题 6-4

假定一次 X 射线胸部摄片拍摄时给予肺、红骨髓、甲状腺的当量剂量分别为 0.07mSv、0.03mSv、0.01mSv, X 射线胸部透视检查剂量是摄片剂量的 10 倍,求两种影像各自的有效剂量。

解:胸片的有效剂量为

$$E_{胸片} = 0.12 \times 0.07 + 0.12 \times 0.03 + 0.05 \times 0.01 = 0.012\ 5\text{mSv}$$

胸透的有效剂量为

$$E_{胸透} = 0.012\ 5 \times 10 = 0.125\text{mSv}$$

（三）当量剂量 H 与有效剂量 E 的关系

无论是医学影像学检查还是肿瘤的放射治疗,多数的医疗照射都是非均匀照射,被检者在接受医疗照射以后,其总的当量剂量是受到辐射照射的各器官(T)的当量剂量 H_{T} 之和。非均匀照射时,所致的随机性效应发生概率如下:

$$P_{不均匀照射} = \gamma_1 H_1 + \gamma_2 H_2 + \cdots = \sum_{T} \gamma_T H_T$$

式中 γ_1、γ_2、$\cdots$、γ_T 为非均匀组织危险度系数, H_1、H_2、$\cdots$、H_T 为各非均匀组织受照当量剂量。如果考虑相同被检者接受均匀照射 $H_{全身}$,产生相同的随机性效应,则其发生概率为:

$P_{均匀照射} = \gamma_{全身} H_{全身}$,式中 $\gamma_{全身}$ 是全身均匀照射时的危险度因子。由此:

$$\gamma_{全身} H_{全身} = \gamma_1 H_1 + \gamma_2 H_2 + \cdots = \sum_{T} \gamma_T H_T$$

$$H_{全身} = \frac{\gamma_1}{\gamma_{全身}} H_1 + \frac{\gamma_2}{\gamma_{全身}} H_2 + \cdots = \sum_{T} \frac{\gamma_T}{\gamma_{全身}} H_T = \sum_{T} w_T H_T = E$$

可见,有效剂量是与这样一个非均匀照射产生相同随机性效应的全身均匀照射所对应的当量剂量,由这一当量剂量的全身均匀照射所致的随机性效应的概率与由身体各器官或组织实际接受的当量剂量所致的随机性效应的诱发概率相等,有效剂量的"有效"则源于此。

当量剂量和有效剂量是基于平均值并且用于放射防护限制目的的量,常用于对照放射防护标准要求进行比较和评价。当量剂量和有效剂量均不可以直接测量,需要借助无量纲的辐射权重因子和组织权重因子,并按照 ICRP 现行有效的基本建议书所推荐的方法进行计算。

目前估算有效剂量及器官当量剂量的通行方法是基于蒙特卡洛(Monte Carlo)算法的计算机模拟算法。

三、吸收剂量的蒙特卡洛计算

蒙特卡洛方法又称随机抽样法、随机模拟法或统计试验方法。它是一种通过模拟跟踪大量粒子在物质中的运动、作用过程,利用统计分析方法推演获得粒子在介质中所形成的能量沉积的一种数理统计方法。用蒙特卡洛方法求解问题时,需要建立一个概率模型,使待解问题与此概率模型相联系,然后通过随机试验求得某些统计特征值作为待解问题的近似解。

在辐射与介质相互作用过程中,辐射粒子在介质中的传播及其与介质的相互作用,也可以与某些概率过程联系起来。例如,光子与原子、光子与电子、电子与电子的碰撞过程,实际上就是与碰撞截面有关的概率过程。这样,从数学物理特征来说,可以通过建立粒子与介质相互作用的概率模型,估算确定条件下的辐射粒子的输运过程及粒子输运的总效应。

现代辐射剂量计算的理论基础正是基于蒙特卡洛方法。该方法可以用计算机模拟计算射线粒子在进入人体或作用介质中的剂量沉积。通常使用计算机程序产生一组随机数,这些随机数在 0 和 1 之间可连续变化,随机数是任意分布的,使用已知射线与人体组织相互作用的基本数据,如光子与组织作用时产生的散射概率(包括瑞利散射和康普顿散射),这些散射数据与散射角度、光子能量有关,就可以按照蒙特卡洛算法计算出人体模体在特定照射几何条件下的三维剂量分布,如图 6-4 所示。

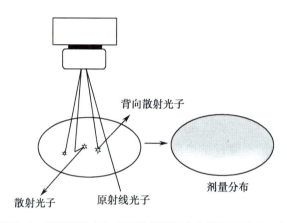

图 6-4 利用蒙特卡洛方法计算接近真实的剂量分布示意

随着计算机运算能力的提高,应用蒙特卡洛方法可以对大量光子进入到人体组织内的碰撞、散射轨迹进行模拟运算,这样就可以大大降低这种方法的统计误差。通常对 $10^6 \sim 10^8$ 个光子进行模拟运算,计算每个光子进入靶组织后其发生各类相互作用的过程与概率。即使是对 10^6 个光子进行模拟运算,相对应 X 射线摄影过程实际照射到被检者的 X 射线束光子数而言仍然是有限的。一次极低剂量的 X 射线胸部摄影,照射到被检者身上的光子数大约是 1.6×10^{11} 个光子。采用蒙特卡洛计算器官剂量时,通常计算单位入射剂量(如比释动能)的器官剂量,这样可以方便计算不同成像过程、不同照射量条件下的器官剂量。表 6-5 是应用蒙特卡洛方法计算得出的腹部 X 射线摄影时器官剂量转换因子。

表 6-5 腹部 X 射线摄影蒙特卡洛计算器官剂量(SID=100cm,照射野 35cm×43cm)

器官	入射空气比释动能(µGy/mGy)			
	入射 X 射线线质(半值层厚度 mmAl)			
	1.0	2.0	3.0	4.0
肺	2.4	9.6	17.2	24.0
红骨髓	7.4	30.9	59.5	85.9
甲状腺	0.0	0.1	0.2	0.3
子宫	83.6	249.6	395.0	506.1
卵巢	595.0	183.2	296.6	385.9

四、集体当量剂量和集体有效剂量

随着人们物质生活水平的提高、医疗条件的改善,基于医疗检查目的的放射性检查频度越来越高,放射线从业人员亦越来越多,由于辐射的随机性效应,仅以一定的概率发生在某些个体身上,并非受到照射的每个人都会发生。因而在评价某个群体所受的辐射危害时,将采用集体当量剂量或集体有效剂量。

(一) 集体当量剂量 S_T

某一群体的集体当量剂量 S_T 为

$$S_T = \sum_i H_{Ti} N_i \qquad (6\text{-}22)$$

式(6-22)中,S_T 为集体当量剂量,单位名称为人·希沃特;H_{Ti} 为受照射群体中第 i 组内 N_i 个成员平均每人在全身或任一特定器官或组织内的当量剂量。

若群体中所有 N 个个体受到同类辐射的照射,每个个体受到的平均当量剂量均为 H 时,则群体的集体当量剂量 S_T 为:

$$S_T = H \cdot N \qquad (6\text{-}23)$$

其单位为人·希沃特。

(二) 集体有效剂量 S_E

某一群体的集体有效剂量为受照群体中每一个成员的有效剂量之和,即

$$S_E = \sum_i E_i N_i \qquad (6\text{-}24)$$

式(6-24)中,N_i 为该群体中全身或任一器官受到平均有效剂量为 E_i 的那部分人员的人数。

集体有效剂量的单位与集体当量剂量的单位相同。

若群体中的所有 N 个个体受到同类的辐射照射,每个个体所受的平均有效剂量均为 E 时,则该群体集体有效剂量 S_E 为

$$S_E = E \cdot N \qquad (6\text{-}25)$$

集体当量剂量和集体有效剂量是一个广义量,可应用于全世界居民、一个国家居民、一个群体以至一个个体。

五、待积当量剂量和待积有效剂量

为定量计算放射性核素进入体内造成的内照射剂量,辐射防护中引入了待积当量剂量和待积有效剂量。

(一) 待积当量剂量

人体单次摄入放射性物质后,某一特定器官或组织 T 中接受的当量剂量率在时间 τ 内的积分即为待积当量剂量,有

$$H_T(\tau) = \int_{t_0}^{t_0+\tau} \dot{H}_T(t)\,\mathrm{d}t \qquad (6\text{-}26)$$

式(6-26)中,t_0 表示摄入放射性核素的时刻;τ 表示放射性核素对器官或组织 T 照射的时间期限(以年为单位);$H_T(\tau)$ 是对应于器官或组织 T 在 t 时刻的当量剂量率。

待积当量剂量的 SI 单位是 Sv。

(二) 待积有效剂量

如果将单次摄入放射性核素后各器官或组织的当量剂量乘以组织权重因子 w_T,然后求和,就得到待积有效剂量:

$$E(\tau) = \sum_T w_T \cdot H_T(\tau) \qquad (6\text{-}27)$$

待积有效剂量单位同样为 Sv。

小结

对射线强度的度量是合理应用射线的基础。照射量是以辐射在空气中产生电离电量多少来间接表征射线强度的物理量,通过测量辐射在空气介质中产生的电离电量,考虑空气与介质在密度、组成的差异,就可以获得辐射与介质作用后在介质中沉积的能量即辐射剂量。当量剂量与有效剂量是从辐射防护角度引入的物理量,它不仅反映了射线与组织作用射线能量的沉积,还包含生物组织受到辐射照射所产生的生物效应。为完整描述辐射场性质,要把握 5 个要素,即需要了解任意时刻、沿着某一方向、到达辐射场任意一点,任意一辐射类型、任一能量的粒子数量,或由这些粒子带来的辐射能量。描述辐射场性质的辐射量,既涉及粒子数量又涉及粒子所带能量。有关基本辐射量与辐射防护量之间的关系可总结如图 6-5 所示。

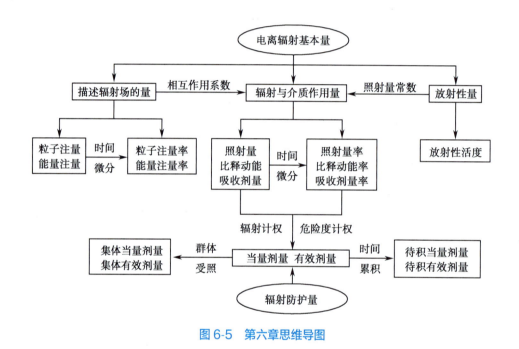

图 6-5　第六章思维导图

思考题

1. 在关于照射量的定义中,有关电离电量 dQ 是 X 射线在 dm 中产生的次级电子在 dm 中电离激发所产生的吗?

2. 射线与介质作用时,产生的次级电子在什么条件下才满足"带电粒子平衡"?

3. 当量剂量与有效剂量的区别是什么?

(王鹏程)

第七章　放射线的测量

在应用放射线进行诊断和治疗过程中,我们需了解放射源所输出的射线强度,以确定所采取的照射量是否符合临床的要求;需要定量测量被照射的肢体或病灶所吸收的射线剂量的大小,从而判断能否达到预期的疗效;需要对 X、γ 射线或其他类型的辐射所形成的辐射场进行定量测量,以判断对辐射所设置的屏蔽以及为工作人员所提供的放射防护能否达到所规定的安全标准。

通常医学放射诊断治疗过程中,所涉及的射线的测量可分成两种情况:一是辐射场强度分布的测量。如机房内射线分布、机房外透射线、散射线强度,放射源输出量的大小等。这种情况通常我们以照射量大小来反映射线强度的分布,因此,人们建立了照射量的测量方法。二是放射学诊断、治疗中被检者或患者所接收的吸收剂量的测量。虽然照射量与吸收剂量相比是一个辅助量,但直到现在,它的测量仍然是很重要的。这是因为,介质中某点的吸收剂量可由测得的该点处空气照射量换算得出。

放射线与物质相互作用可以产生各种效应,这些效应都可以成为射线测量的基础。如应用射线的电离作用、热作用、感光作用、荧光作用可以制作各种电离室、闪烁计数器、荧光玻璃剂量计、热释光剂量计和胶片剂量计等。在对射线测量时,应根据实际情况,考虑仪器的测量量程、能量响应、读数建立时间、仪器的灵敏度、精确度等因素。

第一节　照射量的测量

照射量实际上是以 X、γ 射线在空气中产生的电离电荷的数量来反映射线强度的物理量,对照射量的测量就涉及如何收集与测量 X、γ 射线所产生的微量电离电荷。在实际应用中,电离电荷的收集、测量是通过空气电离室来实现的。

一、自由空气电离室

为了测定 X、γ 射线照射量,必须满足照射量定义的要求,设法隔离质量已知的空气,然后测量在给定质量的空气中由 X、γ 射线释放出来的次级电子在空气中所产生的任何一种符号的离子总电荷量。自由空气电离室(也称标准电离室)是根据照射量的定义设计的,是对照射量进行直接绝对测量的标准仪器。其电离室结构特点如图 7-1 所示。

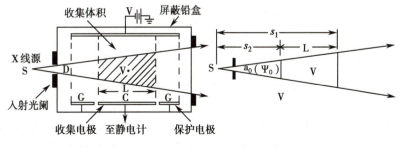

图 7-1　自由空气电离室结构示意图

电离室有两个光阑,射线束从入射光阑射入,从出口光阑射出。标准电离室的工作气体就是空气。电离室有两个极性相反的平行电极,下面的极板由三部分组成:中间一个收集电极和外侧两个保护电极。收集电极用来收集电离室内产生的某一种符号的离子,它被接到测量电荷的静电计上。保护电极与收集电极相互隔开,但具有相同的电位,用于使收集电极上的电场均匀,保证中间区域的电力线垂直于电极。

图 7-1 中阴影部分称为"测量体积 V",即 X 射线束通过的正对收集电极的那部分空气体积,也就是需要隔离的,并且质量已知的那部分空气的体积。当 X 射线从 X 射线管焦点发出射入电离室后,在整个电离室内都会产生电离。因此,电离室的电极板与 X 射线束边缘的距离应大于次级电子在空气中的射程,使得电子在其能量耗尽之前不能直接跑到电极,从而保证电子完全阻止在空气之中,其能量全部用于在电离室内引起空气电离。

图中与收集电极 C 相对的体积为"收集体积",即收集电极上方次级电子产生电离的那部分体积。凡在"收集体积"内产生的离子,其中的一种符号的离子将在电场作用下全部移向收集电极。

为了消除"收集体积"外产生的次级电子在"测量体积"内电离电荷的贡献,"收集体积"周围空气厚度必须大于次级电子的最大射程,从而使次级电子在电离室内达到"电子平衡"。

在电子平衡条件下,收集电极收集到的一切离子是由"测量体积"内被 X 射线击出的次级电子所形成的。设这些被收集的离子总电荷量为 Q(库仑),"测量体积"内空气的质量为 m,有

$$m = \rho \cdot V \tag{7-1}$$

式(7-1)中,ρ 为标准状况下(0℃,760mmHg)的空气密度。V 为"测量体积"内空气的有效体积。如果考虑到射线束所张立体角不太大,且忽略线束的衰减,则收集电极收集到的离子的总电量 Q,在数值上等于

$$Q = \int_{s_1}^{s_2} \Psi_s \cdot \left(\frac{\mu_{en}}{\rho}\right) \cdot \frac{e}{\omega} \cdot \rho_0 \cdot a_s \cdot \mathrm{d}s \tag{7-2}$$

式(7-2)中,a_s 与 Ψ_s 分别是距离射线源 S 处射线束的截面积和相应的能量注量,ρ_0 是标准状况下的空气密度,s_1 是射线源到光阑的距离,s_2 是射线源到收集体积后缘的距离。线束是发散线束条件下,射线束沿着照射方向上能量注量按照离开放射源的距离平方成反比减少,而射线束的截面积则随着这一距离平方增大。因而在离开放射源的不同距离上,射线束的截面积与该截面上能量注量的乘积为常数,即

$$a_s \cdot \Psi_s = a_0 \cdot \Psi_0 \tag{7-3}$$

式(7-3)中,a_0 和 Ψ_0 分别是入口光阑 D 处的射线束截面积和相应的能量注量。将式(7-2)和式(7-3)合并可得

$$Q = \int_{s_1}^{s_2} \Psi_0 \cdot \left(\frac{\mu_{en}}{\rho}\right) \cdot \frac{e}{\omega} \cdot \rho_0 \cdot a_0 \cdot \mathrm{d}s$$

$$= \Psi_0 \cdot \left(\frac{\mu_{en}}{\rho}\right) \cdot \frac{e}{\omega} \cdot \rho_0 \cdot a_0 \cdot L$$

式中 $\Psi_0 \cdot \left(\frac{\mu_{en}}{\rho}\right) \cdot \frac{e}{\omega}$ 就是 X 射线束在入口光阑处的照射量 X_0,因此

$$X_0 = \frac{Q}{\rho_0 \cdot a_0 \cdot L} = \frac{Q}{\rho_0 \cdot V} \tag{7-4}$$

但是必须注意,由于入射口至"测量体积"间空气对 X 射线的吸收、离子复合、散射光子形成的多余电子、阻止于电离室壁中的电子损失以及由于温度与气压偏离标准状况而引起的空气密

度变化等,很难完全达到电子平衡及空气质量的稳定。因此,所测照射量往往偏离正确值,须进行适当校正。

二、实用型电离室

标准型电离室体积庞大,当 X、γ 光子能量较高时,建立"电子平衡"的空气厚度较大,因此它只能作为标准电离室放置在国家标准实验室内作为次级标准计量仪使用,而不能作为现场测量仪器。如果我们将"收集体积"外的空气进行压缩如图 7-2(a)(b)所示,则既能满足"电子平衡"条件,同时又可以大大缩小电离室体积。压缩的空气壁可用空气等效材料代替,从而可以制成实用型空气等效电离室。电离室壁材料与空气的有效原子序数愈接近,则实用型电离室与标准电离室的等效性愈好。

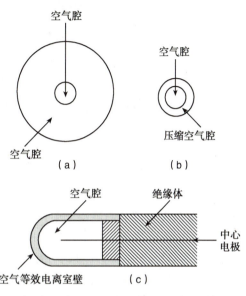

图 7-2　实用型电离室结构示意图

由于使用了空气等效材料代替空气室壁,实用型电离室在体积上就可以大大减小,因此能够方便在辐射现场测量。

(一)实用型电离室室壁

图 7-2(c)是一个典型的实用型柱形电离室示意图。电离室室壁材料与中心电极的有效原子序数与自由空气基本等效。这一前提可以保证电离室室壁内释放的次级电子的能谱与空气相似。最常用的室壁材料有石墨、电木或塑料。实际上室壁材料的有效原子序数一般低于空气的有效原子序数,结果造成室壁电子在空气腔内产生的电离略小于在自由空气电离室中产生的电离;但中心电极的原子序数通常比较大,它的尺寸和它在电离室中的位置、几何形状可为上述损失提供补偿。

由于不同能量的 X、γ 射线产生的次级电子的射程不同,故应选用不同厚度室壁的电离室。目前,一般常用与空气等效的材料做成不同厚度的平衡罩,当测定较高能 X、γ 射线时,需在原来电离室室壁上套上适当厚度的平衡罩。

(二)电离室的工作特性

实用型电离室可直接用于照射量的测量。其条件是:①它与空气等效;②它的空气腔体积能够准确得知;③它的室壁厚度足以提供电子平衡。但实用型电离室很难同时满足上述条件。为此在实际中,需要用自由空气电离室来对实用型电离室做校准刻度。通过使用两种电离室同时测量已知强度的 X、γ 射线源,给出实用型电离室测量校准因子,用于校正实用型电离室所测照射量值。

1. 电离室的方向性　由于电离室本身固有的角度依赖性,电离室的灵敏度会受电离辐射的入射方向的影响。其正确使用方法是,平行板电离室应使其前表面垂直于射线束中心轴,指形电离室使其主轴线与射线束中心轴的入射方向垂直。电离室的角度依赖性直接影响电离室的灵敏体积,同时指形电离室的角度依赖性还与中心电极和室壁制作工艺如室壁厚度的均匀性有关。图 7-3 为某型号 0.6cc 指形电离室灵敏度与射线束入射角度关系。

2. 电离室的饱和效应　电离辐射在气体中产生的正、负离子,在没有外加电场的作用或电场强度不够大时,会因热运动由密度大处向密度小处扩散,导致宏观的带电粒子流动,称为离子、电子的扩散运动。同时,正离子与负离子在达到收集极前可能相遇复合成中型的原子或分子,这

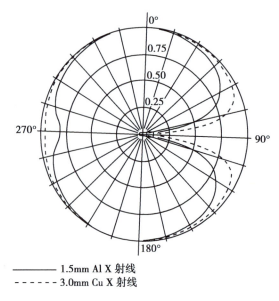

——— 1.5mm Al X 射线
- - - - - 3.0mm Cu X 射线

图 7-3　0.6cc 指形电离室灵敏度与射线束入射角度的关系曲线

种复合会损失一部分由电离辐射产生的离子对数,从而影响电离效应与电离室输出信号之间的对应关系。当电离室工作电压较低时,正、负离子的复合与扩散作用显得较为突出。如图 7-4 所示,当入射电离辐射强度不变时,电离室的输出信号电流 I 随其工作电压 V 变化的关系,称为"电离室的饱和特性"。在图中 AB 饱和区段,电离室收集极电流并非恒值,随工作电压增加而有一定的增加,这主要是由于边缘效应的影响。当工作电压改变时,电离室灵敏体积会有微小改变,正、负离子的复合并不能完全消除,以及绝缘材料的漏电流等,都是造成饱和区电流变化的重要原因。饱和区的长度及其电流变化是衡量电离室饱和特性的主要技术指标。

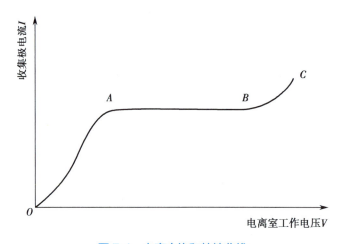

图 7-4　电离室饱和特性曲线

　　3. 电离室的杆效应　电离室的灵敏度也会受到电离室金属杆和电缆在电离辐射场中的被照射范围的影响。因为电离室的金属杆和绝缘体及电缆在辐射场中会产生微弱的电流,叠加在电离室的信号电流中,形成电离室杆的泄漏,这一效应称为杆效应。电离室的杆效应一般较小(<1.0%),但也有的电离室会高达 10%,故在实际应用中应尽力避免并给予校正,方法可参照图 7-5 的提示,具体测量时,虚线所示的电离室的受照射长度保持不变。对 X(γ)射线,其杆效应有明显的能量依赖性,能量越大,杆效应越明显。而对电子束,表现不甚明确。另一特点是,当电离室受照范围较小时,杆效应变化较大,而当受照长度超过 10cm 时则基本不变。

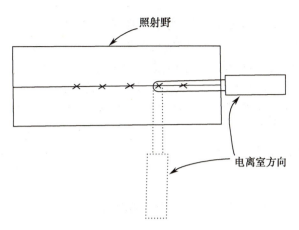

照射野

电离室方向

图 7-5　指形电离室杆效应测量示意图

4. 电离室的复合效应　如上所述,电离室即使工作在饱和区,也存在正、负离子复合效应的影响,并随辐射类型和辐射强度(注量率)变化,这种影响可用收集效应表示。收集效应为电离室收集的电离离子对数与由电离辐射产生的电离离子对数之比。复合效应的校正,通常采用称为"双电压"的实验方法。具体做法是,对相同的辐射场,电离室分别加两种不同的工作电压 V_1 和 V_2,其中 V_1 为常规工作电压,并且 V_1 与 V_2 的比值要 ≥ 3,得到不同工作电压时的收集电荷数 Q_1 和 Q_2,然后利用国际原子能机构(IAEA)技术报告丛书第 277 号中所推荐的二次多项式计算得出复合矫正因子 P_s

$$P_s = a_0 + a_1(Q_1/Q_2) + a_2(Q_1/Q_2)^2 \tag{7-5}$$

式(7-5)中,a_i($i=0,1,2$)为实验拟合系数。

实验证实电离室的复合效应依赖于电离室的几何尺寸,工作电压的选择和正、负离子产生的速率。对医用加速器的脉冲式辐射,特别是脉冲扫描式辐射,复合效应的校正尤为重要;但对连续式电离辐射,如放射性核素产生的 γ 射线,复合效应非常小。

5. 电离室的极化效应　对于给定的电离辐射,电离室收集的电离电荷会因收集极工作电压极性的改变而变化,这种变化现象称为极化效应。当电离室正常工作在饱和区时,引起极化效应的主要原因是:①对指形电离室,因电离室的电极结构的形式,造成空间电荷的分布依赖于电离室收集极的极性。因为正、负离子的迁移率不同,造成收集效率的差异。这一差异可通过提高收集极电压而减少,但并不能最终消除。②由高能光子产生的高能次级电子如康普顿电子可形成康普顿电流,这也会因收集极不同的极性增加或减少信号电流。消除这一误差,可通过变换电离室工作电压的极性,将不同极性电压测量结果的平均值视为真实的电离电流。③电离室灵敏体积以外收集到的电流,也会引起极化效应。电离室的极化效应对电子束测量的影响要高于对光子测量的影响,并随电子束能量的减少而增加。如同电离室的杆效应,极化效应也可以通过电离室的设计和辅助电路给予减弱。

6. 环境因素对工作特性的影响　非密封型电离室在现场使用时,室腔中的空气质量随环境温度和气压变化而改变,直接影响电离室的测量灵敏度,温度和气压偏离标准测量状况的校正系数 K_{TP} 为

$$K_{TP} = \frac{273.2 + t}{293.2} \times \frac{760}{P} \tag{7-6}$$

其中,t 为测量时气温(℃);P 为测量时气压(mmHg)。

三、电离电荷测量电流

由于 X、γ 射线在电离室中产生的电离电荷量非常小,所形成的电离电流在 $10^{-15} \sim 10^{-6}$A,

因此测量如此微弱的电流信号就要求其测量电路要有较强的抗干扰性,有较高的输入阻抗,有较大的放大倍数。一般情况下,我们不直接测量电离电流,而是通过一个积分放大器将电离电流在一个积分电容上充电,通过测量积分电容两端的积分电压来推算积分电荷量。图 7-6 为常用的电荷测量电路。

根据运算放大器工作原理,有

$$U_0 = -\frac{Q}{C} \qquad (7-7)$$

式(7-7)中,U_0 为输出电压;C 为积分电容;Q 为电离电荷量。

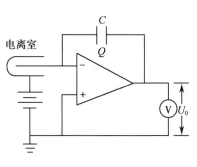

图 7-6　电离室电荷积分测量电路示意图

第二节　吸收剂量的测量

对医学和辐射防护学有意义的量是物质中某点的吸收剂量。根据吸收剂量的定义,为了测定物质中某点的吸收剂量,需要测量射线在介质中该点沉积的能量的大小。然而直接测量射线在该点沉积的能量是很困难的,通常情况下要利用探头取代该点为中心的一小块物质,用该探头测量物质中该点吸收射线能量后产生的理化变化,间接反映该点吸收的射线能量,经过适当校准、刻度,从而给出该点吸收剂量大小。因此选用的探头应该足够小,使它的引入并不显著地干扰原来辐射场的分布。

一、吸收剂量的基本测量法

任何一种物质,当其受到辐射照射后,其吸收的射线能量将以热的形式表现出来,吸收的能量越大,产生的热量亦越高。将介质吸收的能量与其释放的热量进行已知的吸收能量与热量的刻度,就可以定量给出吸收剂量的大小。量热计正是基于这样的原理制成的。图 7-7 为量热剂量计原理示意图。

在吸收介质内要测定吸收剂量的部位,放一小体积的吸收体,用它作为吸收剂量量热计的敏感材料,它与周围介质必须达到热绝缘。吸收体吸收了射线能量后,温度升高,借助微型测温器件(热电偶或热敏电阻)测出吸收体温升,计算出吸收体吸收的能量,以求出小块吸收体的吸收量 D。

$$D = \frac{\mathrm{d}\varepsilon}{\mathrm{d}m} \approx \frac{\mathrm{d}E}{\mathrm{d}m} \qquad (7-8)$$

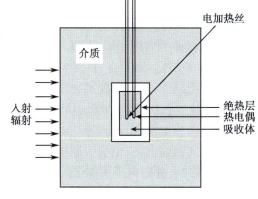

图 7-7　量热法测量吸收剂量原理图

式(7-8)中,$\mathrm{d}m$ 为吸收体质量;$\mathrm{d}\varepsilon$ 为射线授予该吸收物体的平均能量;$\mathrm{d}E$ 为以热量形式出现的能量。

在实际测量中,与吸收体的温度所对应的吸收辐射能量并非直接测量出来的,而是根据导热系统计算出来的。其具体做法是:把已知的电能 $\mathrm{d}E_c$ 通过导线引入电加热丝对吸收体加热,观察其相应的温升 $\mathrm{d}T_c$,这样 $\mathrm{d}E_c/\mathrm{d}T_c$ 便表示每单位温升相应的能量吸收。

$$D = \frac{\mathrm{d}E_c}{\mathrm{d}T_c} \cdot \frac{\mathrm{d}T}{\mathrm{d}m} \qquad (7-9)$$

在射线照射过程中,若测得吸收体的温升 dT,并忽略其他因素的影响,则可利用式(7-8)求得吸收体的吸收剂量。

但是,射线照射物质时所产生的热量非常微小。例如,水吸收 1Gy 的吸收剂量时,其温升只有 $2.4×10^{-4}℃$。再如,通常量热计常用石墨做吸收体,石墨吸收 1Gy 的吸收剂量时,温升约 $1.4×10^{-3}℃$。即使在 X 射线治疗中,组织吸收 50Gy 的吸收剂量时,温度也不过上升 0.012℃。如此微小的温度变化,通常很难进行测量,必须借助非常灵敏的微型测温仪器。因此,量热法虽然是测定吸收剂量的标准方法,但是因为制造和使用时技术较为复杂,只能作为标准仪器使用,以校准其他测定吸收剂量的仪器。

二、电离室测量法

如上所述,量热法测量辐射在介质中的吸收剂量有很多限制,如灵敏度低、使用操作复杂,测量结果不能随时显示。因此,吸收剂量的现场测量大多通过测量空气照射量,然后换算成介质的吸收剂量。

(一) 中低能 X(γ)射线吸收剂量的测量

已知 1 个电子电量 $e=1.6×10^{-19}$C。在空气中产生一对离子所需要的平均电离能量 $ω=33.73$eV,又 $1eV=1.60×10^{-19}$J,因此,在满足电子平衡的前提下,1 库仑·千克$^{-1}$ 的照射量,能使每千克标准空气吸收射线的能量为

$$D_{空气} = \frac{1\ 库仑 \cdot 千克^{-1}}{1.6×10^{-19}\ 库仑 \cdot 电子电量^{-1}}×33.73\ 电子伏 \cdot 电子电量^{-1}×1.6×10^{-19}\ 焦耳 \cdot 电子伏$$

$$= 33.73\ 焦耳 \cdot 千克^{-1} = 33.73\ 戈瑞$$

若在空气中已测知某点处 X 射线的照射量为 X,那么这一点空气的吸收剂量为

$$D_{空气} = 33.73 \cdot X\ \text{Gy} \tag{7-10}$$

对于 X、γ 射线,在空气中最容易测得的是照射量(X),按式(7-10)即可计算出空气的吸收剂量 $D_{空气}$。

在实际工作中,常常需要知道其他物质的吸收剂量,尤其在对辐射效应的研究中以及在放射治疗剂量计算时,需要知道生物组织中某点处的吸收剂量。直接测量组织的吸收剂量是有困难的,往往借助模体进行测量。

设没有模体存在时,射线在空间一点的能量注量为 Ψ_a,根据吸收剂量与能量注量的关系,在电子平衡条件下,该点空气吸收剂量为

$$D_{空气} = \Psi_a \cdot \left(\frac{\mu_{en}}{\rho}\right)_{空气} \tag{7-11}$$

式(7-11)中,$\frac{\mu_{en}}{\rho}$ 为射线在空气中的质能吸收系数。

当模体存在时,在模体内该点的吸收剂量为

$$D_{物质} = \Psi_m \cdot \left(\frac{\mu_{en}}{\rho}\right)_{物质} \tag{7-12}$$

式(7-12)中,$\left(\frac{\mu_{en}}{\rho}\right)_{物质}$ 为射线在介质中的质能吸收系数,Ψ_m 为有介质存在时该点的能量注量。由此

$$D = \frac{\Psi_m}{\Psi_a} \cdot \frac{\left(\frac{\mu_{en}}{\rho}\right)_{物质}}{\left(\frac{\mu_{en}}{\rho}\right)_{空气}} \cdot D = A \cdot f \cdot X \tag{7-13}$$

式（7-13）中，

$$A = \frac{\Psi_m}{\Psi_a}, f = \frac{\omega}{e} \cdot \frac{\left(\dfrac{\mu_{en}}{\rho}\right)_{物质}}{\left(\dfrac{\mu_{en}}{\rho}\right)_{空气}}$$

A 为传输因子，表示射线通过电离室壁的份额，其值略小于 1。f 为照射量 - 吸收剂量转换系数，或称照射量 - 吸收剂量转换因子。它是以"库仑·千克$^{-1}$（C·kg^{-1}）"或"伦琴（R）"表示的照射量换算为以"戈瑞（Gy）"为单位的吸收剂量的一个系数。

转换系数 f 值决定于光子能量和受照射物质的性质。表 7-1 列出了水、骨骼和肌肉组织等不同能量光子的 f 系数值。由表 7-1 可见，对于低能光子即使照射量相同（如均为 2.58×10^{-4}C·kg^{-1}），骨的吸收剂量也要比肌肉高 3~4 倍，但当光子能量超过 200keV 后，对于相同的照射量，各种物质的吸收剂量都非常接近。

若要测量某种物质的吸收剂量，只要在物质中待测点位置留个小腔，然后把电离室放入小腔，测出小腔内空气的照射量 X，再根据 f 值，就可以计算出物质中该点处的吸收剂量（$D_{物质}$）。

例题 7-1

已测知 ^{60}Co-γ 射线在空气中某点处的照射量为 0.1C·kg^{-1}，求空气中该点处的吸收剂量 $D_{空气}$。

解：根据题意已知：X=0.1C·kg^{-1}，所以空气中吸收剂量为：

$$D_{空气}=33.73X=33.73 \times 0.1Gy=3.373Gy$$

例题 7-2

用电离室测得模体内一点空气照射量率为 2.58×10^{-5}C·kg^{-1}·h^{-1}，已知光子的能量为 0.1MeV。求处于模体内同一位置的吸收剂量率。

解：已知：$\dot{X}$=2.58×10^{-5}C·kg^{-1}·h^{-1}，忽略电离室室壁吸收。

查表 7-1 得：$f_水$=36.74Gy/C·kg^{-1}

所以：$\dot{D}_水$=36.74 × 2.58×10^{-5}Gy·h^{-1}=9.48×10^{-4}Gy·h^{-1}

表 7-1　不同光子能量对应几种物质的 f 值（单位：Gy/C·kg^{-1}）

光子能量 /MeV	水	骨骼	肌肉组织
0.010	35.35	137.21	35.85
0.020	34.15	163.95	35.50
0.030	33.68	170.16	35.27
0.040	34.03	160.47	35.62
0.050	34.57	138.76	35.89
0.060	35.08	112.79	36.01
0.080	36.12	74.03	36.40
0.10	36.74	56.20	36.74
0.20	37.71	37.95	37.33
0.30	37.44	36.36	37.09
0.40	37.44	35.97	36.98
0.50	37.44	35.85	37.09
0.60	37.44	35.85	37.09
0.80	37.40	35.66	37.05

续表

光子能量 /MeV	水	骨骼	肌肉组织
1.0	37.40	35.74	37.05
2.0	37.44	35.70	36.98
3.0	37.29	35.97	36.98
4.0	37.13	36.05	36.74
5.0	36.98	36.20	36.59
6.0	37.21	36.78	36.78
8.0	37.05	37.05	36.59
10.0	36.24	37.21	36.01

(二)高能电离辐射吸收剂量的测量

从照射量来计算吸收剂量,这种方法有一定的局限性。例如,当光子能量>3MeV 时以及当电子平衡不存在时不能使用。这是由于在上述情况下,不能真实地定义照射量。另外,照射量仅适用于 X(γ)射线,不能用于其他类型的电离辐射,如电子和中子等。布拉格 - 戈瑞(Bragg-Gray)空腔理论不受这些限制,能直接用电离室在介质中测量来计算吸收剂量。

布拉格 - 戈瑞空腔理论认为,电离辐射在介质中的沉积能量即介质吸收剂量,可通过测量其放置在介质中小气腔内的电离电荷量转换。设在均匀介质中有一充有空气的气腔,如图 7-8 所示,电离辐射如 X(γ)射线,其在介质中产生的次级电子穿过气腔时会在其中产生电离,这种电离可以是 X(γ)射线在气腔空气中产生的次级电子所致(称为"气体作用");也可以是在电离室空气等效壁材料中产生的次级电子所致(称为"室壁作用")。假定气腔的直径远小于次级电子的最大射程,则以下 3 个假设成立:①X(γ)射线在空腔中所产生的次级电子的电离可以忽略;②气腔的引入并不影响次级电子的注量及能谱分布;③气腔周围的邻近介质中,X(γ)射线的辐射场是均匀的。气腔的引入并不改变次级电子的分布,则空腔位置上介质的吸收剂量 D_m 与气腔中所产生的电离量 J_a 有如下关系:

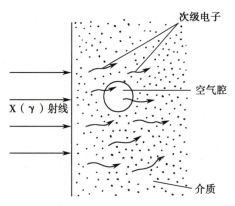

图 7-8　布拉格 - 戈瑞空腔理论示意图

$$D_m = J_a \cdot \frac{W}{e} \cdot \frac{(\overline{S}/\rho)_m}{(\overline{S}/\rho)_a} \qquad (7-14)$$

式(7-14)中,$\frac{W}{e}$ 为电子的平均电离能;$\frac{(\overline{S}/\rho)_m}{(\overline{S}/\rho)_a}$ 为介质与空气的平均质量阻止本领之比。式(7-14)即为布拉格 - 戈瑞关系式。

需要指出的是,式(7-14)成立与否取决于上述 3 个假设条件,它依赖于气腔的大小、室壁材料和电离辐射的能量。同时,公式中使用的质量阻止本领依赖于次级电子的能谱,计算较为复杂。

综合中低能 X(γ)射线和高能辐射[包括电子、X(γ)射线等]的测量原理,应注意:对中低能 X(γ)射线测量时,只要电离室壁材料和空气等效,对空腔的大小没有特别的限制,如在空气中测量低水平辐射,电离室体积往往较大;用空腔理论测量高能电离辐射的吸收剂量时,气腔应足够小,一般应小于次级电子的最大射程,但也不能过分小,以致造成有次级电离产生的电子大量跑出气腔,而使布拉格 - 戈瑞关系式失效。将现场电离室直接用于测量各种类型的电离辐射的吸收剂量之前,必须对它进行校准,并选择和确定与之相应的相关系数。应注意,在测量吸收剂量时所用电离室的结构、模体及测量的几何条件应根据电离辐射质的不同加以选取。美国医学物理学家协会(AAPM)和国际原子能机构(IAEA)定期发布关于对电离室剂量仪进行校准的测量规程。

(三) 放射治疗校准剂量的测量

放射治疗的校准剂量是指治疗射线在测量模体内某深度处的吸收剂量或吸收剂量率。对高能 X 射线、γ 射线、电子线,通常选择在模体内最大剂量点深度。校准剂量测量用模体,一般为水模体或有机玻璃、聚苯乙烯模体。大小为 30cm × 30cm × 30cm 或 40cm × 40cm × 40cm。测量使用时在最大照射野边缘至少要有 5cm 的富余。水箱应备有电离室插孔,孔与电离室要密合,不能有空隙。

测量时将电离室插入测量孔内固定好。测量前,电离室在水箱中至少放置 15min,以保证温度平衡。选择被测照射野大小(一般 10cm × 10cm,源 - 模体表面距离一般为 100cm),测量水箱内温度、大气压,以备计算空气密度修正因子(K_{tp})。

三、吸收剂量的其他测量方法

除了利用电离室进行吸收剂量测量以外,在实际测量时,由于射线强度的差别及电离室体积的限制,为满足不同的测量要求,还可以采用其他的测量方法测量吸收剂量。

(一) 热释光测量元件及其剂量读出装置

热释光剂量仪一般由热释光测量单元——热释光剂量片及其读出装置构成。热释光剂量片为具有晶格结构的固体粉末,根据测量要求可制成散装粉末、烧结圆片、热压方片或圆棒等形状。由于晶格内含有杂质或其中的原子,离子缺位、错位,造成晶格缺陷从而形成带电中心。晶格缺陷带电中心具有吸引、束缚异性电荷的本领,辐射照射剂量元件时,晶格中原子的价电子获得能量脱离原子束缚变为自由电子,自由电子会被带电中心吸引,从而重新被束缚。剂量片吸收的辐射能量越多,则束缚于带电中心的电子数目愈多。当对热释光剂量片加热时,会使带电中心束缚的价电子脱离吸引重新变为自由电子,同时释放出能量。该能量以可见光形式释放出来。发光强度与束缚中心释放的电子数成正比,而电子数又与物质吸收辐射能量有关。经过适当标定,则可以测量剂量片所在位置吸收剂量。

可用于热释光元件材料很多,但以氟化锂(LiF)材料最为常见。LiF 的有效原子序数为 8.2,接近空气和生物组织的有效原子序数,用来做测量元件比较合适。除此以外,$Li_2B_4O_7$(Mn)、CaF_2(Mn)、BeO、$CaSO_4$(Mn)和 $CaSO_4$(Dy)等亦可作为剂量测量元件。由于热释光剂量片可以制成各种形状、各种大小,因此常常用来作为放射线工作人员个人剂量监测使用。

热释光剂量片测量装置是用来读出剂量片所存贮的辐射能量的装置,被照射过的热释光元件,放入热释光测读仪的加热单元中加热,元件受热发光,经滤光后照射到光电倍增管上,并将其转化为电流信号,经电流 / 频率转换后,以脉冲频率形式输送给计数系统,用于打印记录。

热释光剂量元件经加热后,其贮存的能量信息会全部释放,因此它不能重复读数,但是热释光剂量元件可以重复使用,用高温退火炉对元件加温后,其因受到射线照射后进入带电中心陷阱中的电子全部逸出,恢复辐射之前的状态。

热释光剂量计由于其灵敏度高,量程范围宽、体积小、重量轻、携带方便,材料来源丰富,得以广泛应用于 X、γ 射线的个人剂量监测以及辐射场所和环境监测。

(二) 胶片剂量测定法

当射线穿过感光胶片时,胶片中的灵敏物质如溴化银便形成潜影,经过化学处理(显影、定影)后,其光学密度发生变化,密度变化的程度与胶片吸收辐射能量的多少有关,这种关系在一定的剂量范围内呈线性。在实际应用中,选择特定胶片,控制剂量水平在胶片感光曲线的线性范围内,即可用光学密度曲线来表示相对的剂量曲线。

临床放射治疗中主要用胶片剂量仪来获得一组完整的剂量曲线或复杂照射技术的等剂量曲线。这种方法比较方便和快捷,它已广泛地应用于高能光子和电子束的测量中。

由于胶片在受到辐射照射后形成的潜影在显影、定影过程中受环境因素影响较大,在实际应用中要注意胶片冲洗温度及方法,最好采用自动控制系统控制药液温度。因为高温、高湿环境会使潜影有很大的衰退,这种冲洗条件变化会影响密度值与剂量值的对应关系。对于不同的辐射,感光胶片密度与剂量值的响应也不同。胶片使用前应用不透光的黑纸密封好。

(三) 半导体剂量仪

根据半导体理论,两种不同导电类型的半导体材料结合在一起时,在其结合部会形成一个空间电荷区,它的作用犹如两个电极之间绝缘层,当射线照射到空间电荷区时会产生电离,从而产生带电粒子,带电粒子在空间电场作用下向两极移动,在外电路形成电离电流。电离电流的大小正比于入射辐射的强度,因此,半导体探测器很类似于空气电离室工作原理,由此,有人称半导体探测器为"固体电离室"。

半导体探头一般用硅材料制成,由于它的密度远远高于空气密度,故和空气电离室相比较,半导体剂量仪有极高的灵敏度,探头可以做得很小,相同体积的半导体剂量仪要比空气电离室灵敏上万倍。

目前半导体剂量仪广泛应用于患者治疗过程的剂量监测以及用于测量模体内剂量分布。同其他剂量仪一样,半导体使用过程中也受到许多因素的影响,如环境温度、照射野大小、能量以及脉冲式辐射场中剂量率的影响。

第三节　射线质的测定

射线的质即射线能量,它决定了射线在物质中的穿透能力。在放射诊断和治疗中,根据射线能量的大小不同,其表征的方法也有所不同。射线质的测定是临床剂量学的　个重要内容。

一、400kV 以下 X 射线质的测定

X 射线能谱是连续的,对放射诊断及治疗来讲,直接测量射线能谱的分布是困难的。临床上关心的是射线的穿透能力。对低能 X 射线,其穿透能力的大小一般用半值层来表示。所谓半值层,是使原射线强度衰减一半所需要的某种吸收材料的厚度。半值层的值越大,射线的穿透本领越强。

根据半值层的定义,可以用实验方法来测定 X 射线的半值层。测量时,将不同厚度的吸收片(铝片或铜片)一片一片地叠加,同时测出射线穿透不同厚度吸收片后的射线量,然后作出厚度对射线量的坐标曲线。最后从曲线上查出使射线量减少一半的吸收片厚度,此厚度即为被测 X 射线的半值层。

测定半值层时应注意:测定的半值层必须针对直接用于治疗的 X 射线,也就是说要明确所使用的管电压、滤过板条件、测量装置的几何安置。尽管管电压相同,若滤过板不同,半值层也不一样。

二、高能 X 射线能量的测定

医用直线加速器加速电子到同一额定能量所产生的高能 X 射线,由于滤过情况不同,其能量

会存在很大差异。从加速器射出的高能 X 射线其能量分布也是连续能谱,通常采用水模体中 1/2 最大剂量深度(也称半值深度,用 HVD 表示)法,即用水模体中射线中心轴上 50% 剂量深度来确定 X 射线的质。或者用测定 10cm 和 20cm 两个深度处的电离比 $J_{10/20}$ 确定射线的质。半值深度与高能射线的平均能量的关系如表 7-2 所示。

表 7-2　高能 X 射线能量与水 HVD 的关系*

射线能量 /MV	最大剂量深度 /cm	50% 剂量深度 /cm
4	1	13.8
6	1.5	15.5
8	2	17.1
10	2.5	18.1
12	2.5	18.8
15	3	20.0
18	3	21.3
20	3	21.8
22	4	22.7
24	4	23.5

注:*该表使用的测量条件是:源皮距(SSD)=10cm,照射野(A)=10cm×10cm。

半值深度法方便易行,大部分医院用来进行日常加速器射线能量校正检测。X 射线中存在的电子污染使剂量曲线中的峰值吸收剂量增加,会影响高能 X 射线能量测定。

三、高能电子束能量的测定

放射治疗所用的电子线多为加速器产生。表征加速器电子线能谱一般用 3 个能量参数:最大能量、对应于能谱峰位的最可几能量、平均能量。由于电子线的穿透能力较弱,加之电子线在空气中的散射,在到达患者体表位置处,其平均能量变化较大。从应用角度来看,人们主要对模体表面或人体表面射线能量以及模体内或人体内一定深度的射线能量感兴趣。在实际测量时,通过测量模体内射线中心轴上的深度剂量分布,得出相应电子线的最大射程等参数,按照 ICRU 推荐的经验公式,确定模体表面及参考深度处电子线平均能量。

第四节　医用影像检查技术的辐射剂量学评价

涉及放射线的医学影像检查技术包括医用诊断 X 射线检查及核医学成像检查技术。前者包含了 X 射线摄影技术、X 射线透视技术及 X 射线计算机断层成像技术等。近年来由于计算机及 X 射线探测技术的快速发展,医学影像检查技术得以实现数字化。数字成像技术的应用,使得 X 射线影像的传输、存储及后处理方便快捷。但是新技术的应用也带来了相关的问题,如图像噪声与成像质量的关系、成像质量与曝光量的关系,曝光量与被检者辐射剂量学关系等。由于不同 X 射线检查方法具有不同的技术特点,因此通常采用不同的剂量学概念来合理评价不同检查技术所涉及的辐射剂量学问题。

一、X 射线摄影与 X 射线透视检查技术辐射剂量学评价

X 射线摄影与 X 射线透视检查是 X 射线影像诊断的最常用方法,是医疗照射剂量负担的主要来源。根据其检查技术特点,其剂量学测量、评价常用以下参量。

1. 入射剂量(incident dose,ID) 入射剂量是指 X 射线摄影时投射到被检者体表部位的 X 射线所致空气吸收剂量,它不包含被检者对 X 射线所形成的背向散射。在测量入射剂量时,通常将电离室或半导体剂量计置于被检者皮肤表面射线束中心位置,测量时不设置模体或被检者,探测器在空气中直接测量。入射剂量代表了 X 射线曝光时将会在被检者模体表面位置处产生的空气吸收剂量。由于实际测量时并不设置被检者或模体,因此它不包含背向散射线所致吸收剂量。入射剂量的国际单位为 Gy。

2. 体表入射剂量(entrance surface dose,ESD) 体表入射剂量是指 X 射线摄影成像时,受检者体表处照射野中心的空气吸收剂量。显然 ESD 与所选择的曝光条件有关,管电流越大、曝光时间越长,ESD 就越大,同时由于曝光时选择的管电压不同,射线的平均能量不同,人体被照部位的背向散射也会有差别,这也会影响体表入射剂量的大小。体表入射剂量的国际单位为 Gy,可以将电离室、半导体剂量计或热释光剂量片直接置于 X 射线射野中心,患者皮肤表面进行测量。

ESD 通常用于 X 射线摄影时被检者受照剂量的间接评价,通过测量 ESD 可以推算单次曝光被检者照射野内组织或器官的吸收剂量或有效剂量。体表入射剂量可以理解为入射剂量与被检者或模体背向散射剂量之和。图 7-9 为 ID 和 ESD 测量示意图。

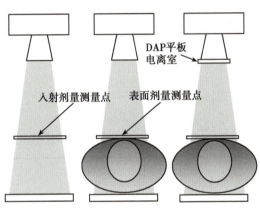

图 7-9 ID 及 ESD 测量示意图

3. 剂量面积乘积(dose area product,DAP) 剂量面积乘积是指照射到人体表面的 X 射线束的横截面积与照射野内平均空气吸收剂量的乘积。剂量面积乘积通常采用平板电离室测量,测量时平板电离室置于准直器下方,X 射线束穿过平板电离室,因此电离电流大小与照射到电离室的面积成正比,与电离室到 X 射线源之间的距离成反比。由图 7-10 可见,测量的剂量面积乘积与电离室所在位置无关,当 X 射线机管电流固定时,DAP 大小反映了照射面积和射线强度之和,因此 DAP 常被用于透视检查时被检者剂量评估。

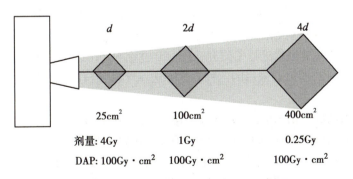

图 7-10 剂量面积乘积(DAP)测量示意图

4. X 射线摄影与 X 射线透视检查的有效剂量估算 X 射线摄影、X 射线透视检查时被检者接受的辐射剂量计算的最直接方法是测定 *ESD*,如果需要计算器官剂量,则可以根据器官在体内

的深度 d、射线束的距离衰减计算出器官吸收剂量 D_d

$$D_d = \left(\frac{SSD}{SSD+d}\right)^2 \cdot e^{-\mu_{eff}d} \cdot ESD \qquad (7\text{-}15)$$

式（7-15）中，SSD 为源皮距，μ_{eff} 为射线所穿过组织的有效减弱系数。被检者接受的有效剂量 E 同样可以根据 ESD 进行估算。估算有效剂量 E 时，必须确定射线线质、X 射线的滤过以及 X 射线摄影或 X 射线透视的照射方式。表 7-3 是通过蒙特卡洛方法模拟计算出的不同照射条件下，胸部 X 射线摄影时单位体表入射剂量条件下被检者的有效剂量。

表 7-3　不同照射条件下，胸部 X 射线摄影时单位体表入射剂量条件下被检者的有效剂量

X 射线管电压 /kV	滤过 /mmAl	前后位（mSv/mGy）	后前位（mSv/mGy）	侧位（mSv/mGy）
90	2	0.176	0.116	0.074
90	3	0.196	0.131	0.084
90	4	0.210	0.143	0.091
100	2	0.190	0.128	0.081
100	3	0.208	0.143	0.091
100	4	0.222	0.155	0.098
110	2	0.201	0.139	0.088
110	3	0.219	0.154	0.097
110	4	0.232	0.165	0.104
120	2	0.211	0.149	0.094
120	3	0.228	0.163	0.103
120	4	0.240	0.174	0.110

注：本表胸部 X 射线摄影 SSD 为 180cm。

二、CT 检查的辐射剂量学评价

CT 检查的 X 射线管结构及其运动方式与普通 X 射线机有明显区别，受检者的剂量分布与普通 X 射线照射截然不同，不能用常规 X 射线机的患者入射体表剂量（ESD）表示。单次扫描时几乎所有初始射线集中照射到厚度为 T 的一个薄层截面上，构成一个截面较清楚的区域，其宽度远大于扫描层。这是因为 CT 机 X 射线束的发散、模体散射和线束半影区等的联合作用。对于多次扫描，某一层面上剂量分布受到来自其他层面的照射，而使该层面剂量增加，整个层面上剂量分布形状和幅度取决于扫描层数和层与层之间距离，以及单次扫描剂量分布的性质等。CT 机问世以来，很多学者对 CT 剂量测量进行了研究，直到 20 世纪 80 年代中期，世界各国对 CT 剂量测量取得了较为一致的认识，即目前采用的两种表达方法：单次扫描 CT 剂量指数（CTDI）和多次扫描平均剂量（MSAD）。

1. CT 剂量指数（computed tomography dose index，CTDI）　CTDI 是指沿着垂直于断层平面方向（Z 轴）上的吸收剂量分布 $D(z)$，除以 X 射线管在 360° 的单次旋转时产生的断层切片数 N 与标称厚度 T 之积的积分。积分区间可以取 $-7T$ 到 $+7T$，也可以取 -50mm 到 $+50\text{mm}$。在后者积分区间所得积分称为 $CTDI_{100}$，即：

$$CTDI_{100} = \int_{-50\text{mm}}^{+50\text{mm}} \frac{D(z)}{NT}dz \qquad (7\text{-}16)$$

测量 CT 剂量指数，须选用组织等效材料制成的均质聚甲基丙烯酸酯柱形模体。其分为头部

模体(直径 160mm)和体部模体(直径 320mm),模体高度不小于 140mm。模体中设有能够容纳射线探测器的孔,孔直径一般取 13mm,探测孔平行于模体的中心对称轴,中心孔位于模体中心,其他以 90° 间隔分布于模体表明下方 10mm 处。由于 $CTDI_{100}$ 在模体表层向中心不同深度呈线性的变化,在实际检测中分别测量 $CTDI_{100}$(中心孔)和 4 个分别成 90° 间隔的 $CTDI_{100}$(周边孔),对 4 个周边孔 $CTDI_{100}$ 测量值取平均,计算加权 $CTDI_w$,其表达式为:

$$CTDI_w = \frac{1}{3}CTDI_{100}(中心) + \frac{2}{3}CTDI_{100}(周边) \tag{7-17}$$

现代 CT 扫描多为多层(排)扫描或多层螺旋连续扫描,国际电工委员会(IEC)建议用容积 CT 剂量指数 $CTDI_{vol}$ 反映整个扫描容积内的平均剂量,它与扫描螺距有密切关系。

$$CTDI_{vol} = CTDI_w/D = (NT/d) \cdot CTDI_w \tag{7-18}$$

式(7-18)中:D 为多层扫描的层间距(即扫描螺距);N 为一次扫描产生的总层数;T 为扫描层厚,d 为 X 射线管每旋转一周诊视床移动的距离。三个 CT 剂量指数可以由图 7-11 形象概括。$CTDI_{100}$ 反映的是 X-CT 在标准模体中某一点所沉积的 X 射线能量;$CTDI_w$ 是 CT 扫描在某一断层平面上的平均剂量状况;$CTDI_{vol}$ 是多排螺旋 CT 在整个扫描容积体积内的平均辐射剂量。$CTDI$ 是对 CT 机的剂量性能进行直接比较的一个重要物理量。上述 $CTDI$ 为进一步估算受检者器官的当量剂量和有效剂量提供了数据基础。

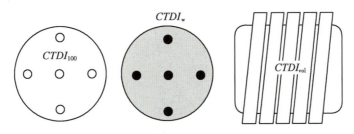

图 7-11　三个 CT 剂量指数示意图

2. 多排螺旋 CT 扫描的有效剂量估算　目前临床应用的螺旋 CT 多具备多排探测器,如 4 排、16 排、64 排、256 排甚至 320 排。X-CT 的空间分辨力、密度分辨力、时间分辨力、纵向分辨力等性能不断提高,超高速、薄层、各向同性扫描技术的应用使得 CT 成像向超精细、功能化方向发展。但是 CT 扫描的高剂量、CT 检查的高频度也凸显了对被检者剂量的正确监测和评价的重要性。

多层螺旋扫描 CT 沿着 Z 轴的扫描,其扫描长度必然明显影响其所致的被检者的辐射剂量,为此类比于 DAP,用剂量长度乘积(DLP)来评价多排螺旋 CT 扫描的电离辐射危险。

$$DLP = {}_i\sum nCTDI_w \cdot nT \cdot N \cdot C \tag{7-19}$$

式(7-19)中,i 为 X-CT 扫描序列数,N 为螺旋扫描圈数,nT 为每旋转一圈的标称限束准直器宽度,C 为 X 射线管每旋转一周的管电流与曝光时间之积,而 $CTDI_w$ 则是表示与所用管电压和总标称限束准直器宽度相对应的归一的加权 CT 剂量指数。

3. CT 检查的有效剂量估算　CT 扫描的器官剂量的计算可利用数学模拟计算与特定扫描剂量测量相结合的办法进行估算,将每个器官剂量进行危险度加权后累加,即可以得到 CT 扫描的有效剂量。更简化的办法是利用 CT 剂量指数或 DLP 进行估算。如多排螺旋 CT 扫描的全身有效剂量可以利用多排螺旋 CT 扫描的容积 CT 剂量指数 $CTDI_{vol}$ 及其扫描长度 L 之积计算出剂量长度乘积 DLP,然后再乘以特定的转换系数 k 来估算。

$$E(mSv) = DLP(mGy \cdot cm) \cdot k(mSv/mGy \cdot cm) \tag{7-20}$$

k 值的大小可以通过蒙特卡洛模拟算法计算得出,也可以由国际权威机构,如欧盟委员会(CEC)关于 X-CT 的质量标准指南给出,头部扫描 $k = 0.002\ 3mSv/mGy \cdot cm$,胸部扫描 $k = 0.017mSv/mGy \cdot cm$,腹部扫描 $k = 0.015mSv/mGy \cdot cm$。

三、核医学检查剂量学评价

不同于 X 射线影像学检查技术,核医学的影像学检查以及核医学功能检查过程都是涉及放射性药物在体内分布成像以及放射性药物在体内代谢过程的成像和显示。因此,核医学检查过程中被检者剂量的估算及评价涉及的是放射性药物在体内对组织及器官所形成的剂量沉积,属于内照射剂量估算,射线能量的沉积与放射性药物的衰变特性、放射性活度以及生物组织、器官对放射药物的代谢情况有关。

1. 有效半衰期　放射性核素衰变的速度取决于其物理半衰期 T_p,然而在放射性药物进入到人体中某个器官后,会参与器官的生物代谢活动,其在器官中的驻留时间不同,因此对于活体组织与器官,放射性药物所形成的内照射剂量与器官对放射性药物的生物廓清速度有关。通常用生物半衰期(biological half-life, T_b)表示组织或器官对放射性药物的生物廓清速度。生物半衰期表示器官或人体对生物样品排泄其初始量一半所用时间,T_b 本身与放射性无关。如 ^{99m}Tc-MDP(^{99m}Tc 亚甲基二膦酸盐,核医学显像剂)的生物半衰期是其被肾脏过滤并经膀胱廓清一半所用的时间。由于放射性药物本身具有物理衰变特性,因此放射性药物在器官中驻留的时间实际是由其物理衰变和生物廓清两个过程共同决定。为此我们引入有效半衰期的概念,有效半衰期 T_e 是指两种衰变(物理及生物)所致的放射性药物在器官中衰减到其初始值一般所用时间,T_e 与 T_p、T_b 有如下关系

$$\frac{1}{T_e}=\frac{1}{T_p}+\frac{1}{T_b}$$

由此

$$T_e=\frac{T_b \times T_p}{T_p+T_b} \tag{7-21}$$

表 7-4 为几种不同放射性药物的物理、生物及有效半衰期数据。

表 7-4　不同放射性药物的物理、生物及有效半衰期数据

放射性药物	T_p	T_b	T_e
^{99m}Tc- 硫胶体	6h	∞	6h
^{99m}Tc-DTPA	6h	1.7h	1.3h
^{99m}Tc-MIBG	13.2h	1.4d	9.5h
^{131}I	8d	80d	7.3d

需要说明的是,由于不同器官对不同药物其生物廓清的方式不止一种,其有效廓清时间的计算要复杂得多。

2. 器官剂量与有效剂量估算　目前内照射剂量估算有不同的计算体系,常用的有三个:ICRP(International Commission on Radiological Protection,国际放射防护委员会)体系、RADAR(Radiological Dose Assessment Resource,国际放射医学剂量评估数据源)及 MIRD(Medical Internal Radiation Dose,医疗内照射剂量)。三种体系实质差别不大,仅就 MIRD 方法介绍。按照 MIRD 方法,器官剂量 D 可通过式(7-22)计算

$$D=\tilde{A} \times S \tag{7-22}$$

式(7-22)中,$\tilde{A}$ 为器官中总放射性活度,为器官累积活度,S 是与器官有关的基于放射性药物生物特性的活度与吸收剂量的转换因子。假设 A_0 为注入体内的放射性药物初始活度,f 为注入体内后在器官中形成的初始放射性活度,$A(t)$ 是 t 时刻器官内的放射性活度,器官累积活度 $\tilde{A}$ 是放射性药物在辐官内形成全部累积活度(从产生到全部衰变及生物廓清完的时间段内的累加活

度),则在源器官中(放射性药物沉积的器官)t 时刻驻留的放射性药物活度

$$A(t) = fA_0 e^{-\lambda_e t} \qquad (7\text{-}23)$$

其中 λ_e 为有效衰减常数,在数值上等于 $0.693/T_e$,假设放射性药物在器官内的有效驻留时间为 τ,则

$$\tilde{A} = \tau \times A_0 \qquad (7\text{-}24)$$

有效驻留时间 τ 可以通过式(7-23)和式(7-24)得到。

$$\tilde{A} = \int_0^\infty A(t) \cdot \mathrm{d}t = \int_0^\infty fA_0 e^{-\lambda_e t}\mathrm{d}t = \tau \times A_0$$

由此得到

$$\tau = 1.44 \times f \times T_e, \tilde{A} = 1.44 \times f \times T_e \times A_0$$

器官剂量的大小取决于放射性药物的累积活度、器官尺寸、组织密度以及放射性核素释放的射线类型、能量等。剂量的计算是一个复杂的过程,目前 S 值可以通过有关文献直接查出。内照射器官剂量计算通常分成以下两种情况:一是器官自吸收剂量,器官内放射性药物所致辐射剂量,如肝扫描时肝脏内积聚的 ^{99m}Tc 胶体对肝脏所形成的辐射剂量;二是源器官(source organ)对其他靶器官所形成的辐射剂量,如肝扫描时肝脏内 ^{99m}Tc 胶体对甲状腺所形成的照射剂量,两种情况下 S 值各不相同。

例题 7-3

试计算 4mCi(148MBq)^{99m}Tc-MAA 肺灌注显像时,肺部的吸收剂量。假定肺的吸收率为99%,^{99m}Tc-MAA 均匀分布在肺内,45% 放射性活度是通过生物廓清半衰期为 3h 廓清,55% 由生物廓清半衰期 7h 廓清。对于自吸收剂量计算,肺组织 $S=5.2 \times 10^{-5}$rad/μCi·h

解:^{99m}Tc 半衰期为 6h,两种生物廓清条件下,有效半衰期分别为

$$T_{e1} = \frac{3 \times 6}{3+6} = 2\mathrm{h}, T_{e2} = \frac{7 \times 6}{7+6} = 3.2\mathrm{h}$$

$$\tilde{A} = 1.44 \times f \times T_e \times A_0 = 1.44 \times 4\,000 \times 0.99 \times (0.45 \times 2 + 0.55 \times 3.2) = 15\,200\mu\mathrm{Ci} \cdot \mathrm{h}$$

$$D = \tilde{A} \times S = 15\,200 \times 5.2 \times 10^{-5} = 0.79\mathrm{rad} = 7.9\mathrm{mGy}$$

小结

射线测量涉及射线强度测量及辐射剂量学测量。电离室及半导体探测器是射线强度测量的最常用传感器;自由空气电离室由于体积及测量条件所限,只能作为标准仪器使用;指形电离室和半导体探测器常作为现场仪器使用。吸收剂量通常采用照射量转换的方法获得。在评价诊断 X 射线检查技术中的辐射剂量学问题时,须针对相应的检查技术使用不同的剂量学参量。本章所述射线测量及剂量测量、计算逻辑见图 7-12。

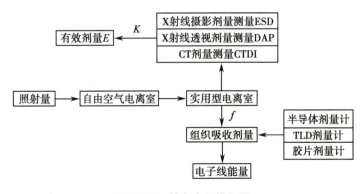

图 7-12　第七章思维导图

思考题

1. 不同能量的 X 射线强度测量时,所使用的电离室为何须更换不同厚度、尺寸的平衡帽?

2. 使用半导体探测器进行照射量及吸收剂量测量的优势是什么?

3. CT 剂量指数是否就是 CT 检查时被检者所接受的实际辐射剂量? 为什么?

(王鹏程)

第八章　放射治疗剂量学

放射治疗是当今肿瘤治疗的重要手段之一,类似于外科手术,属于一种局部治疗手段。它是利用电离辐射对肿瘤靶区的照射而杀灭肿瘤组织的一种治疗方式。放射治疗的目的是在给予肿瘤靶区足够高的治愈辐射剂量的同时,使其周围的正常组织或器官接受最低的辐射剂量。放射治疗剂量学是放射肿瘤学的重要基础,它是研究射线能量在人体中传递的一般规律,是描述射线能量在人体中转移和沉积规律的一种度量原则和方法。在临床上,放射治疗剂量学的主要任务是确定与评价肿瘤患者在接受放射治疗时,体内肿瘤靶区和正常组织或危及器官所接受的辐射剂量及其剂量分布。本章将简要介绍放射治疗中常用的射线种类及其照射方式;着重介绍高能X射线和电子射线剂量学的基本特性;简要介绍近距离放射治疗中的剂量学特点及剂量学体系;最后将介绍放射治疗计划设计的基本剂量学原则。

第一节　放射源和放射治疗设备

一、放射治疗常用的放射源及照射方式

放射源通常是指那些能够释放和产生出电离辐射粒子的物质和设备。电离辐射粒子按其电离作用的特点,分为直接电离辐射粒子和间接电离辐射粒子。直接电离辐射粒子通常是指那些带电粒子,像 α、β、p 射线等,间接电离辐射粒子是指那些不带电粒子,像 γ、n 射线等。目前,放射治疗所使用的放射源主要有三类:一是释放出 α、β、γ 射线的放射性同位素;二是产生不同能量的电子射线和 X 射线的医用电子直线加速器;三是产生质子、中子、重粒子射线的回旋加速器。这些放射源通常以两种方式对患者进行照射治疗。将放射源位于体外一定距离,射线束集中照射治疗人体某一部位,称为体外远距离照射,简称外照射治疗;将放射源密封后直接放入被治疗的组织内或放入人体的自然空腔内对某一部位进行照射称为近距离照射,简称内照射。第一类放射源可以做体内近距离、体外远距离两种照射;第二、三类放射源只能做体外远距离照射。

二、放射治疗常用的放射性同位素

目前,放射治疗使用的放射性同位素主要为 γ 射线源。常用的放射性同位素有:钴 -60、铱 -192 和碘 -125 等。钴 -60 放射性同位素可用于远距离和近距离放射治疗;铱 -192 和碘 -125 放射性同位素只能做近距离放射治疗。

(一) 钴 -60 放射源

钴 -60 放射性同位素通常用符号 ^{60}Co 来表示。它是一种人工放射性同位素,是由无放射性的金属钴 -59 在原子核反应堆中经过热中子照射轰击而生成的不稳定的放射性同位素。核内的丰中子不断地转变为质子的同时,释放出能量为 0.31MeV 的 β 射线,核内过剩的能量以 γ 辐射的形式释放出,释放出的能量分别为 1.17MeV 和 1.33MeV 两种 γ 射线。衰变的最终产物是镍的稳定性同位素镍 -60。钴 -60 的半衰期是 5.27 年。由于钴 -60 释放出的 β 射线能量低,很容易被 Co

源密封容器所吸收,因此其能够为放疗所用的是两种能量的γ射线,平均能量1.25MeV。由于受钴-60比活度及其射线能量所限,钴-60放射源常用于外照射治疗,使用钴-60做内照射在临床上只占有很小的份额。目前放射治疗使用的γ刀射线装置用的放射源基本上是钴-60。

(二)铱-192放射源

铱-192放射性同位素通常用符号^{192}Ir来表示。它也是一种人工放射性同位素,是由铱-191在原子核反应堆中经过热中子照射轰击而生成的。铱-192放射性同位素能谱比较复杂,其γ射线平均能量为360keV。铱-192半衰期是74d。由于铱-192制作工艺相对简单,可制作成尺寸很小的高活度放射源,并且具有很好的点状源等效性,便于剂量计算,所以铱-192放射源普遍用于高剂量率(HDR)的近距离治疗。目前放射治疗使用的近距离治疗后装机所用的放射源基本上是铱-192。

(三)碘-125放射源

碘-125放射性同位素通常用符号^{125}I来表示。它亦是一种人工放射性同位素,是将天然氙气密封后放入原子核反应堆中,经过热中子照射轰击而生成。碘-125放射性同位素为单能谱,其γ射线平均能量为35.48keV。碘-125半衰期是60.14d。碘-125通常做成粒状源,在当今放射治疗中广泛用于粒子植入治疗。碘-125具有较低的γ射线能量,在种植体外剂量明显下降,可通过调整粒子间的距离及其活度,改善靶区内的剂量分布。

三、放射治疗常用的治疗设备

放射治疗经历了百年的发展历程,治疗设备也由最初的千伏级X射线治疗机发展到今天的现代化高端医用电子直线加速器。一些古老而陈旧的放射治疗设备已经被淘汰,医用电子直线加速器已被广泛地应用于放射治疗领域。随着放射治疗新技术的不断开展,放射治疗设备也在不断创新与发展。特别是近十几年来,涌现出了一批新型、功能更为强大的现代化放射治疗设备:像带有图像引导功能、具有高剂量率输出的高端医用电子直线加速器,螺旋断层放射治疗设备,基于机械臂放疗设备(射波刀)以及医用质子治疗加速器等。放射治疗常规使用的放射治疗设备有:^{60}Co治疗机,医用电子直线加速器和后装治疗机。^{60}Co治疗机和医用电子直线加速器用于远距离放射治疗;后装治疗机用于近距离放射治疗。

(一)^{60}Co治疗机

^{60}Co治疗机是利用钴-60放射性同位素产生和形成的γ射线束进行放射治疗的一种设备。^{60}Co治疗机主要用于远距离放射治疗。该设备结构相对简单,运行成本低。1951年第一台^{60}Co治疗机在加拿大问世,经历了30~40年的发展,在当时^{60}Co治疗机一直是放射治疗的主要治疗设备并得到了广泛的应用。自20世纪末,由于肿瘤放射物理和技术得到了飞速发展,常规^{60}Co治疗机已不能满足临床上对先进放疗技术的要求,现已逐步被医用电子直线加速器所取代,但应用^{60}Co放射源开展立体定向放射治疗用的γ刀射线装置仍然活跃在放射治疗领域。

(二)医用电子直线加速器

医用电子直线加速器是目前最为常用的放射治疗设备,它是采用微波电场将电子沿直线轨道加速到高能的一种射线装置,它可以产生电子射线和X射线两种射线束。直线加速器获得的高能电子束经过偏转磁铁偏转一定角度直接引出后,可进行电子束治疗,或打靶产生X射线可进行X射线束治疗。医用电子直线加速器专用于外照射放射治疗。

常规医用电子直线加速器主要有两种机型,按产生X射线能量和种类分为低能单光子和高能双光子直线加速器。低能单光子直线加速器一般只能产生一种低能X射线(4~6MV),高能双光子直线加速器能够产生低能和高能两档能量的X射线(6~18MV),同时还可以产生多档不同能量的电子射线(6~22MeV)。为区分X射线能量和电子射线能量,一般直线加速器X射线能量单位用兆伏(MV)来表示,电子射线能量单位用兆电子伏(MeV)来表示。依据高能电子线和X射线物理特性及其剂量分布的特点,电子射线束适用于治疗较浅的偏位肿瘤,X射线束适用于治疗较深的中位肿瘤。针对目前放射治疗技术的发展特点,90% 以上的深部肿瘤使用 6MV 能量的 X 射线完全可以满足临床上放射治疗的要求,头颈部和胸腹部肿瘤的放射治疗基本上使用 6MV 的 X 射线能量。而对某些个体肥胖患者的腹部和盆腔部位肿瘤的放射治疗,使用 15MV 或 18MV 的 X 射线能量治疗仍具有一定的剂量学优势。

目前,医用电子直线加速器得到了飞速发展,新型号、新功能不断涌现。一些加速器生产厂家针对当前先进放射治疗技术的特点和要求,推出了更高端的医用电子直线加速器和专门的高端放射治疗设备。

(三) 后装治疗机

后装治疗机专用于近距离放射治疗。它是通过施源器或插植针将放射源送入到肿瘤部位或肿瘤体内直接对肿瘤体进行贴近照射的一种放射治疗设备。近距离照射可以使肿瘤组织得到更高的辐射剂量,更有效地杀灭肿瘤细胞,保护正常的组织或器官。目前,后装治疗机系统比较完善,有自己配套的治疗计划系统,可以开展调强近距离放射治疗。后装治疗机在妇科肿瘤上得到广泛的应用,结合外照射可以将肿瘤靶区提高到很高的治愈剂量,并取得了很好的治疗效果。

(四) 重粒子回旋加速器

重粒子通常是指那些质量较大的电离辐射粒子,像快中子、质子、π 介子以及氦、碳、氧离子等。产生和加速这些重粒子的装置通常为回旋加速器。回旋加速器是一种带电粒子加速器,它是在真空磁场中通过交流高频高压电场的作用将带电粒子沿环形轨道加速到高能的一种射线装置。由于重粒子具有较好的物理学特性和较高的生物效应,所以回旋加速器逐步在放射治疗中得到应用。目前商品化的医用质子治疗加速器已应用于放射治疗中,并且取得了很好的治疗效果。由于质子治疗在肿瘤靶区上可形成典型的布拉格峰值剂量分布,并且具有体表入射剂量低,靶区后剂量跌落快等优势,所以质子治疗是一种非常理想的具有较好发展潜力的放射治疗方法,但医用质子加速器造价和运行成本高,技术保障、质量控制难,在临床上得到广泛普及还需要一定的时间。

四、放射治疗技术

放射治疗技术是指放射治疗中所采用的照射方法和手段。随着放射物理学、放射生物学以及计算机技术和医学影像技术的发展,外照射放射治疗技术得到了快速发展。从原始简单的固定源皮距(SSD)和等中心(SAD)照射技术发展到当今先进的三维适形放疗(3DCRT)、固定野调强放疗(IMRT)、容积弧形调强放射治疗(VMAT)、体部立体定向放疗(SBRT)、螺旋断层放疗(HT)、图像引导放疗(IGRT)及质子放疗(PT)等放疗技术。这些先进的放疗技术可使肿瘤靶区获得更高的治愈剂量和更好的剂量分布,同时降低了正常组织或器官的辐射剂量。精确和快速放射治疗技术将可能成为今后放疗技术发展的方向。

内照射在放射治疗中占有较小的比例,一般是作为外照射的一种辅助治疗手段。目前近距离照射常见的技术有:腔内放射治疗、组织间插植放射治疗、粒子植入及术中放射治疗等。

第二节 高能 X 射线射野剂量学

一、模 体

模体(phantom)是由人体组织替代材料所构成的一种人模体型。它在放射治疗中起到非常重要的作用。它主要用于研究射线与人体组织相互作用后,发生散射和吸收、能量和强度发生改变的物理过程及其规律。在放射治疗工作中常用于测量、计算及评估人体组织或器官的吸收剂量,加速器输出剂量的刻度、散漏射线的测量等。

为了能真实地模拟人体组织对射线散射和吸收的一般规律,模体中的组织替代材料应具有与人体组织相同或相近的物理特点,如原子序数、电子密度、质量密度以及化学成分等。而现实中根本找不到与人体组织完全相同的组织替代材料,只能用与人体组织成分相近似的等效材料来代替。因人体组织特别是软组织中含有大量的水,并且水对高能 X(γ)射线、电子射线束的散射和吸收几乎与人体软组织、肌肉和骨骼相近似,因此水是最常使用的一种人体组织替代等效材料。但水模体在日常工作中使用不太方便,人们通常使用固体水或其他等效材料代替水。放射治疗中常用的模体有三种。

(一)标准模体

长、宽、高分别为 30cm 的立方体水模,主要用于医用电子直线加速器高能 X(γ)射线、电子射线束的吸收剂量的测量与比对。

(二)均匀模体

用固体水组织替代材料加工成的方形板块构成的一个立方体或构成一个类似于人体的外形体。通常使用的固体水板块为正方形,边长为 20cm 或 30cm,厚度为 0.1~5cm。这种模体常用于代替标准模体做直线加速器高能 X(γ)射线、电子射线束的吸收剂量和能量的常规检测,日常放射治疗的治疗保证与控制,放疗患者临床剂量及其剂量分布的验证等。

(三)人体等效模体

人体等效模体是使用与人体各种组织或器官(包括骨、肺、气腔等)近似等效的材料加工而成,类似于一个标准的人体仿真体。人体等效模体采用了多种组织替代材料模拟人体的肌肉、骨、肺和气腔等,仿真了等效的标准人体外形和组织或器官,又称为假人。这种模体主要用于放射剂量学研究,测量与评价患者某一部位、某种组织或器官的吸收剂量。

二、百分深度剂量

当射线入射人体或模体中时,人体或模体内吸收剂量将随深度而变化。影响这种变化的因素有:射线能量、组织深度、射野大小、源皮距等,因此了解这些影响因素对估算与评价人体内的吸收剂量是非常重要的。

(一)放射治疗物理学相关的名词

1. **放射源** 是指放射源前表面的中心,或产生辐射的靶面中心。对电子束而言,放射源点取在线束出射窗或其散射箔所在的位置。

2. **射野中心轴** 是指射线束的中心对称轴线。临床上一般用放射源中心和照射野中心的连线作为射野中心轴。

3. **等中心** 是指加速器等治疗机的准直器、治疗床和机架旋转轴线的公共交点。

4. **照射野** 是指射线束在等中心处照射野的截面积。临床剂量学中通常规定射线束在模体中 50% 同等剂量曲线所包绕的面积为照射野的大小。

5. **参考点** 是指模体表面下射线中心轴上某一剂量计算或测量的参考点。模体表面到参考点的深度为参考深度(d_0),对 400kV 以下 X 射线,参考点取在模体表面($d_0=0$);对高能 X 射线或 γ 射线,参考点取在模体表面下射野中心轴上最大剂量点的位置($d_0=d_m$),该位置随射线能量的变化而改变,并主要由射线能量而确定。

6. **校准点** 是指在模体中射线中心轴上指定的用于剂量校准的测量点。模体表面到校准点的深度为校准深度(d_c)。

7. **源皮距(SSD)** 是指放射源沿射野中心轴到模体表面的距离。

8. **源瘤距(STD)** 是指放射源沿射野中心轴到肿瘤几何中心的距离。

9. **源轴距(SAD)** 是指放射源沿射野中心轴到等中心的距离。

（二）百分深度剂量

百分深度剂量（percentage depth dose，PDD）定义为：在模体中射野中心轴上某一深度 d 处的吸收剂量 D_d 与参考点深度 d_0 处吸收剂量 D_0 之比的百分数，即

$$PDD = \frac{D_d}{D_0} \times 100\% \qquad (8\text{-}1)$$

图 8-1 为百分深度剂量定义的示意图。对深部 X 射线（$\leqslant 400\text{kV}_p$），其参考深度选择在模体表面（$d_0=0$）；而对高能 $X(\gamma)$ 射线，参考深度选在射野中心轴上最大剂量点深度处（$d_0=d_m$）。最大剂量点深度 d_m 随射线的能量增加而增加，对于钴 -60 产生的 γ 射线，最大剂量点深度在 0.5cm 处；对 6MV X 射线，最大剂量点深度在 1.5cm 处。

（三）剂量建成效应

剂量建成效应是指高能 $X(\gamma)$ 射线入射到人体或模体表面后百分深度剂量随着深度的增加而增加，当到达最大剂量点深度时，百分深度剂量达到最高（100%），这种现象称为剂量建成效应。从表面到达最大剂量点深度的区域称为剂量建成区，此区域内剂量随深度而增加。对高能 X 射线，一般都存在剂量建成区。

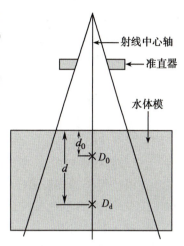

图 8-1　百分深度剂量定义

图 8-2 表示了各种能量 X 射线的剂量建成情况。从图中可以看到，能量增加时表面剂量降低，最大剂量深度随能量的增加而增加。剂量建成效应是放射剂量学中非常重要的一种现象，了解不同能量的 X 射线剂量建成特性，在肿瘤放射剂量学中评价患者不同深度处的剂量及其剂量分布尤为重要。

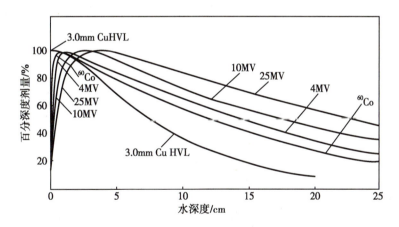

图 8-2　各种能量的 $X(\gamma)$ 射线百分深度剂量随深度的变化

剂量建成效应主要由以下物理过程所致：当高能 $X(\gamma)$ 射线入射到人体或模体表面时，与体表或皮下组织相互作用产生高能次级电子，这些次级电子通过电离与激发逐步传递和沉积能量。由于高能 $X(\gamma)$ 射线在体表处产生的高能次级电子不能满足电子平衡条件，次级电子传递和沉积较少的能量，导致体表较低的吸收剂量。随着深度的增加，电子平衡条件逐步满足，此时次级电子产生的吸收剂量将随组织深度的增加而增加。当达到次级电子最大射程深度时，电子平衡条件得到满足，这时次级电子产生的吸收剂量达到最大值（最大剂量点）。由于高能 $X(\gamma)$ 射线的强度随组织深度的增加而按指数和平方反比定律减少，造成产生的高能次级电子数亦随着深度的增加而减少，所以当达到最大剂量点之后，吸收剂量将随深度的增加而减少。如 8MV X 射线，$SSD=100\text{cm}$，照射野 10cm × 10cm，在 0.5cm、1.0cm、2.0cm、5.0cm、10.0cm 时，PDD 分别为 75.0%、93.0%、100.0%、89.5%、71.0%。

（四）影响百分深度剂量的因素

1. 百分深度剂量随射线能量的变化 当射线能量增加时，射线的穿透力增强，因此在射线中心轴同一深度上的百分深度剂量将增大，其吸收剂量也将随射线能量的增加而增大。如在 $SSD=100cm$，照射野 $10cm \times 10cm$ 时，用 6MV X 射线在 10cm 深度时，百分深度剂量为 67.6%；而用 15MV X 射线时，百分深度剂量可达 76.7%。从图 8-2 可见不同能量 X（γ）射线在组织中不同深度处的百分深度剂量。

2. 射野面积对百分深度剂量的影响 一般来说，同一深度上的百分深度剂量会随着射野面积的增大而增加。当射野面积很小时，由于散射的体积小，体表面下各点的剂量基本上是原射线造成的；当射野面积增大时，散射线增多，增加了散射线对该点剂量的贡献，所以该点的剂量随之而增加。但当照射野面积很大时，射野边缘的散射线对中心轴上的剂量贡献减少，因此，此时百分深度剂量会随射野面积的增加而变缓。百分深度剂量随着射野面积而改变的过程取决于射线的能量。低能时，由于向各方向的散射几乎相等，所以百分深度剂量随射野面积改变较大。高能时，由于散射线主要向前，所以百分深度剂量随射野面积改变较小。

在以往传统的放射治疗中，通常用列表的方法表示各种大小方形野的百分深度剂量随组织深度的变化，并通过查表的方式计算输出剂量（原称为处方剂量）。通过三维水箱测量获得的百分深度剂量表均使用的是方形野，但临床上经常使用矩形和不规则野，对这些野的百分深度剂量不能一一列表，因此需要进行对方形野的等效变换。射野等效的物理意义是：如果使用的矩形野或不规则野在其射野中心轴上的百分深度剂量与某一方形野的百分深度剂量相同时，该方形野叫作所使用的矩形或不规则形射野的等效射野。最精确的计算方法应采用原射线和散射线剂量分别计算。由于原射线贡献的剂量不随射野面积而变化，射野面积的大小和形状只影响散射线的贡献，因此射野等效的物理条件是对射野中心轴上诸点的散射贡献之和相等。但临床上经常使用简便的面积 / 周长比法估算等效射野。如果使用的矩形野和某一方形野的面积 / 周长比值相同，则认为这两种射野等效，即射野百分深度剂量相同。设矩形野的长、宽分别为 a 和 b，等效方形野的边长为 S，根据面积 / 周长比相同的方法有：

$$A/p = \left[\frac{a \times b}{2(a+b)}\right]_{矩形} = \left[\frac{S}{4}\right]_{方形}$$

即

$$S = 2ab/(a+b) \tag{8-2}$$

例如：对 $8cm \times 10cm$ 矩形野，利用式（8-2）求得其等效方野边长 $S=8.9cm$。

面积 / 周长比法只不过是一个经验公式，但在以往的临床实践中得到广泛的应用。对半径为 r 的圆形野面积与边长为 $1.8r$ 的方形野面积等效，即 $S=1.8r$。

在当今的放射治疗中，临床上加速器等治疗设备输出剂量的计算已经不再使用传统的百分深度剂量表，取而代之的是现代化的放射治疗计划系统（TPS）。TPS 可以精准地计算各种形状射野条件下的输出剂量。

3. 源皮距对百分深度剂量的影响 源皮距对百分深度剂量也有一定的影响，不同源皮距的百分深度剂量可以相互转换。一般情况下，在相同射野和深度上的百分深度剂量会随源皮距的增加而增加。

（五）百分深度剂量表的应用

百分深度剂量表是在一定条件下，在模体（一般为水）中经实测后而制成的，如表 8-1 所示。为使用方便，制成各种照射条件下（能量、照射野、深度及源皮距）的百分深度剂量表供选择使用。临床上无论用单野或多野结合照射，均由医师设计布野，并对各野进行靶区剂量分配后，经查百分深度剂量（PDD）表计算出各野的输出剂量，即：

$$D_m = D_T / PDD \qquad (8\text{-}3)$$

式（8-3）中，D_T 代表肿瘤的治疗剂量。

表 8-1　^{60}Co 百分深度剂量表（SSD=50cm）

治疗深度 /cm	照射野面积（cm×cm）							
	0	4×4	6×6	8×8	10×10	12×12	15×15	20×20
0.5	100	100	100	100	100	100	100	100
1	94.6	96	96.7	97.1	97.5	97.6	97.7	97.7
3	76.8	81.6	83.6	84.7	85.4	85.8	86.2	86.7
5	62.6	68.8	71.3	72.9	74	74.6	75.4	76.4
10	37.8	43.8	46.2	48.1	49.7	50.9	52.5	54.7
15	23.3	27.9	29.9	31.6	33.2	34.6	36.3	38.8
20	14.5	17.8	19.4	20.9	22.2	23.6	25.4	27.9

三、组织空气比

随着放射治疗技术的发展，源皮距照射技术（SSD）已经被等中心照射技术（SAD）所取代。在使用等中心照射技术进行放射治疗时，射线束的旋转中心点一般位于肿瘤靶区中心。当射线束的角度发生改变时，源皮距、入射野面积随之发生变化，使用百分深度剂量进行等中心照射技术的剂量计算就变得非常烦琐。为此放射治疗剂量学引入了组织空气比的概念。

（一）组织空气比

组织空气比（tissue air ratio，TAR）定义为：模体中射线中心轴上任一点吸收剂量 D_d 与没有模体时，空间同一位置上空气吸收剂量 D_{fs} 之比。即

$$TAR = \frac{D_d}{D_{fs}} \qquad (8\text{-}4)$$

图 8-3 为组织空气比的示意图。式（8-4）定义的组织空气比，在实际测量中会遇到极大的困难。对低能 X 射线，因电子平衡可以建立，空气中的吸收剂量可以精确测量；对高能 X 射线，电子平衡不能建立，空气中的吸收剂量将无法测量。尽管如此，组织空气比还是在理论上提供了一种等中心照射剂量计算的方法。

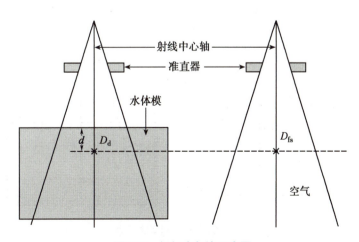

图 8-3　组织空气比示意图

（二）影响组织空气比的因素

1. 源皮距对组织空气比的影响　组织空气比是比较两种不同散射条件在空间同一点位置

上的剂量之比,因此组织空气比的一个重要物理性质是其值的大小与源皮距无关。这就使得在采用等中心照射或旋转照射治疗时,应用组织空气比进行处方剂量的计算变得非常方便。

2. 射线能量、组织深度和射野大小对组织空气比的影响 组织空气比随射线能量、组织深度和射野大小的变化非常类似于百分深度剂量。对高能 X(γ)射线,由于存在剂量建成效应,组织空气比在最大剂量深度以内随深度的增加而增大,在到达最大剂量点深度后,将随深度的增加而减小。临床剂量学中将最大剂量点处的组织空气比称为反散射因子,用 BSF 表示:$BSF=TAR(d_m)$。反散射因子反映了模体对剂量的影响。反向散射的大小取决于患者或模体的厚度、射线的能量及射野的大小和形状。

(三) 组织空气比与百分深度剂量的关系

百分深度剂量表达的是空间不同位置处的吸收剂量的相对变化,组织空气比则是空间相同位置处不同的吸收、散射条件下两点间的剂量之比。根据其定义,可以换算得到两者关系如下:

$$TAR(d,FSZ_d) = PDD(d,FSZ,f) \cdot BSF(FSZ) \cdot \left(\frac{f+d}{f+d_m}\right)^2 \tag{8-5}$$

四、组织最大剂量比

组织空气比克服了百分深度剂量用于等中心照射时剂量计算的困难,适用于任何源皮距的剂量计算,但组织空气比的一个主要缺点在于它必须测量出空气中计算点处的吸收剂量。随着射线能量的增加,需要在测量电离室上加大平衡帽的体积,电子平衡条件难以建立,这不仅使测量变得极为困难,而且会大大增加测量的误差。为解决上述问题,人们提出了组织最大剂量比的概念。

(一) 组织最大剂量比

组织最大剂量比(tissue maximum ratio,TMR)的定义为:模体中射野中心轴上任意一点的吸收剂量 D_d 与空间同一点模体中射野中心轴上最大剂量点处的吸收剂量 D_m 之比。

$$TMR = \frac{D_d}{D_m} \tag{8-6}$$

图 8-4 为组织最大剂量比的示意图。由于组织最大剂量比所涉及的两点剂量都是指模体内的吸收剂量,避开了空气中吸收剂量测量,因此解决了 TAR 测量的困难。TMR 受射线能量、射野大小以及随组织深度变化的影响情况与 PDD 和 TAR 相类似。

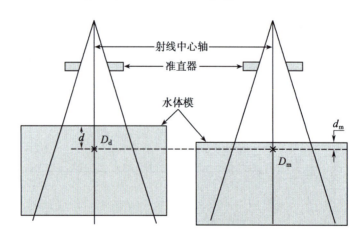

图 8-4　组织最大剂量比示意图

(二) 射野输出因子与模体散射因子

组织最大剂量比是基于模体中的测量,解决了等中心照射剂量计算上的问题,但模体的散射会对剂量的计算带来一定的影响。模体中任意一点的剂量为原射线和散射线剂量贡献之和。原射线是指从放射源射出的原始 X（γ）射线；散射线是指原射线与准直系统和模体相互作用产生的散射线。

由于原射线和准直系统的散射线对剂量带来的影响，射野输出剂量随射野增大而增加，描述这种变化关系的叫作射野输出因子（output factor，OUF）。它定义为射野在空气中的输出剂量与参考射野（一般为 $10\text{cm} \times 10\text{cm}$）在空气中的输出剂量之比。该射野输出因子就是准直器散射因子 S_c。射野输出因子一般是用电离室在空气中直接测量不同大小射野的剂量，与参考射野的剂量相除后得出。射野输出因子随射野大小的变化。

模体散射因子（S_p）定义为射野在模体中参考点深度处的剂量与准直器开口不变时参考射野在同一深度处剂量之比。实际上测量 S_p 比较困难，通常采用式（8-7）进行计算：

$$S_P(\text{FSZ}) = \frac{S_{C,P}}{\text{OUF}} = \frac{S_{C,P}}{S_C} \qquad (8\text{-}7)$$

式（8-7）中 $S_{C,P}$ 为准直器和模体产生的总散射因子，它定义为射野在模体中的输出剂量与参考射野在模体中的输出剂量之比。

（三）组织最大剂量比与百分深度剂量的关系

组织最大剂量比与百分深度剂量的关系可用式（8-8）表示：

$$\text{TMR}(d, \text{FSZ}_d) = \text{PDD}(d, \text{FSZ}, f) \cdot \left(\frac{f+d}{f+d_m}\right)^2 \cdot \left(\frac{S_P(\text{FSZ}_m)}{S_P(\text{FSZ}_d)}\right) \qquad (8\text{-}8)$$

五、等剂量分布与射野离轴比

百分深度剂量、组织空气比和组织最大剂量比等概念，主要用于描述射野中心轴上的剂量。但在实际工作中，除了要了解模体中射野中心轴上的剂量情况之外，还需要了解模体中射野中心轴以外空间诸点的剂量分布。临床上通常用等剂量曲线来描述射线在体内或模体中的剂量分布。

（一）等剂量曲线

将体内或模体中百分深度剂量或绝对剂量相同的点连接起来所构成的曲线称为等剂量曲线。图 8-5 示钴 -60γ 射线固定源皮距照射时平野的等剂量曲线。从图中可以看出 X（γ）射线等剂量曲线具有如下特点：①同一深度处，射野中心轴上的剂量最高，向射野边缘剂量逐渐减少。在加速器设计中，为了使在较大深度处剂量分布较平坦，均整器的设计有意使其中心轴两侧的剂量分布偏高一些。②在射野边缘附近（半影区），剂量随离轴距离的增加而逐渐减少。这种减少，一方面是由于几何半影、准直器漏射引起，另一方面是由于侧向散射的减弱引起。由几何半影、准直器漏射和侧向散射引起的射野边缘的剂量渐变区域称为物理半影，通常用 80% 和 20% 等剂量线间的侧向距离表示物理半影的大小。③射野几何边缘以外的半影区的剂量主要由模体的侧向散射、准直器的漏射线和散射线造成。④准直范围以外较远处的剂量则是由机头的漏射线所导致。

（二）射线能量对等剂量分布曲线的影响

射线能量不仅影响百分深度剂量的大小，而且还影响等剂量曲线分布的形状和物理半影的宽度。图 8-6 给出

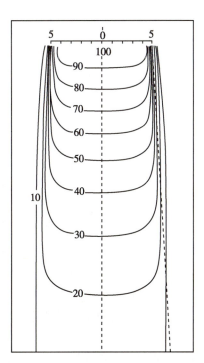

图 8-5　钴 -60γ射线固定源皮距照射时的等剂量分布

了三种不同能量射线的等剂量曲线,从图中可以看出:① 200kV X 射线的等剂量曲线在射野边缘出现中断,造成边缘剂量不连续,而钴 -60γ 射线及高能 X 射线则是连续的;②随着射线能量的增大,高剂量曲线逐渐下移,并且射野中心部分等剂量曲线由弯曲变得平直,这主要是因为高能 X 射线的散射主要向前的原因。

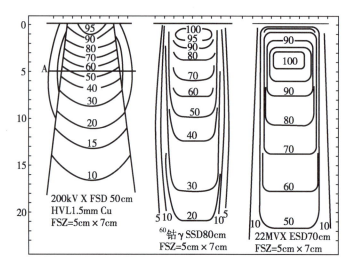

图 8-6　不同能量 X(γ)射线等剂量分布的比较

(三) 射野平坦度和对称性

射野平坦度和对称性是描述剂量分布特性的一个重要指标。射野平坦度通常定义为在等中心处(位于 10cm 模体深度下)或标称源皮距下 10cm 模体深度处,最大射野的 80% 宽度内,最大、最小剂量偏离中心轴剂量的相对百分数。按国际电工委员会(IEC)的标准,射野平坦度应好于 ±3%。为达到 10cm 深度处好的射野平坦度,在均整器设计和调整上,允许在模体近表面($d < 10cm$)深度处射野中心轴两侧有剂量"隆起"现象,但最大偏离不能超过 7%。在 80% 射野宽度范围内,取偏离中心轴对称的两点剂量的差值与中心轴上剂量比值的百分数称为射野的对称性,其大小不应超过 ±3%。

(四) 射野离轴比

射野离轴比(off-axis ratio,OAR)是等剂量曲线分布的另一种表述方法,它定义为射野内任意一点处的吸收剂量与射野中心轴上同一深度处的吸收剂量之比。射野离轴比反映了与射野中心轴垂直的射野截面内的剂量分布情况。影响射野中心轴百分深度剂量的因素有射线能量、组织深度、射野大小和源皮距;而影响射野离轴比的因素主要有源 - 准直器距离、准直器设计、加速器上均整器的设计、放射源的尺寸大小等。

六、楔形射野及剂量分布

楔形射野是放射治疗中常用的一种照射野。在临床上,为了获取比较理想的适合靶区的剂量分布,通常使用楔形板对射线束进行修整而形成楔形照射野。临床上常用的楔形板有两种:物理楔形板和动态楔形板。物理楔形板通常是由铅、铜或钢做成的实体;动态楔形板是通过加速器独立准直器在射野中驻留时间不等的运动而实现的,其等剂量分布达到楔形效果。

(一) 楔形野等剂量分布与楔形角

由于楔形板的作用,改变了平野在体内或模体中等剂量分布的形状,由原来的平直等剂量曲线变成倾斜一定角度的等剂量曲线。通常用楔形角表述楔形野等剂量曲线倾斜的程度。楔形角定义为在模体中 10cm 深度处的某一条等剂量曲线与中心轴垂直线的夹角。楔形角将随着入射线能量和深度的增加而减小。楔形角及楔形射野等剂量曲线分布如图 8-7 所示：

（二）楔形因子

楔形因子定义为加和不加楔形板时模体中射野中心轴上某一点处的剂量之比：

$$F_{w}=\frac{D_{dW}}{D_{d}} \qquad (8-9)$$

虽然楔形板改变了平野的剂量分布，降低了射野的输出剂量率，但楔形野的有关参数如百分深度剂量、组织空气比、组织最大剂量比等仍与平野时的相同；并且楔形因子也不随射野中心轴上的深度而改变。临床上常使用楔形因子计算楔形野剂量，有必要再定义一个楔形野的百分深度剂量。它定义为模体中楔形野中心轴上某一深度处的吸收剂量与无楔形板、相同射野大小时最大剂量点处的吸收剂量之比。

$$PDD_{w}=\frac{D_{dW}}{D_{m}}=\frac{D_{d}\cdot F_{w}}{D_{m}}=\frac{D_{d}}{D_{m}}\cdot F_{w}=PDD_{\Psi}\cdot F_{w} \qquad (8-10)$$

即：楔形野的百分深度剂量 PDD_{w} 等于相同大小射野的不加楔形板时平野的百分深度剂量 PDD_{Ψ} 与楔形因子 F_{w} 的乘积。

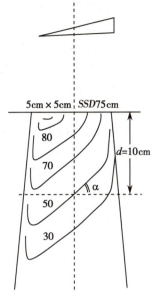

图 8-7　楔形角及楔形野等剂量曲线分布示意图

七、人体曲面和不均匀组织的修正

前面所介绍和定义的概念均是在理想模体中，这种模体通常是指均匀模体或标准水模体，它与实际人体存在一些差别：①形状和大小与人体存在差别。在理想模体中测量或计算的数据应用到具体的患者时，应该做校正。②模体组织替代材料的成分、密度与人体存在差别。人体主要由肌肉、脂肪、骨骼、气腔以及肺组织等组成，而理想模体只模拟人体的肌肉软组织。因此，将理想模体中获得的剂量分布用到实际患者时，对不同的组织就需要做不同的校正。

（一）人体曲面的校正

目前主要有 3 种方法进行人体曲面的校正：①组织空气比或组织最大剂量比法；②有效源皮距法；③等剂量曲线平移法。

（二）不均匀组织对剂量分布影响的校正

组织的不均匀性对剂量分布的影响可以归结为两类：①改变了原射线的吸收和散射线的分布；②改变了次级电子的注量分布。它们对剂量的影响取决于吸收剂量计算点所在的位置。位于不均匀组织后方的点，所受影响主要是原放射线衰减的改变；位于不均匀组织附近的点，主要是散射线的变化；位于不均匀组织中及组织界面处的点，主要是次级电子注量的改变。

人体不均匀组织对吸收剂量的影响主要有骨组织、肺组织和气腔。①骨组织：对低能 X 射线，光电效应占主要，骨的吸收剂量可能是相应软组织的几倍。但对高能 X（γ）射线，因康普顿效应占主要，射线在介质中的衰减主要依赖于介质的电子密度。骨的吸收剂量基本上与软组织相类似，随着能量的增加这种影响可以忽略。②肺组织：肺组织中的吸收剂量主要受肺密度的影响，肺组织中的剂量随着肺厚度的增加而增加，随着能量的增加而降低。但在较大块肺组织后界面软组织处，由于次级电子数减少，软组织吸收的剂量比用穿射衰减计算的剂量要低。③气腔：气腔对高能射线的影响一方面是由于在界面处缺乏电子平衡，使得位于气腔前、后壁组织的吸收剂量略有减少。另一方面，由于气腔的存在造成原射线衰减的减弱以及左、右腔壁散射线的存在，致使前、后壁剂量增加。两种效应产生的结果是当照射野相对气腔截面足够大时，气腔的存在不至于造成腔壁表面剂量低于原气腔时腔壁处的剂量。

(三) 组织补偿

1. 组织填充物 对于 200~400kV 的 X 射线,因最大计量点就在皮肤表面,因此可以直接将组织填充物放在患者皮肤的表面上(图 8-8b),其填充物材料可以使用薄膜塑料水袋、小米袋、石蜡等组织代替材料。但对高能 X(γ) 射线,其填充物必须远离皮肤,以保护射线的建成效应(图 8-8c,d),但如果组织填充物是用于修正剂量建成目的时,如使用高能 X 射线照射锁骨上区淋巴结时,填充物必须放在皮肤表面,而不能离开皮肤。

2. 组织补偿 为使用方便,通常组织补偿的材料不用组织替代材料,而使用金属如铜、铝、铅来代替,其形状和大小对放射线的作用应与被替代的组织填充物等效。组织补偿器有以下几个作用:①可以修正放射线束的倾斜。②修正身体表面的弯曲。③修正组织不均匀性的影响。④对不规则照射野,通过补偿器可以改善其剂量分布。补偿器的设计可以适合上述几个功能的任意一个或全部,从某种意义上讲,楔形滤过板就是一种特殊的一维组织补偿器,即可以用楔形板当作组织补偿器使用,因此可以利用设计制作楔形板的原理、步骤来制作组织补偿器。

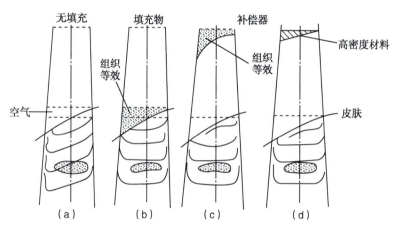

图 8-8 填充物和补偿滤过示意图

八、输出剂量的计算方法和实例

在传统的放射治疗中,人们常常将处方剂量定义为加速器等治疗设备的输出剂量。而在当今的放射治疗中,处方剂量通常是指医生给予肿瘤靶区的治疗剂量,将处方剂量定义为靶区剂量更为科学。目前,先进的三维放射治疗计划系统(TPS)已广泛应用于放射治疗中,依据靶区的处方剂量可以方便、快捷、准确地计算出各种治疗设备的输出剂量。为了掌握前面所学的剂量学的基本概念和方法,有必要介绍一下传统放射治疗中输出剂量计算的基本方法。

(一) 输出剂量的计算方法

在传统的放射治疗中,常常需要依据给予的靶区剂量 D_T 计算出治疗设备的输出剂量(原称为处方剂量)。输出剂量通常是指射野中心轴上最大剂量点处的剂量 D_m,单位为 cGy。加速器的输出剂量用 MU 来表示,MU 是加速器剂量仪的监测跳数;通常要将加速器在标准条件下进行绝对剂量校准,将加速器输出剂量标定成 1MU=1cGy。对钴 -60 治疗机,因照射时其剂量率是稳定的,通常用照射时间来表示输出剂量。

传统的常规放射治疗技术主要有 3 种:即源皮距照射(SSD)、等中心照射(SAD)和旋转照射(ROT)。SSD 照射技术,一般用百分深度剂量(*PDD*)和各种散射校正因子进行剂量计算;SAD 和 ROT 照射技术,则用组织最大剂量比(TMR)或组织空气比(TAR)和各种散射校正因子进行剂量计算。在放射治疗所采集的临床物理数据中,PDD 很容易测量并且精度较高,而 TMR 或 TAR 则很难测量或测量精度不高,一般经由 PDD 推算得出。因此,常使用推导公式,采用 PDD 数据进行各种照射方式的剂量计算。

常规照射时的剂量计算公式:设 FSZ 为模体表面的射野,FSZ_0 为机架等中心处的射野,FSZ_d 为深度 d 处的射野,FSZ_{dm} 为最大剂量点深度 d_m 处的射野,SSD 为放射源到模体表面的距离,SAD 为放射源到机架等中心的距离,SCD 为放射源到校正电离室的距离,d_m 为最大剂量点深度处的剂量,f 为源皮距,D_T 为肿瘤剂量。

SSD 照射:其输出剂量的计算公式为

$$MU = \frac{D_T}{PDD \cdot S_C(FSZ_0) \cdot S_P(FSZ_0) \cdot T_F \cdot W_F \cdot SSD_F \cdot C_{FQ} \cdot C_{FL}} \tag{8-11}$$

其中

$$FSZ_0 = FSZ \times \frac{SAD}{PDD}, SSD_F = \left(\frac{SCD}{SSD+d_m}\right)^2$$

式(8-11)中,PDD 为百分深度剂量;S_C 为射野输出因子;S_P 为模体散射因子;T_F 为托架因子;W_F 为楔形因子;SSD_F 为 SSD 因子;SSD 照射时,相对于上述剂量刻度方法,$SSD_F=1$;C_{FQ} 为人体曲面校正因子;C_{FL} 为肺组织不均匀校正因子;如果不考虑这些因素时,将这些因子都设为 1。

SAD 照射:其输出剂量的计算公式为

$$MU = \frac{D_T}{TMR(d, FSZ_d) \cdot S_C(FSZ_0) \cdot S_P(FSZ_d) \cdot T_F \cdot W_F \cdot SAD_F \cdot C_{FQ} \cdot C_{FL}} \tag{8-12}$$

其中

$$SAD_F = \left(\frac{SCD}{SAD}\right)^2$$

(二) 输出剂量的计算实例

例题 8-1　一肿瘤患者,以 ^{60}Co 进行照射治疗。设治疗机在距源 80.5cm 处,空气吸收剂量率 $\dot{D}_{fs}=150$cGy·min^{-1},照射野 10cm × 10cm 时,SSD=80cm,百分深度剂量 PDD=64.1%,反散射因子 BSF=1.036。试计算肿瘤深度 $d=8$cm,治疗剂量 $D_T=200$cGy 时,据此确定治疗机开机时间。

解:根据反散射因子的定义,体内最大剂量点处校准剂量率:

$$\dot{D}_m = \dot{D}_{fs} \times BSF = 150 \times 1.036 \text{cGy} \cdot \text{min}^{-1} = 155.4 \text{cGy} \cdot \text{min}^{-1}$$

则为达到 200cGy 的治疗剂量,在最大剂量点处的处方剂量:

$$D_m = \frac{D_T}{PDD} \times 100\% = \frac{200}{64.1} \times 100\% \text{cGy} = 312 \text{cGy}$$

治疗机开机时间:

$$T = \frac{D_m}{\dot{D}_m} = \frac{312}{155.4} \text{min} = 2.01 \text{min}$$

例题 8-2　一肿瘤患者,在 ^{60}Co 治疗机上应用等中心照射技术进行肿瘤治疗,已知源轴距 $SAD=80$cm,等中心点处照射野为 6cm × 12cm,没有模体存在时,在该点处 ^{60}Co 治疗机输出空气剂量率为 120cGy·min^{-1},射野 8cm × 8cm 时,组织空气比 TAR($d=10$cm,8cm × 8cm)=0.681,试计算肿瘤深度为 10cm,肿瘤剂量为 200cGy 时,^{60}Co 治疗机开机时间。

解:根据式(8-2),射野 6cm × 12cm 的等效方野边长:

$$c = \frac{2 \cdot a \cdot b}{a+b} = \frac{2 \times 6 \times 12}{6+12} \text{cm} = 8 \text{cm}$$

根据组织空气比的定义,靶区所在位置的空气吸收剂量:

$$D_{fs} = \frac{D_T}{TAR} = \frac{200}{0.681} cGy = 293.7 cGy$$

已知在该点处校准剂量率为：$\dot{D}_{fs} = 120 cGy \cdot min^{-1}$

由此计算治疗时间：

$$T = \frac{D_{fs}}{\dot{D}_{fs}} = \frac{293.7}{120} min = 2.45 min$$

第三节　高能电子射线射野剂量学

一、高能电子射线束的产生及物理特性

医用电子直线加速器是产生高能电子射线束的主要设备。根据加速器的原理，经加速和偏转后引出的电子线，束流发散很小，基本是单能窄束，必须加以改造才能用于临床。主要方法是利用散射箔，根据电子束易于散射的特点将其束流展宽，所用散射箔材料的原子序数和厚度要依据电子束的能量选择。散射箔可以有效地将电子束展宽到临床所需要的最大照射范围，电子束通过散射箔展宽后，先经 X 射线治疗准直器，再经电子束限光筒后形成治疗用照射野。

将单一散射箔改用为双散射箔系统，可进一步改善电子束的能谱和角分布。如图 8-9 所示，第一散射箔的作用是利用电子穿射时的多重散射将射束展宽；第二散射箔类似高能 X 射线系统中的均整器，增加射野周边的散射线，使整个射线束变得均匀平坦。使用双散射箔系统后，电子束限光筒不再使用通常采用的封闭筒壁式结构，而是改用边框式轻便易携的，此时边框式限光筒仅起到确定射野大小（几何尺寸）的作用。

高能电子射线束是一种带电粒子束流，具有有限的射程。当入射到体内或模体中时易于产生散射，导致体表处高剂量，随着深度的增加剂量骤减，它能有效地避免对靶区后深部组织的照射，这是高能电子束治疗最重要的剂量学特点。基于电子射线的上述特点，它主要用于治疗表浅或偏心的肿瘤和浸润的淋巴结。

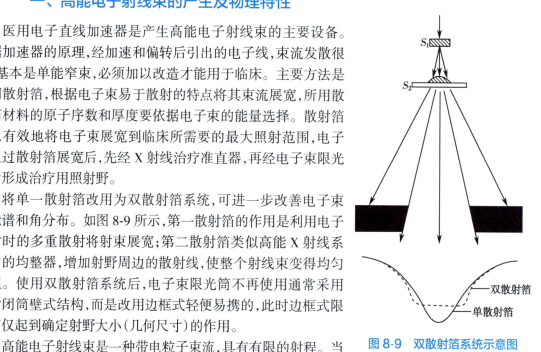

图 8-9　双散射箔系统示意图

二、电子线百分深度剂量

（一）百分深度剂量的基本特性

图 8-10 为典型的电子射线束百分深度剂量分布曲线，它主要分为四部分：剂量建成区、高剂量坪区、剂量跌落区和 X 射线污染区。高能电子线的剂量建成效果不明显，表面剂量一般在 75%~80% 及以上，并随能量的增加而增加；随着深度的增加很快达到剂量最大点，然后形成高剂量"坪区"。这是由于电子线在其运动轨迹上被散射后，单位界面上电子注量增加的结果。

从中心轴百分深度剂量分布曲线上可以了解到它的基本特性及有关参数。入射或表面剂量 D_s 以表面下 0.5mm 处的剂量表示；D_m 为最大剂量点的剂量；R_{100} 为最大剂量点的深度；D_X 为电子线中 X 射线的剂量；R_t（R_{85}）为有效治疗深度，即治疗剂量规定值处的深度；R_{50} 为 50% 的 D_m 或

半峰值深度(HVD);R_p 为电子线的射程,即百分深度剂量曲线上,过剂量跌落最低点的切线与 D_m 水平线交点的深度。高能电子线的剂量跌落用剂量梯度 G 表示,$G=R_p/(R_p-R_q)$,该值在 2.0 ~2.5。百分深度剂量曲线后部有一长长的"尾巴",这就是高能电子线的"X 射线污染",原因是电子线在经过散射箔、监测电离室、X 射线准直器和电子束限光筒装置时与这些物质相互作用,产生了 X 射线。对采用散射箔系统的医用电子直线加速器,6 ~12MeV 电子束的 X 射线污染水平为 0.5%~2.0%,12~20MeV 电子束的 X 射线污染水平为 2.0%~5.0%。

(二)影响电子线百分深度剂量的因素

1. 能量对百分深度剂量的影响 由图 8-11 可见,电子线百分深度剂量的分布随其能量改变的特点是随着能量的增加,表面剂量增加,高剂量坪区变宽,剂量梯度减小,X 射线污染增加,电子线临床剂量学的优点逐渐消失。表面剂量 D_s,在 4~6MeV 时为 75%,在 20~25MeV 时高于90%。能量越低,电子线越容易被散射,其散射角度就越大,剂量建成更快,建成距离更短。对于相同入射的电子注量,低能电子线的剂量跌落比高能电子线更迅速。鉴于高能电子线的上述特点,临床应用的最佳电子线能量应在 4~25MeV 范围之内。

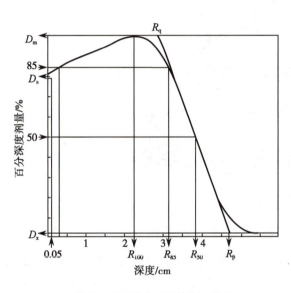

图 8-10 电子线百分深度剂量曲线

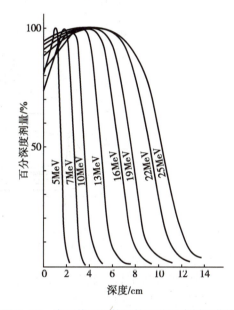

图 8-11 电子线不同能量的百分深度剂量曲线

2. 照射野对百分深度剂量的影响 当照射野较小时,中心轴百分深度剂量随着治疗深度的增加而迅速减小;当照射野增大时,较浅部位中心轴上电子的散射损失被照射野边缘的散射电子所补偿并逐渐达到平衡,其百分深度剂量不再随照射野的增加而发生变化。一般情况下,当照射野的直径大于电子束的射程 1/2 时,百分深度剂量随照射野的增大而变化极小。因此,低能时因射程短,射野对百分深度剂量的影响较小;但对高能电子束,因射程长,使用较小的照射野时,百分深度剂量随射野的变化较大。

3. 源皮距对百分深度剂量的影响 一般情况下使用电子线治疗时,限光筒和皮肤之间的距离留有 5cm 左右的间隙。由于患者照射部位体表的弯曲使摆位条件受到限制,特别是使用较大照射野时,必然会改变限光筒到皮肤之间的距离,从而造成源皮距的变化,这种变化会直接影响到百分深度剂量及其剂量分布。在使用电子束治疗条件下,百分深度剂量随源皮距变化的一般规律为:当源皮距增加时,表面剂量降低,最大剂量点的深度变深,剂量梯度变陡,X 射线污染略有增加,并且高能电子束比低能电子束变化更显著。鉴于百分深度剂量随源皮距变化的这一特点,临床应用时要尽可能地保持源皮距不变,否则应根据实际情况,测量出实际的百分深度剂量。

三、电子线等剂量曲线的分布

高能电子线等剂量曲线分布的显著特点是：随着治疗深度的增加，低值等剂量曲线向外扩张，高值等剂量曲线向内收缩，并随电子线能量的变化而改变。照射野的大小也对高值的等剂量曲线的形状有所影响，如图 8-12 所示。13MeV 的电子线，当其照射野由 3cm×3cm 变化到 20cm×20cm 时，其 90% 等剂量曲线的底部形状则由弧形逐渐变得平直。

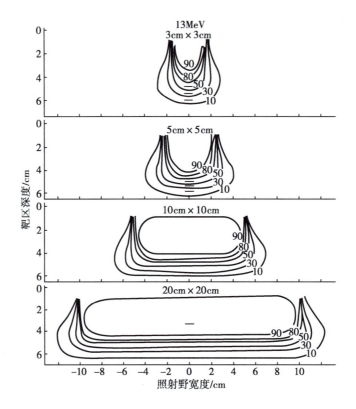

图 8-12　高能电子线等剂量曲线随射野大小的变化

导致电子线等剂量曲线分布特点的主要原因，是因为电子线易于散射的特性。对于不同类型、不同限束系统的治疗机，这些特点会有显著不同。限光筒下端面与患者皮肤之间的距离、患者体表的弯曲程度、电子束入射的方向等，都会影响到电子线等剂量分布曲线的形状。因此，在临床应用时要给予注意。

四、电子线射野的均匀性和半影

垂直于电子线射野中心轴平面的剂量分布可以用射野的均匀性和半影等参数来描述。如图 8-13 所示，通过 $0.5R_{85}$ 深度与射野中心轴垂直的平面[图 8-13（a）中的 B-B 横截面]为用于定义和描述电子线照射野的均匀性和半影的特定平面。电子线射野的均匀性用均匀性指数表示，其数值等于特定平面内 90% 与 50% 等剂量曲线所包括的面积之比。对 100cm^2 以上的照射野，此比值应 >0.7，其值为 90% 与 50% 等剂量曲线的边长之比 $L_{90}/L_{50} \geqslant 0.85$，同时应避免在该平面内出现峰值剂量超过中心剂量 3% 的剂量"热点"，它所包括的面积[即图 8-13（b）中的面积 a]的直径应小于 2cm。

电子线物理半影 P 定义为特定平面内 80% 与 20% 等剂量曲线之间的距离。一般情况下，能量低于 10MeV 的电子线，半影为 10~12mm；能量为 10~20MeV 的电子线，半影为 8~10mm。半影会随限光筒下端面到体表距离的增加而增大。

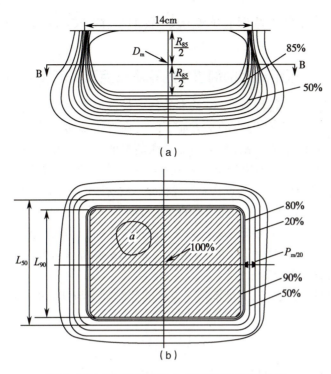

图 8-13　电子线射野均匀性和半影定义示意图

五、高能电子线输出剂量的计算

在临床工作中,准确地计算高能电子线的输出剂量非常困难,它不像高能 X 射线那样随着一些参数的变化呈现出一定的规律性,而是错综复杂。因此,计算高能电子线的输出剂量需要大量的实际测量工作来完成。

由于高能电子线具有一定的射程和易于散射等物理特性,再加上限束系统的影响,使得电子线的输出剂量随射野的变化规律变得非常复杂。比如,对每一个电子线限光筒,X 射线治疗准直器应取一个特定的位置,如果改变了 X 射线治疗准直器位置的设定,即便电子线限光筒不变,电子线的输出剂量率也会有较大的变化,特别是对低能电子线。另外,对使用不同尺寸大小的限光筒,高能电子线的输出剂量也会随之改变。所以在应用电子线治疗时,通常需要对所配置的电子线限光筒进行实际测量。目前在现代医用直线加速器中,电子线治疗模式下,均采用 X 射线准直器射野自动跟随系统,以便获得较好的电子线射野的平坦度和较稳定的输出剂量。

在临床实际应用中,使用高能电子线时要根据病变的深度选择需要的高能电子线的能量。一般来讲,电子线的有效治疗深度(厘米数)等于 1/3~1/4 电子线的能量(MeV)。选择好了能量以后,输出剂量的计算就不再根据病变的深度考虑百分深度剂量的影响,而只是考虑照射野大小对剂量的影响,即电子线射野输出因子。

第四节　近距离照射剂量学

近距离照射是将封装好的放射源,通过施源器或施源管直接放入患者的肿瘤部位进行照射。其基本特征是放射源贴近肿瘤组织,肿瘤组织可以得到较高的治愈剂量,而其周围的正常组织接受较低的辐射剂量。近十几年来,随着放射源、后装治疗机及治疗计划系统的发展,近距离照射技术得到了长足进步。目前,在临床上开展比较广泛的照射方式有腔内照射、组织间插植照射和粒子植入照射等。

一、近距离照射剂量学的基本特点及其剂量分布

与外照射相比,近距离照射剂量学最基本的特点是遵循平方反比定律,即放射源周围的剂量分布,是按照与放射源之间的距离的平方而下降。在近距离照射条件下,平方反比定律是影响放射源周围剂量分布的主要因素,基本不受射线能量的影响。在近距离照射中,一般不使用剂量均匀性的概念。因为靶区剂量分布按照平方反比规律变化,所以靶区内剂量不可能均匀。

近距离照射所使用的放射源多为点状源和线状源。放射源形状上的差异,使其周围的剂量分布具有不同的特点。对点状源,照射量率随距离的变化遵循平方反比定律。对线状源,在近源处,由于放射源轴向两端点到计算点的路径较长以及斜滤过厚度的增加,剂量衰减要大于按平方反比规律的衰减。当计算点距源距离增加且大于线状源长度的 2 倍时,线状源基本上按平方反比规律衰减。

(一)点状源剂量分布的计算

点状源被认为是各向同性的,其周围某一点处的照射量率与其源的距离的平方成反比,其计算公式是

$$\dot{X}=\frac{\Gamma \cdot A}{r^2} \tag{8-13}$$

式(8-13)中,Γ 为放射源的照射量率常数,它表示距密封源单位距离位置上,由单位活度的放射源产生的照射量率。r 为其某一点距离源的距离。A 为该源的放射性活度。

(二)线状源剂量分布的计算

对于一个长度为 L 的线状源,设其总活度为 A,与它相距为 r 处 P 点的照射量率可以看成是由组成该线状源的无数个点状源在该点形成的照射量的积分。将线状源分成无数个点状源,设其中一个长度为 dx,如图 8-14 所示。

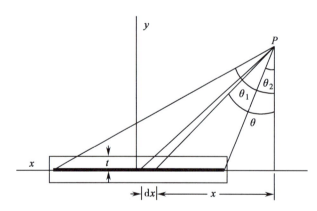

图 8-14 线状源剂量计算示意图

点状源 dx 在 P 点的照射量率为

$$\mathrm{d}I=\frac{A}{L} \cdot \Gamma \cdot \mathrm{d}x \cdot \frac{e^{-\mu \cdot t \cdot \sec\theta}}{r^2} \tag{8-14}$$

其中,$r=y\sec\theta$;$x=y\tan\theta$;$\mathrm{d}x=y\sec^2\theta \mathrm{d}\theta$

P 点的总照射量率为

$$I=\int_{\theta_1}^{\theta_2}\mathrm{d}I=\frac{A \cdot \Gamma}{L \cdot y}\int_{\theta_1}^{\theta_2}e^{-\mu \cdot t\sec\theta}\mathrm{d}\theta \tag{8-15}$$

式(8-15)中,Γ 为照射量率常数;t 为源的壁厚;μ 为放射源密封材料的线性衰减系数。

目前,近距离治疗使用的放射源趋向于微型化,可以视为点状源。线状源通常用点状源来模

拟,常用的方式为源步进运动,控制其在不同位置的停留时间。放射源在空气中任一点的照射量率考虑到当放射源植入人体后,周围组织对辐射的吸收和散射,利用常用 Meisberger 三次多项式校正法,就可以得到体内(模体内)一点的吸收剂量率。即

$$\frac{水中照射量}{空气中照射量}=A+Br+Cr^2+Dr^3 \qquad (8\text{-}16)$$

式(8-16)中,r 为距放射源的距离(1~10cm)。A、B、C、D 为不同放射性核素的多项式系数,这些系数通过查表可以获得。

二、腔内照射剂量学

腔内照射是将施源器通过人体的自然腔道放置于肿瘤体附近,对肿瘤体进行局部照射的一种放疗技术。该技术历经了百年的发展历史,并已建立起一套完整的剂量学体系。特别是近十几年来,由于后装技术的发展与广泛使用,使得腔内照射技术更加安全、可靠、完善。

腔内照射应用最广泛的是对妇科宫颈癌的治疗,而且疗效显著。宫颈癌腔内照射的范围一般包括宫颈、宫体及宫旁组织,而盆壁组织一般采用体外照射。妇科肿瘤腔内照射所采用的施源器有两种,一种是植入宫腔内,称为宫腔管;另一是植入阴道内,紧贴在宫颈部,称为阴道容器。宫颈癌的治疗始于 20 世纪初的腔内镭疗,随后逐步发展。其剂量学系统可分为传统腔内放疗剂量学系统和现代 ICRU 剂量学系统。

(一)传统腔内照射的剂量学体系

传统(或经典)的腔内照射方法主要有三大系统,即斯德哥尔摩系统、巴黎系统和曼彻斯特系统。

斯德哥尔摩系统的特点是采用较高强度的放射源进行分次照射。该系统的施源器为不同长度的宫腔管和不同宽度的阴道容器以包绕宫颈。典型的治疗模式是共照射 2~3 次,间隔约 3 周,每次治疗时间为 20~24h。其曾被称为"大剂量率、短时间"分次治疗。

巴黎系统的特点是采用低强度的放射源进行连续照射。宫颈管内为串接的镭 -226 放射源,阴道容器为 3 个独立的球形容器,中间的对着宫颈口,两侧的贴在穹隆,中间以弹簧条支撑。总治疗时间为 6~8d。后经改进,总治疗时间约为 3d。

上述两种系统的剂量计算方法,基本是以毫克镭小时(mgRa·h)为单位,即放射源的总强度(毫克镭当量)与治疗时间的乘积。

曼彻斯特系统是基于巴黎系统发展建立起来的,如图 8-15 所示。根据宫腔的不同深度和阴道的大小,分别为长、中、短 3 种宫腔管和大、中、小尺寸的阴道卵形容器。临床治疗中,是以 A 点和 B 点作为剂量参考点。A 点是指宫颈口上方 2cm,宫腔轴线旁 2cm 的位置;B 点为过 A 点横截面并距宫腔轴线旁 5cm 的位置(A,B 点也有按相对施源器位置来确定的)。其治疗方式为分 2 次照射,每次约 72h,间隔 1 周,总照射的时间为 140h,A点"剂量"(照射量)约为 8 000R。至今,曼彻斯特系统所提出 A、B 点的概念,仍然为世界各国的许多治疗中心所广泛使用。

(二)ICRU 腔内照射的剂量学体系

传统的腔内照射剂量学体系是基于"点"剂量的评价方法,现实中仅靠点剂量来评价一个

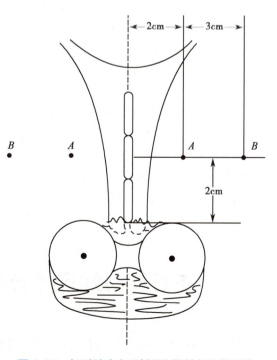

图 8-15 妇科肿瘤内照射曼彻斯特剂量学系统

治疗系统是不充分的,还需要了解其体内治疗区的剂量分布情况。随着后装机及其治疗计划系统(TPS)的发展与应用,使得人们能够准确了解每位患者腔内的解剖结构及照射的剂量分布。正是基于这些考虑,国际辐射单位和测量委员会(ICRU)发布了第 38 号报告,对妇科腔内照射剂量学的有关概念作了详细的论述和介绍。

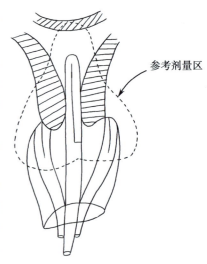

参考剂量区

图 8-16 宫颈癌腔内治疗参考剂量区示意图

腔内照射的剂量学模式,除了像外照射那样定义靶区、治疗区等以外,ICRU 建议还应该根据临床治疗的要求定义一个参考区,如图 8-16 所示。参考区是指参考等剂量曲线面所包绕的范围。参考等剂量线面定义为处方剂量所在的等剂量线面。妇科腔内照射宫颈癌的参考区应包括宫体的大部分、整个宫颈、宫旁组织和阴道上 1/3 部分。由于患者个体局部解剖和肿瘤期别的差异,参考区的大小也应根据具体的患者来确定。与传统的腔内照射剂量学系统点剂量表示方法相比,ICRU 系统提出了参考区的概念和定义,并以参考区内剂量分布的表示方法更科学、合理。ICRU 推荐的方法即 ICRU 系统在宫颈癌腔内照射的剂量规定等方面已有很大的进展,也是当前较好的治疗系统。

为了便于不同的放射治疗中心对宫颈癌的腔内放射治疗具有统一、规范、准确的剂量学描述,ICRU 系统要求,剂量学的描述应该包括治疗技术、放射源的强度、参考区的定义及参考点的剂量。根据经典低剂量率的治疗经验,宫颈癌治疗参考剂量值一般为 60Gy。对高剂量率($>12Gy \cdot h^{-1}$)治疗模式,应考虑不同时间 - 剂量因子的影响,给出相应的等效剂量值。

三、组织间照射剂量学

组织间照射亦是近距离照射的一种方法,也称为插植照射。它是根据靶区的形状和范围,将一定规格的多个放射源按特定的排列规则,直接插植入肿瘤部位,对肿瘤部位进行高剂量照射。为了使肿瘤部位获得满意的剂量,必须根据放射源周围的剂量分布特点,按一定的规则排列放射源。多年来,许多物理学者致力于这方面的研究,建立了一些为临床所能接受的剂量学系统和治疗原则。当前应用较广泛、具有较大影响的治疗系统是曼彻斯特系统和巴黎系统。

四、粒子植入照射剂量学

粒子植入照射是近十几年来发展起来的一种近距离照射技术。它是通过微创方式将多个封装好的具有一定规格、活度的放射性同位素粒子,经施源器或施源管直接放到人体肿瘤组织内对其高剂量照射的一种方法。它具有精度高、创伤小、并发症低等优点。临床上为了达到比较理想的靶区剂量分布,要求放射源的排列具有一定的规则。随着计算机技术及三维治疗计划系统的发展,使得粒子植入的位置更加准确,靶区剂量分布更加理想,效果也更加明显。目前粒子植入治疗技术在肿瘤放射治疗中占有一个重要的位置。

第五节 放射治疗计划设计的基本剂量学原则

放射治疗计划设计是放射治疗过程中非常重要的一个环节,它是制定一个患者放射治疗方案的全过程。它包括对患者肿瘤部位图像信息的采集、重建;肿瘤靶区及危及器官的勾画;肿瘤靶区处方剂量和危及器官限值剂量的给予;照射技术的选择;布野的方式、原则及各野剂量权重的配比;肿瘤靶区剂量和危及器官剂量的计算和优化;治疗计划的评估及确认等。临床上设计放射治疗计划的基本剂量学要求是:①肿瘤靶区剂量准确;②肿瘤靶区剂量分布均匀;③布野应合理、尽可能提高靶区剂量,降低正常组织或危及器官的受照剂量和范围;④保护好肿瘤周围重要器官免受不必要的照射。

一、放射治疗计划的设计

目前,放射治疗已经进入"精确"治疗的时代。传统的放射治疗计划设计只是通过查 PDD、TMR 等参数表的方式计算出治疗设备的输出剂量。这些方法虽然是放射治疗剂量学的基础,但在遇到肿瘤靶区形状比较复杂的情况时,在不规则照射野下,输出剂量的计算变得异常复杂,计算精度难以保证,也无法满足现代精确放疗的需求。随着放射治疗技术及计算机技术的发展与进步,放射治疗计划系统(treatment planning system,TPS)应运而生,现已成为现代放射治疗中不可或缺的重要组成部分。它是专门用于放射治疗计划设计的一种工具,是集图像采集与处理、剂量计算、计划评估、图像及计划传输等多种功能于一体的计算机系统。

在当今的放射治疗中,患者的放射治疗计划都是在 TPS 上完成的。放射治疗计划设计通常是由放疗医师和物理师共同完成。放疗医师提出治疗目标和要求,物理师通过一切技术和手段去实现。放射治疗计划设计是实现这一过程的关键,它是一个不断量化和优化的过程,主要包括 5 方面:① CT/MRI/PET 等图像的输入与处理;②肿瘤靶区及危及器官的勾画;③对肿瘤靶区剂量及其分布、危及器官及其限量、处方剂量给予的方式等剂量学参数的要求;④肿瘤靶区剂量和危及器官剂量的计算和优化;⑤计划评估与确认以及计划执行中误差的分析等。

放射治疗计划的设计应始终遵循"在给予肿瘤靶区足够高的治愈剂量的同时,要尽可能地减少周围正常组织或危及器官所受剂量"这一原则。设计一个患者治疗计划的过程,就是利用 TPS 软件模拟加速器等治疗设备对患者的照射,通过选择能量、射野数量与角度、射野形状与大小、剂量比等参数,不断优化肿瘤靶区剂量、危及器官剂量及其分布,尽可能获得满意的剂量分布,评估靶区剂量和危及器官剂量的优化结果,最终确定患者的治疗方案,给出加速器的治疗参数、输出剂量等。

二、放射治疗计划的评估与验证

放射治疗计划设计完成后,需要对计划进行科学的评估与验证,才能保证计划安全、有效的实施。

(一)计划评估

现代的 TPS 都具有强大的计划评估功能,帮助放疗医师和物理师评估计划设计的结果。评估一个计划的优劣并不是依据某一项指标,而是需要综合考虑诸多方面的因素,甚至需要在相互矛盾的两方面中互相取舍,最终确定出比较合理的治疗方案。下面就靶区剂量及其分布、危及器官所受剂量、计划可执行性等方面做简要说明。

靶区剂量:给予肿瘤靶区足够高的照射剂量,是放射治疗的根本目的所在。因此,评价一个计划时,最优先考虑的即是肿瘤靶区所获得的剂量学结果。除了可以利用等剂量曲线分布直观地评价肿瘤靶区是否被某一特定的等剂量线(例如 95% 的处方剂量)所包绕外,还需要对肿瘤靶区内剂量分布的均匀性和靶区的适形度进行评价。靶区的均匀性和适形度通常用均匀性指数(homogeneity index,HI)和适形指数(conformal index,CI)来表示。均匀性指数反映了肿瘤靶区内所受剂量是否均匀,其数值越小,说明靶区内剂量分布越均匀。肿瘤靶区剂量是否均匀是评价靶区剂量分布优劣的一项重要指标。适形指数反映了某一参考剂量分布与肿瘤靶区形状的适形度,CI 值越接近于 1 表明适形度越好。

危及器官受量:在放射治疗计划中,不但要评价肿瘤靶区的剂量,还要对靶区周围所涉及的危及器官所受剂量进行评价。通常将这些危及器官分为串型组织和并型组织两种类型,不同类型的器官,需要用不同的剂量学指标去评估其可能出现的风险。①串型组织:这些器官其放射并发症发生的概率主要取决于所受的最大剂量。因此在评估其发生放射性损伤的概率时,应主要考察其所受的最大剂量。人体比较有代表性的串型组织有脊髓、脑干等。②并型组织:这些器官其放射并发症发生的概率主要取决于其受照射的体积和平均剂量。所以在评价并型组织发生放射性损伤的概率时,应主要考察其受照射体积和平均剂量。人体比较典型的并型组织有肺、肾脏等。

在评估一项放射治疗计划时,除了上述提到的剂量学指标外,还需要从其他角度综合考虑计划的合理性和可执行情况。比如患者治疗时体位是否合理,摆位的重复性是否好,计划中所涉及的机器参数是否超出了治疗机本身的参数限制,计划执行的效率是否合理等。

(二)计划验证

放射治疗计划剂量学验证是临床工作的一部分,它主要是使用模体和剂量测量工具验证 TPS 计划中剂量计算和输出的准确性。尽管 TPS 在临床使用前已经过一系列的验证,证实了 TPS 剂量计算的准确性。但在实际放射治疗中,对某些复杂的治疗计划应该进行临床剂量学验证。只有这样,才能保障患者的治疗安全与可靠。

剂量学验证主要包括绝对剂量验证和相对剂量验证两方面内容。绝对剂量验证是验证 TPS 计算的某一位置上的"点剂量"是否与实际治疗时一致;相对剂量验证是验证 TPS 计算的某一层面上的"剂量分布"是否与实际治疗时一致。通常的验证方法是将一个设计好的计划移植到一个模体上,在 TPS 中计算出某一位置或某一层面上的剂量及其剂量分布;再将模体移置到治疗设备上,利用该计划进行照射,测量出该模体相同位置和层面上的剂量及其剂量分布,与其计算结果进行比较。

绝对剂量验证常用的测量工具是电离室型剂量仪。目前,电离室是绝对剂量测量最可靠和准确的方法。放射治疗中常用的电离室尺寸是 $0.6cm^3$,它常用于常规治疗计划中的绝对剂量验证。对于调强计划,由于调强射野内会形成陡峭的剂量梯度,建议选择较小尺寸的电离室(如 $0.1cm^3$)进行绝对剂量的验证。

相对剂量验证常用的测量工具是胶片剂量仪和二维电离室或半导体矩阵。胶片剂量仪作相对剂量测量具有分辨率高、可逐点连续测量等优点,但受到冲洗条件等的限制,并且操作也比较复杂,所以在临床上应用得比较少。二维电离室或半导体矩阵作相对剂量测量具有响应快、使用方便,并在一次照射中即可获得某一治疗平面的剂量分布信息,几分钟就可以给出验证结果,所以在临床上得到广泛的应用。

小结

肿瘤放射治疗剂量学的本质是电离辐射与人体或人体组织模拟体相互作用所形成的辐射能量的吸收、传递的定量表达。通过剂量学参数可以对肿瘤放疗时所形成的肿瘤剂量给予、剂量分布进行定量计算。肿瘤放射治疗剂量学体系依据所实施的肿瘤放疗的方法、选择的射线类型不同而不同。肿瘤放射治疗时的剂量计算是个性化的,这与不同放射治疗机的结构及剂量输出参数有关,与剂量计算采取的数学模型有关,与患者需要治疗的靶区范围内的组织结构、器官构成的个体化差异相关。图 8-17 为本章的思维导图。

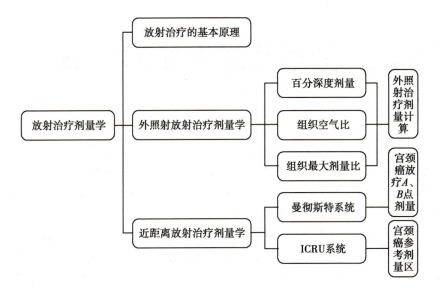

图 8-17　第八章思维导图

思考题

1. 外照射与内照射有何不同?
2. 简述影响百分深度剂量的因素。
3. 简述电子射线束百分深度剂量分布曲线的特征。
4. 简述剂量建成效应的概念及其在肿瘤放射治疗中的作用。
5. 简述临床上设计放射治疗计划的基本剂量学要求。

（王鹏程　曹希明）

第九章　放射线对人体的影响

随着人类健康意识的增强,放射线对人体的辐射风险日益受到关注。人类受到照射的辐射源有两类,即天然辐射源和人工辐射源。天然辐射又叫天然本底照射,是人类受到天然存在的各种电离辐射的照射,是人类受到电离辐射的最主要来源。人工辐射主要包括医疗照射及其他人类生产、生活所产生的放射性照射。医疗照射来源于 X 射线诊断检查、核医学诊断以及放射治疗。随着医用放射性和放射性核素检查诊断设备和放射性治疗设备应用的增多,接受放射性检查以及放射治疗的人群逐年增加,医疗照射已成为人类受到人工照射的主要来源,在医疗照射中,以诊断为目的的照射又占主导地位。

第一节　放射线的生物效应

机体受到电离辐射后产生复杂的化学和生物学变化,由此造成生物组织细胞和生命各系统功能、调节和代谢的改变,称为辐射生物效应。辐射生物效应的发生是一个非常复杂的过程,从能量吸收到组织或器官的损伤有其特有的原发和继发反应,包括分子水平破坏(DNA 链断裂、酶的破坏),细胞、组织器官的破坏与死亡,机体的损伤,代谢失调以及病理形态的改变等。研究放射线的生物效应,其目的是保护自身及其他物种免受电离辐射的有害影响,并提供一个适宜的辐射防护标准,在应用中最大限度地获得利益。

一、放射生物学基础

射线作用于机体后,以直接作用和间接作用的方式使细胞分子发生反应,造成其损伤。电离辐射的能量直接沉积于生物大分子,引起生物大分子的电离和激发,破坏机体的核酸、蛋白质、酶等具有生命功能的物质,这种直接由射线造成的生物大分子损伤,称为直接作用(direct effect)。而当射线能量通过扩散的离子以及射线作用于机体水分子产生的多种自由基与生物分子作用,引起生物分子的损伤,称为间接作用(indirect effect)。机体含水量达到 70% 以上,放射线作用于人体后,大量的辐射能量转移到水分子,产生大量活性基团,这些活性产物作用于生物大分子产生生物学损伤,故间接作用在引起生物大分子损伤中具有实际意义。

(一)靶学说和靶分子

基于电离辐射直接作用的靶学说(target theory)认为,生物效应的发生是由某些细胞或生物大分子内的敏感结构(靶)被电离辐射击中引起的。其基本点包括:①生物结构内存在对辐射敏感的部分,称为“靶”,其损伤将引起某种生物效应;②电离辐射以光子和离子簇的形式撞击靶区,是一种随机过程,击中概率遵循泊松分布;③单次或多次击中靶区可产生某种辐射生物效应。主要的靶学说“击中”模型有①单击效应:生物大分子或细胞的敏感靶区被电离粒子击中一次即足以引起生物大分子的失活或细胞的死亡,称为单击效应,其存活概率是剂量的指数函数。②多击效应:有些生物大分子和多数细胞的剂量存活曲线不呈指数下降,其靶区需要受到 2 次或 2 次以上的击中才会失活,叫多击效应。③单靶与多靶模型:生物大分子或细胞中存在一个辐射敏感的靶区,属单靶模型。若存在两个以上辐射敏感的靶区,属多靶模型。有些放射生物学现象难以用单靶击中模型来解释,若用多靶模型计算剂量存活曲线,则与实际结果一致。

靶分子的本质研究比较关注的是基因组和生物膜。基因组 DNA 作为电离辐射重要的靶分子,已得到许多实验室的支持。DNA 双链断裂模型认为电离辐射诱发的许多细胞效应均与 DNA 双链断裂有关,包括细胞存活、染色体畸变、致癌、易位、遗传突变等。生物膜包括质膜、核细胞器(线粒体、溶酶体等)膜等,具有重要的生物功能。膜学说认为,作为电离辐射作用的靶分子,生物膜对电离辐射比较敏感,损伤表现为膜通透性的改变,继而从细胞内释放非必需和有害的分子,破坏代谢平衡,导致细胞死亡。

(二) DNA 的损伤与修复

所有哺乳类动物细胞的内部都具有一个有功能的核,有核膜与胞质分开,辐射对膜和胞质内的亚细胞成分有一定的损伤作用,但最敏感的是核本身和核仁。

1. DNA 损伤的类型 DNA 分子中特定的核苷酸顺序蕴藏着大量的遗传信息。DNA 双螺旋结构受到电离辐射后,结构破坏的类型包括 DNA 链断裂、氢键断裂和碱基损伤、分子交联。

DNA 链断裂是电离辐射损伤最常见和主要的形式。射线的直接和间接作用均可使脱氧核糖分子破坏、磷酸二酯键断开、碱基破坏或脱落等导致 DNA 链断裂。水在射线作用下分解产生水合电子、羟自由基和氢自由基,DNA 断裂主要与羟自由基(HO·)的作用有关。DNA 双链中一条链断裂者称为单链断裂(single strand break,SSB),两条链在同一处或相邻处断裂者称为双链断裂(double strand break,DSB),包括 DNA 双链相隔少于 3 个核苷酸部位的断裂,如断裂发生在同一个碱基对上则为同源性断裂,反之则为异源性断裂,后者更多见,如图 9-1 所示。

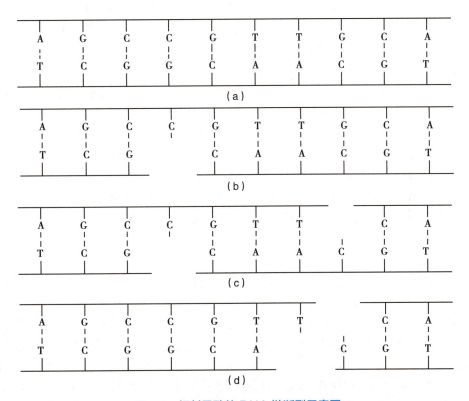

图 9-1 辐射导致的 DNA 链断裂示意图
(a)正常 DNA 双链;(b)单链断裂;(c)双链断裂,断点分离较远;
(d)双链断裂,断点相隔少于 3 个核苷酸。

DNA分子的两条多核苷酸链按碱基互补配对原则,由氢键连结而成。在充氧情况下,射线作用生成的羟自由基(HO·)使DNA结构上的氢原子抽离,使碱基呈现自由"裸露"状态。碱基损伤的变化:①碱基环破坏;②碱基脱落丢失;③碱基替代,即嘌呤碱被另一种嘌呤碱替代,或嘌呤碱被嘧啶碱替代;④形成嘧啶二聚体等。4种碱基的辐射敏感性:胸腺嘧啶(T)>胞嘧啶(C)>腺嘌呤(A)>鸟嘌呤(G)。

电离辐射后,通过自由基在碱基之间或碱基与蛋白质之间形成共价键,产生DNA分子交联(cross-linking),包括DNA-DNA链间交联、DNA-DNA链内交联以及DNA-蛋白交联(DNA protein cross-linking,DPC),导致DNA正常分子结构的破坏。DNA-DNA链间交联即一条DNA链上的碱基与另一条DNA链上碱基以共价键结合,在DNA的辐射损伤中,DNA-DNA链间交联较少发生。DNA链间交联与DNA链断裂相互竞争,在干燥及含水较少时(25%)DNA中链间交联发生率较高,随着水分子的增加DNA链断裂发生率上升,而链间交联发生率下降。DNA-DNA链内交联即同一条DNA链上的两个碱基相互以共价键结合,紫外线照射能引起较多的DNA链内交联,而电离辐射引起的二聚体形成效应较小。DPC即DNA与蛋白质以共价键结合,羟自由基是导致DPC产生的最有效的自由基,水合电子和氢自由基几乎不起作用。氧效应和温度对DPC的形成有一定的影响。

2. DNA损伤的修复 DNA分子受到电离辐射作用以后,其结构和功能受到破坏,若得不到及时修复,则必将引起遗传信息功能的错误表达。绝大多数正常细胞都能修复单链断裂,且修复的速度和效率很高。修复速率除依赖于温度外,还和时间呈负指数关系,在照射后即刻开始修复,以后逐渐减慢,一般在1h内修复可达90%,半修复时间为10~40min。双链断裂的修复可分为快修复和慢修复两个阶段,快修复的半修复时间为十分钟至数十分钟;而慢修复的半修复以小时计算,并且不同细胞间修复水平差异很大。

DNA修复机制非常复杂,使机体得以保持遗传特性和功能的相对稳定。DNA修复的主要途径有:①回复修复,是细胞对DNA某些损伤修复的一种简单方式。在单一基因产物的催化下,直接将遭受破坏的DNA或核苷酸还原,一步反应即可完成,不需要另一条链作为修复的模板,修复特异性高,较少发生错误。②切除修复,将损伤的区域切除,然后用正确的来替代,需要多种酶参加。主要有两种切除修复方式:碱基切除修复(base excision repair,BER)和核苷酸切除修复(nucleotide excision repair,NER)。BER用来清除并修复异常的、不该出现的碱基。NER主要修复那些影响区域性染色体结构的DNA损害。BER切除修复的基本步骤,如图9-2所示。修复包括:识别→切除(碱基切除和核苷酸切除)→修补→再连接。切除修复有3个特点,即准确、无误、正确修复。③重组修复,即当DNA双链发生严重损伤时,即两条链同时受到损伤,或单链损伤尚未修复就发生了复制,造成相应损伤部位的新链DNA复制缺乏正确模板,这时需要重组酶系将另一段未受损的双链DNA移到损伤位置附近,提供正确的模板,因修复机制是通过重组,故称为重组修复。DNA重组修复基本步骤(图9-3)包括:复制→重组→修复复制。④SOS修复,是细胞处于危急状态下发生的一种修复。细胞DNA受到损伤或复制系统受到抑制的紧急情况下,为求生存而出现的应急效应。修复过程是在损伤信号诱导下发生的,又称可诱导的DNA修复。修复过程中容易发生错误,故称易错修复。⑤错配修复(mismatch repair,MMR),是在碱基配对出现错误的DNA分子中,系统依据"保存母链,修正子链"的原则,找出错误碱基所在的DNA链,使正常核苷酸序列恢复的修复方式。错配修复是生物维持生命、保持物种稳定的一项重要功能。

总之,DNA结构的辐射损伤在细胞的突变、致癌机制中起着重要作用,与细胞死亡及老化等过程亦有密切关系。另一方面,DNA损伤和修复规律在肿瘤放射治疗中有重要的应用价值,可以有选择地加重肿瘤细胞的DNA损伤,抑制其修复,增强疗效。

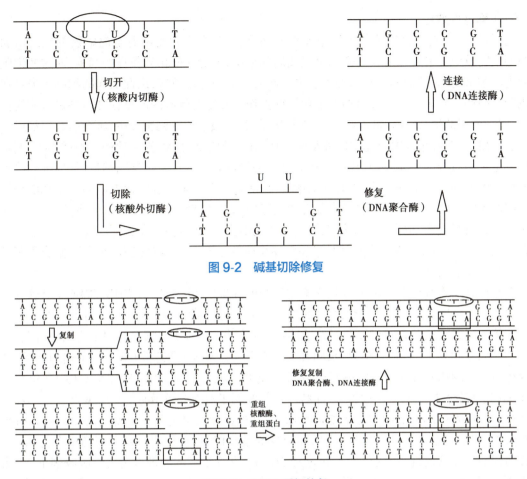

图 9-2 碱基切除修复

图 9-3 DNA 重组修复

（三）细胞辐射敏感性

自然界的各种生物在受到电离辐射作用后都表现出一定的损伤。但同一剂量引起损伤程度有很人差异,或者说,引起同一水平的效应所需的剂量高低存在很大差异,即辐射敏感性差异。电离辐射导致的损伤都是以细胞的损伤为基础。辐射可引起细胞凋亡或有丝分裂死亡,总的来说,细胞凋亡与辐射敏感性之间存在相应的关系,若辐射引起的细胞凋亡占主导地位,则认为细胞对辐射较敏感。细胞的辐射敏感性与不同细胞类型、不同细胞周期、不同亚细胞结构、不同发育阶段密切相关。

人体组织不同类型细胞的辐射敏感性,受细胞耗氧水平、辐射致 DNA 损伤后修复能力、分裂细胞数量、细胞周期中细胞的分布及凋亡等因素影响。肿瘤细胞对辐射的敏感性有明显差异,对射线高度敏感的有恶性淋巴瘤、精原细胞瘤、肾母细胞瘤等;中度敏感的有鳞状上皮癌、分化差的腺癌,脑胶质瘤等;抗辐射性的有恶性黑色素瘤、软骨肉瘤等。不同细胞有不同辐射敏感性,同样,细胞在不同细胞周期其辐射敏感性也不同。有丝分裂(M 期)细胞对辐射很敏感,较小剂量即可引起细胞死亡或染色体畸变,使下一代子细胞死亡。在间期细胞中,G_2 时相相对辐射最敏感,其次为 G_1 时相,而 S 时相相对不敏感。同一细胞的不同亚细胞结构的辐射敏感性有很大差异,细胞核的辐射敏感性明显高于胞质。另外,辐射敏感性随着个体发育过程而逐渐降低,妊娠的最初阶段最敏感,出生后幼年比成年高,老年相对不敏感。

二、辐射生物效应分类

国际放射防护委员会(ICRP)1990 年建议书(60 号出版物)将辐射生物效应分为确定性效应(deterministic effects)和随机性效应(stochastic effects)两类。

(一) 确定性效应

确定性效应,是指辐射诱导的细胞死亡或功能障碍,严重程度随着电离辐射剂量的增加而增加的生物效应。射线照射人体全部组织或局部组织,若能杀死相当数量的细胞,而这些细胞又不能由活细胞的增殖来补充,则这种照射可引起人类的确定性效应,由此引起的细胞丢失可在组织或器官中产生临床上可检查出的严重功能性损伤。确定性效应的严重程度与剂量呈非线性关系,存在一个阈剂量(threshold dose)。低于阈剂量时,因被杀死的细胞较少,不会引起组织或器官的功能性损伤,在健康人中引起的损害概率为0。随着剂量的增大,被杀死的细胞增加,当剂量增加到一定水平时,其概率陡然上升到100%,这个剂量称为阈剂量。超过阈剂量后,损害的严重程度随剂量的增加而加重,即受影响的细胞愈多,功能丧失愈严重。确定性效应的发生基础是器官或组织的细胞死亡。除可引起组织或器官的功能损失以外,射线也可损伤供应血液的血管,而导致次级性的组织损伤,也会有纤维组织替代了功能细胞,从而减弱了器官的功能。临床上的诊断结果取决于受照组织的特定功能,例如,晶状体发生浑浊有时会减损视力,而当性腺受照射时可能引起暂时或永久不育。

有些功能性的确定性效应,只要损伤不过于严重,它们是可逆的。例如唾液腺或甲状腺等分泌能力的降低、引起脑电图或视网膜图变化的神经效应、皮肤早期红斑或皮下水肿等血管性反应。

人体不同组织或器官对射线照射的敏感程度差异很大,损伤的频率与剂量的大小有关,损伤出现的时间变化很大,短则几小时,长则几天甚至几年。单次(即急性)低于几戈瑞的剂量照射,很少有组织表现出有临床意义的有害作用,对于分散在几年中的剂量,对大多数组织在年剂量低于0.5Gy时不会有严重效应。性腺、眼晶状体及骨髓属于对射线较敏感的组织或器官,一般而言,这些组织效应发生的频率随剂量的增加而增加,其严重程度也随剂量而变化,见表9-1。引起男性暂时不育的一次照射的阈剂量约为睾丸吸收剂量0.15Gy,在长期照射下阈剂量率为0.4Gy/a,绝育的阈剂量和阈剂量率分别为3.5~6Gy和2Gy/a。女性绝育的阈剂量为急性吸收剂量2.5~6Gy(年长妇女更敏感),或者是多年迁延的剂量率超过0.2Gy/a。足以影响视力的眼晶状体混浊(延迟一段时间后)的阈值对于低传能线密度(LET)的急性照射为2~10Gy,对于高LET的辐射吸收剂量阈值为该值的1/3~1/2。对多年照射的阈剂量率,一般认为略高于0.15Gy/a。对于有临床意义的造血功能抑制,全部骨髓的吸收剂量阈值约为0.5Gy,对多年迁延照射的剂量率阈高于0.4Gy/a。

表9-1 成年人睾丸、卵巢、眼晶状体及骨髓的确定性效应阈值估计值[*]

组织和效应	在一单次短时照射中受到的总剂量 /Gy	在分很多的照射或迁延照射中受到的总剂量 /Gy	多年中每年以很多分次照射或迁延照射接受剂量时的年剂量 /($Gy \cdot a^{-1}$)
睾丸			
暂时不育	0.15	NA[**]	0.4
永久不育	3.5~6.0	NA	2.0
卵巢			
不育	2.5~6.0	6.0	>0.2
晶状体			
可查出的浑浊	0.5~2.0	5	>0.1
视力障碍(白内障)	5.0[***]	>8	>0.15
骨髓			
造血功能低下	0.5	NA	>0.4

注:[*]引自ICRP,1984。[**]NA(not applicable)表示不适用,因为该阈值取决于剂量率而不取决于总剂量。[***]给出的范围为2~10Sv。

在非正常情况下,急性辐射照射可造成人类在内的生物物种死亡。这是由于受到大量照射后,体内一个或多个重要器官系统严重损伤。当剂量超过大约 5Gy 时,会产生包括严重的胃肠道(干细胞和毛细血管内皮细胞)损伤的效应,在并发骨髓损伤的情况下,可在 1~2 周内引起死亡;在大约 10Gy 照射的情况下,可能因发生急性肺炎而导致死亡;若剂量更大,则可发生神经系统和心血管系统的效应,在受照的几天后个体发生休克性死亡。表 9-2 是人类在短时间内(例如几分钟)受到的不同大剂量、低 LET 照射后的死亡时间。

表 9-2　人类全身受低 LET 均匀急性照射诱发综合征和死亡的剂量范围

全身吸收剂量 /Gy	造成死亡的主要效应	照后死亡时间 /d
3~5	骨髓损伤($LD_{50/60}$)[*]	30~60
5~15	胃肠道及肺损伤[**]	10~20
>15	神经系统损伤[**]	1~5

注:[*],$LD_{50/60}$ 为预计使 50% 的个体在 60d 内死亡所需的剂量描述。[**],脉管膜及细胞膜损伤在大剂量情况下尤为重要。

ICRP 于 2007 年发布的新辐射防护建议书建议用"组织反应(tissue reaction)"来替代"确定性效应"这一术语,或者用作确定性效应的同义词。

组织反应是从组织损伤反应的动态过程等方面综合考虑,原来认为达到某阈值剂量会发生或不发生某种效应,现在认为有"不确定因素",因为有些效应临床可能还没有观察到,但是已经存在一定程度的组织或细胞反应,或者临床可能存在该效应,但是通过一定方式的治疗又可以使效应不发生;还有一些组织反应到很迟才表现出来,这些组织反应与发生时间、随访时间、个体敏感性差异、放疗及核事故后风险评估、迁延照射等因素有关,因此提倡用"组织反应"取代"确定性效应"。组织反应的相关概念包括组织反应阈值剂量、正常组织早期(或晚期)反应和终身危险。组织反应阈剂量或阈值剂量是指:照射可导致某种组织反应发生,但效应发生率仅为 1% 时所对应的剂量。如正常组织受到照射后,在数周至数个月内出现的组织损伤称为正常组织早期反应,若经数个月至数年后才表现出来的损伤则称为正常组织晚期反应,放射性白内障就是正常组织晚期反应。终身危险是指在人的一生中发病或死于放射性照射的风险。应当注意的是,阈剂量与剂量限值(dose limit)的含义不同,阈剂量是指生物效应研究中的一个推荐值,而剂量限值是国际或国家基本安全标准给出的一个法定值。

(二)随机性效应

电离辐射的随机性效应被认为无剂量阈值,其有害效应的严重程度与受照剂量的大小无关,其效应的发生概率与照射剂量大小和细胞的 DNA 损伤有关。当电离辐射使细胞发生了改变而未被杀死,改变了存活着的体细胞繁殖出来的细胞克隆,经过长短不一的潜伏期后,可能呈现一种恶变的情况,即发生癌。由辐射引起癌的概率通常随剂量的增加而增大,很可能不存在阈剂量,而且这种概率大致正比于剂量,癌的严重程度不受剂量的影响,此种随机性效应称为致癌效应。如果这种损伤发生在这样一种细胞,其功能是传递遗传信息给后代,那么结果发生的效应,在种类与严重程度上可以多种多样,将显现在受照射者的后代身上。这种随机性效应称为遗传效应。线性无阈(linear non-threshold,LNT)模型(图 9-4)是描述随机性效应与器官或组织剂量关系的公认模型。该模型认为所有的辐射,即使是非常低的剂量也会有一定的风险,因此极低剂量的辐射也需要防护。随机性效应的发生具有随机统计性质:剂量越大,随机性效应发生的概率越高。所引发随机性效应实际上是体细胞和生殖细胞突变的结果。随机性效应最大的特点是效应是否发生存在不可预知性。

随机性效应分为两大类,第一类发生在体细胞内,并可能在受照者体内诱发癌症;第二类发生在生殖组织细胞内,并可引起受照者后裔的遗传疾患。

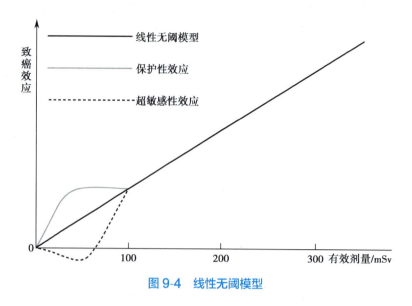

图 9-4　线性无阈模型

1. 致癌效应　资料显示,人类罹患的癌症中,80% 以上来自生活与环境(包括职业),其中大约 1% 来自天然本底和人工辐射源的照射,如果将职业照射计算在内,这个比例可能会更高。

人类对于辐射致癌效应的资料,主要来源于原子弹爆炸受照人群的流行病学研究、接受放射治疗的患者和对从事与放射线有关的工作人员的研究。ICRP 列出了与放射线有关的 12 种癌症,包括甲状腺癌、乳腺癌、肺癌、食管癌、胃癌、肝癌、结肠癌、胰腺癌、唾液腺癌、肾与膀胱肿瘤以及白血病。从受到辐射照射至临床上发现癌症之间存在着持续若干年的时间间隔,这段时间称为潜伏期。对于急性骨髓白血病,最短潜伏期约为 2 年,而对于其他癌症为 5~10 年,甚至可能更长。表 9-3 中列出了 ICRP1990 年建议书中给出的致死癌症和严重遗传效应的概率。

表 9-3　各器官对总危险的相对贡献 *

器官或组织	致死癌症概率 F/(每万人·Sv^{-1})	严重遗传效应 /(每万人·Sv^{-1})	寿命损失 /a
膀胱	30	–	9.8
骨髓	50	–	30.9
骨表面	5	–	15.0
乳腺	20	–	18.2
结肠	85	–	12.5
肝	15	–	15.0
肺	85	–	13.5
食管	30	–	11.5
卵巢	10	–	16.8
皮肤	2	–	15.0
胃	110	–	12.4

续表

器官或组织	致死癌症概率 F/(每万人·Sv^{-1})	严重遗传效应 I/(每万人·Sv^{-1})	寿命损失 /a
甲状腺	8	–	15.0
其余组织	50	–	13.7
性腺	–	100	20.0

注：*ICRP，1990。

不同组织或器官诱发癌症的概率差别很大，同样受到 1Sv 有效剂量的照射，胃、肺、结肠、红骨髓、食管、膀胱和乳腺诱发癌症的危险性较高，这些癌症的死亡率也相对较高，见表 9-4。因此在放射诊断中，应尽可能保护这些对射线较敏感的组织或器官。

表 9-4 成年人各部位癌症死亡率（U.S.DHHS，1989）*

组织器官	1980—1985 年 5 年的死亡率（100%）	1950—1970 年 20 年的死亡率（100%）
膀胱	0.22	0.58
骨	–	0.72
脑	0.75	0.84
乳腺	0.24	0.62
子宫颈	0.33	0.50
结肠	0.45	0.62
肾	0.48	0.78
白血病（急性）	0.98	0.99
肝	0.95	0.98
肺及支气管	0.87	0.96
食管	0.92	0.97
卵巢	0.62	0.74
胰腺	0.97	0.99
前列腺	0.26	0.84
皮肤	–	–
胃	0.85	0.90
甲状腺	0.06	0.15
子宫	0.17	0.35

注：*ICRP，1990。

影响辐射诱发致死性癌症的发病率与受照者的年龄有关，一般较年轻者更易感。例如对女性的乳腺癌而言，最年幼的女性易感性较高，且在一生中易感性逐年下降。甲状腺癌的易感性也呈逐年下降趋势。在任何情况下，儿童的终身发病率比成年人高 2~3 倍。资料表明，性别对辐射诱发致死性癌症的易感性差异不大,女性所有癌症的总死亡率只比男性高20%。性别的差异很可能是由诸如激素之类的促进因子与其他因素之间的相互作用所致,而并非由于辐射方面的敏感性差异。

还有一些因素也影响辐射后的致癌性。如辐射对皮肤的致癌作用可因紫外线而被强化。另外,在矿工中也观察到吸烟对氡致肺癌的影响。

2. 遗传效应 性腺受到电离辐射的照射引起生殖细胞的损伤(基因突变或染色体畸变),可表现为受照者后代的遗传紊乱,这种出现在后代中的随机性效应称为遗传效应。遗传效应在临床上可表现为先天出生缺陷、死胎、流产、死产和新生儿死亡等。

遗传效应严重程度的变化范围很大。一种效应是导致第一子代遗传疾病的显性突变。在这类情况中有的对受照个人极为有害,有时会威胁生命。它们主要发生于受照后的第一、第二子代。染色体畸变也能引起儿童的先天畸形。另外一种效应是隐性突变,它对最初几个子代的影响很小,但后代遗传损伤的总数增加了。还有许多有害的情况在人类中有相当大的发生机会,并且是由遗传因子与环境因子相互作用而产生的,他们称为多因素疾患。

在小剂量与低剂量率的情况下,按分布于全体公众的性腺剂量计算,产生以后各代的严重遗传效应的概率系数为 $0.5 \times 10^{-2} \mathrm{Sv}^{-1}$(不包括多因素效应)。对多因素效应的概率系数按严重程度加权后大约为 $0.5 \times 10^{-2} \mathrm{Sv}^{-1}$。因为职业人群的年龄分布不同,其系数比全人口的略小(约减少40%),ICRP认为按严重程度加权,全人口的遗传效应概率系数取为 $1.0 \times 10^{-2} \mathrm{Sv}^{-1}$,而对职业人群取为 $0.6 \times 10^{-2} \mathrm{Sv}^{-1}$,足以表示以后全部世代的加权遗传效应系数。如进一步按损害发生后的寿命损失加权,相应的数值为 $1.3 \times 10^{-2} \mathrm{Sv}^{-1}$ 及 $0.8 \times 10^{-2} \mathrm{Sv}^{-1}$。

三、胎儿出生前受照效应

人类在胚胎发育阶段,自受精卵开始至孕龄8周为胚胎,8周以后为胎儿。胎儿在发育过程中对射线高度敏感,假如子宫内的胚胎或胎儿受到射线的照射,则此照射可使胚胎或胎儿在宫内及出生后出现各种损害。胚胎或胎儿在不同发育时期受照后出现的效应有所不同,主要包括:胚胎死亡、畸形、智力迟钝、诱发癌症及遗传效应。其中既有确定性效应,也有随机性效应。妊娠第2~20周最易发生确定性效应,在正常情况下,诊断用医学检查后不会发生如畸形、生长发育迟缓、智力低下以及死亡等确定性效应。在一次(累计)胎儿剂量低于0.1Gy时一般不发生确定性效应,而临床(累积)胎儿诊断成像的辐射照射均保持在0.1Gy以下。与成年人类似,胎儿接受照射后其辐射诱发癌症的随机性效应较低。胎儿在子宫内的辐射照射诱发癌症的风险与儿童时期一致,约为整体人群的3倍。

(一)胚胎死亡

动物实验表明,胚胎在植入子宫壁之前(胚胎着床前),为植入前期(相当于人受孕0~9d)。此时相对较小的剂量(如0.1Gy)照射即可诱发胚胎死亡。在宫内发育的其他阶段受到较高的剂量照射,也会诱发胚胎或胎儿死亡。

(二)畸形

胚胎在器官形成期(相当于人受孕后9~42d)受到照射,可能引起照射时正在发育的器官畸形,多见于中枢神经系统。此效应属于确定性效应,根据动物实验估计,对人引起此效应的阈值约为0.1Gy。胚胎或胎儿在发育的各阶段(尤其是妊娠后期)受照,还可发生没有畸形的生长障碍。

(三)智力低下

照射可导致不同程度的智力受损,其严重程度随剂量的增加而增加,直至认知功能严重迟钝。在妊娠8~15周受到照射,导致严重智力低下的危险系数为 $0.4 \mathrm{Sv}^{-1}$,即受到1Sv有效剂量的照射,诱发智力低下的概率为40%;对于在16~25周的照射来说,此概率为 $0.1 \mathrm{Sv}^{-1}$。因此,妊娠

8~15周是射线照射引发智力低下最敏感的时期,其次是16~25周。

在曾于子宫内受照的儿童中,还会出现严重程度较轻的智力受损。这种情况表现为智力测验得分随剂量增加而降低、身体发育主要特征的发生时间有改变、学习有障碍、对癫痫发作有易感性以及可能出现别的效应。

(四)诱发癌症

受照胎儿在出生后10周岁之内表现儿童白血病及其他的儿童癌症发病率增高。人们已将出生前受照所致致死性儿童癌症的危险估计为$2.8 \times 10^{-2}Sv^{-1}$。

由于胎儿在出生前受照可能出现上述有害效应,所以无论对职业或非职业的孕妇,国际上或我国均有剂量限制及明文规定,以避免出现上述有害效应。

医疗照射从业者在实际临床工作中要关注育龄妇女受照,严格控制胎儿、婴幼儿医疗照射,要熟知临床辐射实践指征,提高专业技能。

四、皮 肤 效 应

在受照的皮肤上,电离辐射既可引起确定性效应(如急、慢性放射性皮肤损伤),也可诱发癌症,而在皮肤的辐射防护中,两者均需考虑。

(一)急性放射性皮肤损伤

身体局部一次或短时间(数日)内多次受到大剂量(X、γ 及 β 射线等)外照射所引起的急性放射性皮炎及放射性皮肤溃疡,称为急性放射性皮肤损伤(acute radiation injury of skin)。

在医用辐射过程中,放射工作人员进行正常操作,操作者和患者均不会发生急性放射性皮肤损伤。但若违章操作或设备发生故障,或长时间进行局部照射,就可能使患者身体局部受到大剂量照射,从而导致急性放射性皮肤损伤。

急性放射性皮肤损伤可基于以下标准予以诊断:①根据患者的职业史、皮肤受照史、法定局部剂量监测提供的受照剂量及现场受照个人剂量调查和临床表现,进行综合分析并作出诊断。②皮肤受照后的主要临床表现和预后,因射线种类、照射剂量、剂量率、射线能量、受照部位、受照面积和身体情况等而异。依据表9-5作出分度诊断。③最后诊断,应以临床症状明显期皮肤表现为主,并参考照射剂量值。

表9-5 急性放射性皮肤损伤分度诊断标准

分度	初期反应期	假愈期	临床症状明显期	参考剂量/Gy
I			毛囊丘疹、暂时脱毛	≥3
II	红斑	2~6周	脱毛、红斑	≥5
III	红斑、烧灼感	1~3周	二次红斑、水疱	≥10
IV	红斑、麻木、瘙痒、水肿、刺痛	数小时~10天	二次红斑、水疱、坏死、溃疡	≥20

(二)慢性放射性皮肤损伤

由急性放射性皮肤损伤迁延而来或由小剂量射线长期照射(职业性或医源性)后引起的慢性放射性皮炎及慢性放射性皮肤溃疡为慢性放射性皮肤损伤(chronic radiation injury of skin)。

慢性放射性皮肤损伤是由于局部皮肤长期受到超过剂量限值的照射,年累积剂量一般大于15Gy。受照数年后皮肤及其附件出现慢性病变,亦可由急性放射性皮肤损伤迁延而来。在医用放射工作中,慢性放射性皮肤损伤多发生于早年从事 X 射线透视的放射诊断人员的手部,而且其发生率是比较高的,随着防护条件的改善,现已很少见。慢性放射性皮肤损伤的临床表现和分度诊断标准,见表9-6。

表 9-6　慢性放射性皮肤损伤分度诊断标准

分度	临床表现（必备条件）
Ⅰ	皮肤色素沉着或脱失、粗糙，指甲灰暗或纵嵴色条甲
Ⅱ	皮肤角化过度，皲裂或萎缩变薄，毛细血管扩张，指甲增厚变形
Ⅲ	坏死溃疡，角质突起，指端角化融合，肌腱挛缩，关节变形，功能障碍（具备其中一项即可）

（三）放射性皮肤癌

放射性皮肤癌是指在电离辐射所致皮肤放射性损害基础上发生的皮肤癌。放射性皮肤癌诊断依据如下：①须是在原放射性损伤的部位上发生的皮肤癌；②癌变前表现为射线所致的角化过度或长期不愈的放射性溃疡；③凡不是在皮肤受放射性损害部位的皮肤癌，均不能诊断为放射性皮肤癌；④发生在手部的放射性皮肤癌，其细胞类型多为鳞状上皮细胞。

ICRP 皮肤问题工作组的报告发现，引起皮肤癌发病率的危险度因子为 $0.1Sv^{-1}$，而皮肤癌的死亡率为 0.2%，即 2×10^{-3}。这样的致死性皮肤癌症危险度为 $2 \times 10^{-4}Sv^{-1}$。

电离辐射诱发皮肤癌症的危险与皮肤的色素沉着程度有关系。浅肤色人种（极端例子就是白化病患者）中危险最大。人种之间易感性相差 50 倍，黑肤色的人种中，天然发生皮肤癌或者由电离辐射诱发皮肤癌的危险都很低。

第二节　影响辐射损伤的因素

影响电离辐射损伤的因素主要有：与电离辐射有关的因素、受照机体因素、环境因素和医疗照射因素。

一、与电离辐射有关的因素

（一）辐射种类和能量

在受照剂量相同的情况下，因辐射的种类不同，机体所产生的生物效应也不一样。不同射线由于所带电荷和能量不同，在受照生物组织内产生电离密度和射程不同。一般而言，射线所带电荷多少与其电离密度成正比，射线所带能量与其在受照组织中的穿透距离成正比，射线的电离密度与其穿透能力成反比关系：电离密度越大的射线，穿透能力越小。就 α、β、γ 三种射线来说，α 射线的电离密度最大，穿透能力最小，外照射时对机体的影响小，但由引入体内的放射性核素发射出的 α 射线在体内照射时，对机体的损伤作用则很大；γ 射线的电离密度最小，穿透能力最大，外照射时可引起严重的机体损伤；β 射线的电离密度和穿透能力介于两者，无论是内照射还是外照射均能引起机体的生物效应。

同一类型的射线，由于射线的能量不同，产生的生物效应也会不同。例如：低能 X 射线造成皮肤红斑所需的照射量小于高能 X 射线，这是由于低能射线主要被皮肤吸收，而高能射线能够进入到深层组织。这也是高能射线能够对深层组织进行放射治疗的基础。

有学者主张用传能线密度（LET）来描述不同射线产生的相对生物效能，认为相对生物效应随着 LET 的增加而增加，LET>100keV/μm 时，相对生物效应达到顶峰，之后随着 LET 的增加而减少。

（二）吸收剂量

辐射的损伤主要与吸收剂量有关，存在剂量 - 效应关系（非线性），在一定范围内，吸收剂量愈大，生物效应愈显著。不同照射剂量对人体损伤的估计见表 9-7。

表9-7 不同照射剂量对人体损伤的估计

照射剂量 /Gy	损伤类型	初期症状或损伤程度
<0.25		不明显和不易觉察的病变
0.25~0.5		可恢复的功能变化,可能有血液学变化
>0.5~1		功能变化,血液变化,但不伴有临床征象
>1~2	轻度骨髓型急性放射病	乏力,不适,食欲减退
>2~3.5	中度骨髓型急性放射病	头晕,乏力,食欲减退,恶心,呕吐,白细胞计数短暂上升后期下降
>3.5~5.5	重度骨髓型急性放射病	多次呕吐,可有腹泻,白细胞计数明显下降
>5.5~10	极重度骨髓型急性放射病	多次呕吐,腹泻,休克,白细胞计数急剧下降
10~50	肠型急性放射病	频繁呕吐,腹泻严重,腹痛,血红蛋白升高
>50	脑型急性放射病	频繁呕吐,腹泻,休克,共济失调,肌张力增高,震颤,抽搐,昏睡,定向力和判断力减退

(三) 剂量率

剂量率即单位时间接受的照射剂量。剂量率对决定发生何种效应十分重要,一般情况下,剂量率愈大,效应愈显著。这是因为高剂量率的照射使机体对损伤的修复作用不能充分体现出来。不论是近期的急性放射病还是远期的白血病,均可看到剂量率的影响。

(四) 分次照射

一次大剂量急性照射与相同剂量下分次慢性照射引起的生物效应截然不同。多数组织表现为对剂量分割的宽容效应,诱发某一给定观察终点的效应,分次照射所需总剂量往往高于单次急性照射剂量,也就是说当总剂量相同时,分次照射可以减轻辐射生物效应,效应低于一次照射,分次愈多,各次照射时间间隔愈长,生物效应愈小。其原因在于照射机体首次照射诱发的损伤在间隔时间段内得到部分修复,表明机体存在代偿修复能力。肿瘤治疗时常采用分次照射方式降低放疗的副作用。

雄性生殖细胞小剂量分次照射后,精子消失比单次照射更快,其原因可能为分次照射使具有一定抗辐射能力的 A 型精原细胞转变为辐射更敏感的 B 型精原细胞。

(五) 照射部位

当吸收剂量和剂量率相同时,机体受照部位不同,引起的生物效应也不同。这是因为机体不同器官对于射线的敏感程度不同,而不同器官受损后给整个机体带来的影响也不同。对大鼠的照射实验表明,近期致死效应,腹部引起的后果最为严重,其次是盆腔、头颅、胸部和四肢。同样用 20Gy 的剂量辐射,若照射大鼠的腹部,被照大鼠在 3~5d 全部死亡;若照射大鼠的盆腔,只有部分死亡;而照射大鼠的头部、胸部,则不发生急性死亡。

(六) 照射面积

其他条件相同时,受照面积愈大损伤愈严重。相同剂量照射全身其损伤明显重于照射局部。照射面积越大,效应越显著。以同样的剂量照射全身,可能引起急性放射病,而照射局部一般不会出现全身症状。例如,全身受到 γ 射线照射 5Gy,有可能发生重度骨髓型放射病,而若同样的剂量照射某些局部部位,则可能不会出现明显的临床症状。

(七) 照射方式

照射方式可分为外照射、内照射和混合照射。其中外照射分为单向照射和多向照射。多向照射由于组织接受的剂量较均匀,故引起的效应大于单向照射。例如犬多向照射的致死剂量为 5Gy,而单向照射的致死剂量为 8Gy。而且多向照射引起犬的死亡时间也较早。

二、与机体有关的因素

在相同的照射条件下,机体组织、器官、细胞和分子不同,对辐射反应的强弱或速度也不同,如反应强,速度快,敏感性就高。

(一) 种系

不同种系的生物对辐射的敏感性差异很大。总的趋势是种系演化越高,机体组织结构越复杂,辐射敏感性越高。微生物的致死剂量要比哺乳动物高千百倍。放射生物学中常用引起被照机体死亡 50% 时的剂量作为指标衡量机体的辐射敏感性,称为半数致死剂量(median lethal dose,LD_{50})。表 9-8 为不同种系接受 X、γ 射线照射时的半数致死剂量。

表 9-8 同种系接受 X、γ 射线照射时的 LD_{50}

生物种系	人	猴	大鼠	鸡	龟	大肠埃希菌	病毒
LD_{50}/Gy	4.0	6.0	7.0	7.15	15.00	56.00	2×10^4

(二) 个体及个体发育过程

即使是同一种系,由于个体的原因,辐射敏感性不相同。而同一个体在不同的发展阶段,辐射敏感性也不相同。总的趋势是随着个体的发育过程,辐射敏感性降低,妊娠初期最敏感,在植入前期受照最易引起胚胎死亡,但老年时由于机体各种功能的衰退,对于辐射的耐受力又明显低于成年期,也就是说对于射线比成年时敏感。一般排序为植入前>器官形成>胎儿>新生儿>婴幼儿和老年>少年>青壮年。

(三) 不同组织和细胞的辐射敏感性

同一个体的不同组织、细胞的辐射敏感性有很大差异。一种组织的辐射敏感性与其细胞的分裂活动成正比,而与其分化程度成反比,即 Bergonie-Tribondeau 定律。按照这一规律,当细胞在形态及功能上处于未分化状态或经常进行多次分裂时,往往对辐射敏感。

人体对辐射高度敏感的组织有淋巴组织、胸腺、骨髓、胃肠上皮、性腺、胚胎组织等;中度敏感组织有感觉器官、内皮细胞、皮肤上皮、唾液腺和肾、肝、肺的上皮细胞等;轻度敏感组织有中枢神经系统、内分泌腺、心脏等;不敏感组织有肌肉组织、软骨、骨组织和结缔组织等。

(四) 亚细胞和分子水平的辐射敏感性

同一细胞的不同亚细胞结构具有不同的辐射敏感性。细胞核的辐射敏感性明显高于胞质100倍以上。细胞内不同大分子物质相对辐射的敏感性顺序为 DNA>mRNA>rRNA>tRNA>蛋白质。

三、环 境 因 素

环境因素也会影响辐射生物效应,主要包括温度、氧浓度和化学物质。

(一) 温度

机体受照射时,其内、外环境温度的改变可直接影响辐射生物效应,称其为温度效应(temperature effect)。进行放射治疗之前,先提高肿瘤组织局部温度,其放疗疗效有明显提高。其原因:①温度造成动物体内氧状况的改变;②温度引起体内新陈代谢水平的改变;③在低温或冷冻状况下,溶液中自由基扩散减慢。

(二) 氧浓度

受照组织、细胞或溶液系统的辐射效应随周围氧浓度的增加而增加,这种现象称为氧增强效应。目前为提高肿瘤组织对辐射的敏感性,利用辐射"氧效应"这一特性提高放射治疗效果。氧效应有时效性,照前吸氧可表现出氧效应,照后吸氧则无效。放射治疗时用高压氧舱或让患者照前吸氧增加血中氧浓度,使乏氧肿瘤细胞转变为对辐射敏感的有氧细胞,可提高放疗效果。图

9-5所示为高、低辐射剂量照射时,细胞在有氧和乏氧条件下对X射线的敏感性。

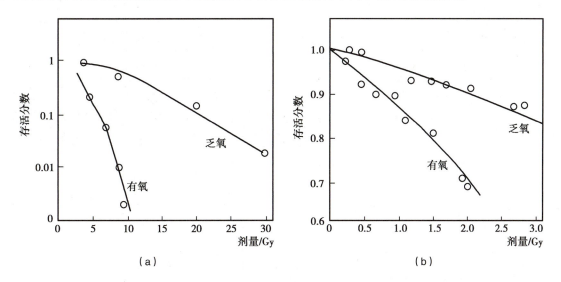

图9-5　在不同氧条件下细胞对X射线的敏感性
(a)高剂量时;(b)低剂量时,细胞在有氧和乏氧条件下对X射线的敏感性。

(三)化学物质

在溶液体系中,由于其他物质的存在而使一定剂量的辐射对溶质的损伤效应降低称为防护效应。细胞的培养体系或机体体液中在照射前含有辐射防护剂,可减轻自由基反应,促进损伤生物分子修复,能减弱生物效应。反之,如含有辐射增敏剂,可增强自由基化学反应,阻止损伤分子和细胞修复,能提高生物效应。

四、医疗照射因素

医疗照射(medical exposure)是指受检者因自身医学诊断或治疗所受的照射、知情但自愿帮助或安慰患者的人员(并不包括施行诊断或治疗的职业医师和技术人员)所受的照射,以及生物医学研究计划中的志愿者所受的照射。医疗照射在应用上形成了X射线诊断、射线引导下的介入治疗、核医学、放射肿瘤学等几大分支。医疗照射损伤已成为人类受到人工照射损伤的主要因素。

医疗成像是唯一且最大的可以控制辐射剂量的照射方式。大部分辐射曝光来自X射线成像(主要来自诊断放射学),而核医学成像在辐射曝光中所占比例较小。据美国国家辐射防护委员会(National Council on Radiological Protection,NCRP)第160号报告,2006年,医疗辐射的使用(不包括放射治疗)给美国人口产生的年平均有效剂量约为3mSv,约为人工辐射源总剂量的97%,约为所有辐射源年平均有效剂量的一半(NCRP,2009年)。自1980年以来,医疗成像技术及其使用发生了重大变化,当时,患者医疗照射的平均年有效当量剂量约为0.53mSv(NCRP,1987年)。从1980年到2006年平均有效剂量增加的两个主要因素是CT和核医学成像使用量的增加,虽然CT和核医学检查只占所有使用电离辐射的医学成像比例的22%,但它们提供的集体有效剂量占了约75%。其中所占比例最大的是腹部和盆骨CT以及^{99m}Tc和^{201}Ti-心肌灌注成像,剂量占了医疗成像的有效剂量的50%以上。相反,约占74%的常规X射线摄影和非介入性透视成像技术只产生11%的集体有效剂量。如图9-6所示。

医疗照射根据放射源从人体外或体内发出射线,分为外照射(external exposure)和内照射(internal exposure)。放射诊断、介入治疗和部分肿瘤放射治疗中的放射线往往是从位于人体之外放射源发出后,通过人的体表向体内组织穿透,这种辐射照射称为外照射。当辐射源距离人体有

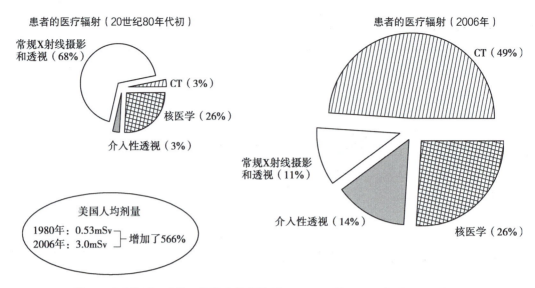

图 9-6　美国医疗成像过程中的平均年人均有效剂量,显示了从 1980 年到 2006 年的大幅增长（NCRP,1987;NCRP,2009）

足够远的距离时,可造成对人体较均匀的全身照射。辐射源靠近人体,则主要造成局部照射。在受照后几周或几个月内发生的辐射效应称为早期效应,如急性放射病、急性皮肤损伤等。在受照后数个月或数年后才发生的效应称为远后效应,如慢性放射病、致癌效应、遗传效应、放射致白血病等。外照射的辐射损伤主要为随机性效应,包括辐射致癌和遗传效应。核医学和部分肿瘤放射治疗如腔内放射治疗、间质内放射治疗等将具有放射活性的核素或放射源引入人体内部,进入人体内的放射性核素或放射源对人体的照射称为内照射。基础核医学和临床核医学主要是应用放射性制剂(或放射性药物)进行实验研究及对患者进行诊断和治疗。放射性核素进入人体内的主要途径是呼吸道、消化道和创口,某些放射性核素也可透过正常的皮肤、黏膜进入体内,还可经静脉、肌肉、皮下或空腔等注射途径进入体内。核素在体内持续地释放粒子或射线,不同的放射性核素可引起相应靶器官的放射损伤。器官损伤和修复作用同时存在,没有明显的病程分期(典型的病程分期为初期、假愈期、极期和恢复期四个阶段),一般无初期反应或初期反应不明显,潜伏期长短不一,一般为数个月至数年,症状出现较晚,持续时间较长,极期后延,度过极期的患者多迁延成慢性损伤或诱发肿瘤。

　　医疗照射作为影响辐射损伤的唯一可以控制剂量的因素,在临床实践中,应该严格掌握医疗照射的适应证和成像参数,牢记可合理达到的尽可能低（as low as reasonably achievable,ALARA）原则,让辐射损伤可能性降至最低,使患者利益最大化。

小结

　　机体受到电离辐射后引起辐射生物效应,分为确定性效应和随机性效应两类。确定性效应存在剂量阈值,其严重程度随着电离辐射剂量的增加而增加。随机性效应不存在剂量阈值,其发生的概率与辐射剂量大小和细胞 DNA 的损伤有关。随机性效应发生在体细胞可能会引起致癌效应,发生在生殖细胞可能会发生遗传效应。产生放射生物效应的基础是基于直接作用的靶学说和靶分子,DNA 的损伤与修复同时存在。不同的细胞辐射损伤的敏感性存在很大差异。

　　胎儿在出生前对射线高度敏感,受到照射可能会出现胚胎死亡、畸形、智力迟钝、诱发癌症等受照效应。皮肤受到电离辐射可引起如急、慢性放射性皮肤损伤和放射性皮肤癌。

　　影响电离辐射损伤的因素主要是与电离辐射本身、受照机体、环境和医疗照射相关。各部分之间的关系如图 9-7 所示。

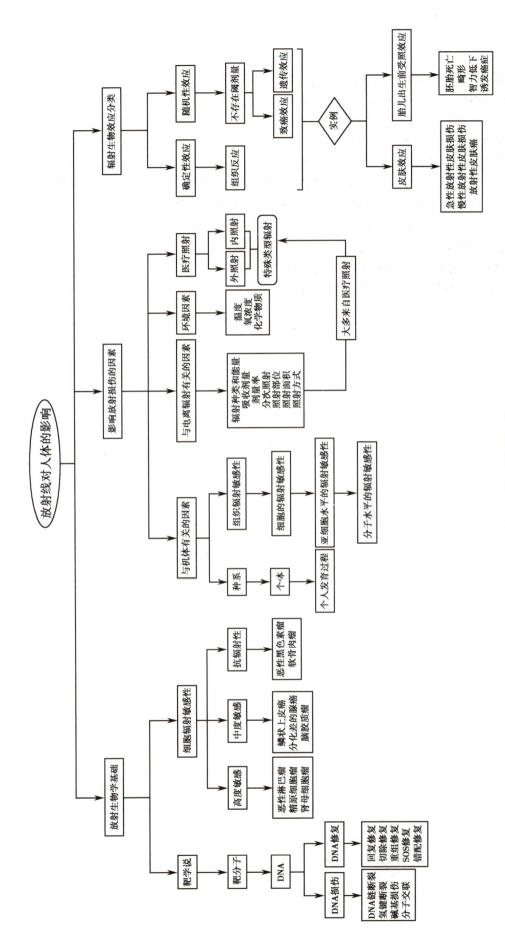

图9-7 第九章思维导图

思考题

1. 简述辐射生物效应的概念。
2. 简述射线对机体的直接作用和间接作用。
3. 靶学说及其击中模型有哪些？
4. DNA 损伤的类型和 DNA 修复的途径有哪些？
5. 简述细胞辐射敏感性的特点。
6. 电离辐射引起人体的生物效应是如何分类的？简述不同生物效应的定义及不同。
7. 胎儿出生前受照效应有哪些？并简述各受照效应的胚胎阶段和剂量特点。
8. 简述电离辐射引起的皮肤效应的分类及各自的诊断标准。
9. 电离辐射可引起机体的损伤受哪些因素的影响？
10. 影响电离辐射损伤的因素中与机体有关的因素有哪些？
11. 何谓医疗照射？外照射和内照射有什么区别？

（曹国全）

第十章 放射防护法规与标准

放射性核素与射线装置作为先进科学技术,已广泛应用于工业、农业、医药卫生、文教科技等各领域。由于放射性核素与射线装置的固有特性,决定了它既能造福于人类,也有可能对人体健康带来危害。为了保障放射工作人员和公众的健康与安全,保护环境,促进射线和核技术的应用,我国相应颁布了安全应用放射性核素和射线装置的放射防护法律、法规、规章以及限制电离辐射危害的技术标准。

第一节 放射防护法规

放射防护法规是放射卫生防护机构执法监督的依据,同时也是放射防护标准制定的依据,并赋予相应标准以法律效力。放射防护标准是开展放射防护监督与评价的科学依据。放射卫生防护法规体系是执法主体开展监督执法工作的依据和准绳,也是放射工作单位和放射工作人员的行为准则。

(一) 我国现行放射卫生防护法规体系按法规的渊源区分

1. 由全国人民代表大会及其常务委员会批准,以国家主席令的形式发布的国家法律,如2003 年 6 月 28 日颁布的《中华人民共和国放射性污染防治法》。

2. 由国务院批准,以国务院令的形式发布的行政法规,如《放射性同位素与射线装置安全和防护条例》等。

3. 国务院所属部、委制定和发布的行政规章,如《放射性同位素与射线装置安全许可管理办法》等。

4. 由地方(省、市、自治区)立法机构制定发布的地方性法规或规章。

(二) 我国现行放射卫生法律法规

随着我国核科学技术的发展,放射性核素与射线装置的应用日趋广泛,我国的放射卫生法规体系逐渐形成并日臻完善。从 1960 年开始,国务院及卫生部发布的有关放射卫生防护法规及规范性文件(不包括相关法律、法规)多达 40 余项,至今尚保留以及新发布的与医用 X 射线影像诊断有关的部分法律法规见表 10-1。

表 10-1 我国部分现行辐射防护与安全法律、法规、规章

法规名称	编号	发布机关	施行日期
《放射事故管理规定》	卫生部 / 公安部令 16 号	卫生部、公安部	2001 年 8 月 26 日
《放射防护器材与含放射性产品卫生管理办法》	卫生部令第 18 号	卫生部	2002 年 7 月 1 日
《中华人民共和国放射性污染防治法》	国家主席令第 6 号	全国人民代表大会常务委员会	2003 年 10 月 1 日
《放射性同位素与射线装置安全和防护条例》	国务院令第 449 号	国务院	2005 年 12 月 1 日

续表

法规名称	编号	发布机关	施行日期
《放射诊疗管理规定》	卫生部令第 46 号	卫生部	2016 年 1 月 19 日
《放射工作人员职业健康管理办法》	卫生部令第 55 号	卫生部	2007 年 11 月 1 日
《放射性同位素与射线装置安全许可管理办法》	环境保护部令第 3 号	环境保护部	2019 年 8 月 22 日
《放射性物品运输安全管理条例》	国务院令第 562 号	国务院	2010 年 1 月 1 日
《放射性物品运输安全许可管理办法》	环境保护部令第 11 号	环境保护部	2010 年 11 月 1 日
《放射性物品道路运输管理规定》	交通运输部令第 6 号	交通运输部	2016 年 9 月 2 日
《放射性同位素与射线装置安全和防护管理办法》	环境保护部令第 18 号	环境保护部	2011 年 5 月 1 日
《医疗器械监督管理条例》	国务院第 119 次常务会议	国务院	2021 年 6 月 1 日

（三）相关法规及条款

开展医用 X 射线影像诊断工作的单位和个人都必须严格遵守国家为此制定的各项行为准则。

1.《中华人民共和国职业病防治法》相关条款

第四条　用人单位应当为劳动者创造符合国家职业卫生标准和卫生要求的工作环境和条件,并采取措施保障劳动者获得职业卫生保护。

第二十五条　对放射工作场所和放射性同位素的运输、贮存,用人单位必须配置防护设备和报警装置,保证接触放射线的工作人员佩戴个人剂量计。

第三十四条　用人单位的主要负责人和职业卫生管理人员应当接受职业卫生培训,遵守职业病防治法律、法规,依法组织本单位的职业病防治工作。

2.《放射诊疗管理规定》相关条款

第四条　医疗机构开展放射诊疗工作,应当具备与其开展的放射诊疗工作相适应的条件,经所在地县级以上地方卫生行政部门的放射诊疗技术和医用辐射机构许可。

第五条　医疗机构应当采取有效措施,保证放射防护、安全与放射诊疗质量符合有关规定、标准和规范的要求。

3.《放射工作人员职业健康管理办法》相关条款

第五条　放射工作人员应当具备下列基本条件:①年满 18 周岁;②经职业健康检查,符合放射工作人员的职业健康要求;③放射防护和有关法律知识培训考核合格;④遵守放射防护法规和规章制度,接受职业健康监护和个人剂量监测管理;⑤持有《放射工作人员证》。

第六条　放射工作人员上岗前,放射工作单位负责向所在地县级以上地方人民政府卫生行政部门为其申请办理《放射工作人员证》。

第二节　放射防护标准

一、标准的概念

标准是对重复性事物和概念所做的统一规定。它以科学技术和实践经验的综合成果为基础,经有关方面协商一致,由主管机构批准,以特定形式发布,作为共同遵守的准则和依据。

放射防护标准属于一种技术性规范,它包括基本标准和派生的次级标准,它是人类为限制电离辐射危害而制定的科学规范,旨在通过标准的实施,保护放射工作人员和公众及其后代免受电离辐射的危害,促进放射事业的发展。

二、标准的发展

放射防护基本标准是为保护放射工作人员和公众免受电离辐射的危害,而阐述放射防护的基本原则,并规定出各类人员接受天然本底辐射以外的照射的基本限值。随着科学的发展,人们对辐射效应认识的不断加深,以及对剂量与效应关系的研究逐步深入,基本标准也随之不断变化。与早年相比,剂量限值逐渐降低,引用的概念、防护目的、防护原则和剂量限值办法等日趋准确、完善、合理。

ICRP 于 1977 年发布了第 26 号建议书,这是一部国际性的放射防护基本标准。参照这一建议书中提出的概念、原则和限值,我国于 1984 年由卫生部发布了《放射卫生防护基本标准》(GB 4792—1984),1988 年国家环境保护局发布了《辐射防护规定》(GB 8703—1988)[现已废止,被《电离辐射防护与辐射源安全基本标准》(GB 18871—2002)替代],它们是我国放射卫生防护领域中最重要、最基本的标准,是制定其他放射卫生标准的依据。

ICRP 在总结了历年来发表的建议书,并在吸收了当时新资料的基础上,于 1990 年发布了 ICRP1990 年建议书,它已成为各国修订放射卫生防护标准的基本依据。

在 ICRP1990 年建议书发布后,由国际原子能机构(IAEA)、国际劳工组织(ILO)、世界卫生组织(WHO)、经济合作与发展组织核能署(OECD/NEA)、联合国粮食及农业组织(FAO)和泛美卫生组织(PAHO)6 个与辐射防护有关的国际组织,组织各成员国数百名专家,主要依据 ICRP1990年建议书的基本标准,制定了《国际电离辐射防护和辐射源安全基本标准》(缩写名为 IBSS)。该标准暂行版于 1994 年问世,1996 年正式出版(IAEA 安全丛书 115 号)。IBSS 的建立代替了国际原来的相应法规与标准,并以此为基础,审定和建立其他的国际法规与标准。

三、医用放射防护标准

在《放射卫生防护基本标准》及《辐射防护规定》的基础上,我国发布了一系列各类单项放射防护标准。表 10-2 列出一些与医用放射线有关的防护标准。

表 10-2 部分与医用放射线有关的防护标准

序号	编号	名称
1	WS 76—2020	医用 X 射线诊断设备质量控制检测规范
2	WS 262—2017	后装 γ 源近距离治疗质量控制检测规范
3	GBZ 98—2020	放射工作人员健康要求及监护规范
4	GBZ 101—2020	职业性放射性甲状腺疾病诊断
5	GBZ 106—2020	职业性放射性皮肤疾病诊断
6	GBZ 120—2020	核医学放射防护要求
7	GBZ 121—2020	放射治疗放射防护要求
8	GBZ 130—2020	放射诊断放射防护要求
9	GBZ 169—2020	职业性放射性疾病诊断程序和要求

序号	编号	名称
10	GBZ 128—2019	职业性外照射个人监测规范
11	GBZ 104—2017	职业性外照射急性放射病诊断
12	GBZ 105—2017	职业性外照射慢性放射病诊断
13	GBZ 112—2017	职业性放射性疾病诊断总则
14	GBZ 129—2016	职业性内照射个人监测规范
15	GBZ/T 244—2017	电离辐射所致皮肤剂量估算方法
16	GBZ/T 301—2017	电离辐射所致眼晶状体剂量估算方法
17	GB 18871—2002	电离辐射防护与辐射源安全基本标准

第三节　放射防护标准介绍

一、国际电离辐射防护基本安全标准简介

电离辐射防护标准同样是以科学、技术和实践经验的综合成果为基础而制定的,因此随着科学技术的发展,人们对电离辐射生物效应认识的不断深入,以及电离辐射防护实践经验的积累,国际电离辐射防护基本安全标准亦在不断更新和完善。

国家放射防护委员会(ICRP)是原国际放射学大会所设国际 X 射线和镭防护委员会(IXRPC),1950 年改为现名。其宗旨和任务是了解放射防护领域内的进展,考虑放射防护基本原理与定量方法,确定防护措施,制定放射防护标准建议,指导放射源的广泛应用。

自 1928 年委员会成立至今,以年报或出版物形式公开发表论文或建议书共百余篇,其中1977 年发表的 26 号出版物,对放射防护基本标准的建议作出重大改革,对各国修订放射防护基本标准产生重要影响。而 1990 年 11 月发表的第 60 号出版物在放射防护的观念基础上,引入了源相关与个人相关评价的概念,概括了职业、医疗及公众照射的基本防护体系,并区分了引起照射的“实践”、减少照射的“干预”和存在照射的“潜在”三种不同类型的照射。与 26 号出版物在内容上相比,提出了许多新概念、新原则、新名称和新数值,最主要的变动是危险概率系数的升高和剂量限值的降低,第一次较清楚地描述了潜在照射(辐射源安全)的基本概念,用“实践”和“干预”的观点代替了单一的“实践”的观点,对医疗照射引入了剂量约束值(即指导水平)的概念。

1. 辐射的危险概率的估计　ICRP 发表的第 60 号出版物提出电离辐射引起受照组织产生确定性效应(原称非随机性效应)和随机性效应,随机性效应危险概率的估计。主要依据人类辐射流行病学研究数据,但这些数据一般多是短时间、高剂量率照射情况下推导出来的,对小剂量、低剂量率照射必须引入剂量、剂量率效能因子评价,对低 LET 辐射的最可能的响应是线性二次方的形式,在小剂量或低剂量率照射下的危险概率系数,可由大剂量高剂量率危险概率估计值除以2 而得。

表 10-3 列出 ICRP 给出的单个组织和器官的危险概率系数和组织权重因子(ω_{T})。

2. 辐射防护体系　在辐射防护体系方面,进一步完善对可控源辐射防护三原则的提法,形成了一套比较完整的现代剂量限值体系(简称辐射防护体系),并对这一体系在职业照射、医疗照射、公众照射和潜在照射等方面的应用分别提出了指导性意见。

表 10-3　ICRP 采用的危险概率系数和组织权重因子

组织或器官	危险概率系数(10^{-2}/Sv)	权重因子
膀胱	0.30	0.05
骨髓	0.50	0.12
骨表面	0.05	0.01
乳腺	0.20	0.05
结肠	0.85	0.12
肝	0.15	0.05
肺	0.85	0.12
食管	0.30	0.05
卵巢	0.10	—
性腺	—	0.20
皮肤	0.02	0.01
胃	1.10	0.12
甲状腺	0.08	0.05
其余组织	0.50	0.05
总计	5.00	1.00

在拟议的和继续进行着的辐射实践活动中,采用"实践正当化""防护的最优化""个人剂量限值"的基本原则,同时强调在实践应用中还须考虑突发偶然情况下的潜在照射。"潜在照射"是指不一定会产生的照射,但它可以来自源的事故或具有概率性质的事件或事件序列(包括设备故障和无操作)。潜在照射应作为对实践评价的一部分,但也可能导致需要干预,剂量限值不能直接用于潜在照射。减小潜在照射的措施,实质上就是预防事故的发生和减缓事故后果的措施。预防事故就是确保辐射源的安全,对核设施来说就是核安全。潜在照射实质上是传统的辐射防护和辐射安全的交接点。

委员会对干预的辐射防护体系的基本原则,包括任何干预应当利大于害和干预的形式规模及持续时间应当谋求最优化。

3. 辐射防护中应用的量　ICRP 第 26 号出版物在名词概念方面,将辐射品质因数改为辐射权重因数、剂量当量改为当量剂量、有效当量剂量改为有效剂量、非随机性效应改为确定性效应。

二、国际电离辐射防护和辐射安全的基本安全标准

ICRP、国际原子能机构(IAEA)均推荐国际电离辐射防护基本安全标准。在 ICRP 第 60 号出版物发表后,IAEA 联合 WHO、FAO、ILO、PAHO 和 OECD/NEA 共 6 个国际组织,组织制定新的《国际电离辐射防护和辐射源安全基本标准》(简称 IBSS)。1996 年正式出版了英文本 115 号报

告书,这是国际电离辐射防护法规标准建设的重大进展。

1. IBSS 的基本原则和新内容 制订 IBSS 的目的在于对电离辐射照射伴有的危险防护和可能产生这种照射源安全提出基本要求。其基本原则除实践正当化,防护与安全的最优化和个人剂量限值三原则外,还提出:

(1)只要干预正当且干预措施为最优,就应通过干预减少不是实践部分的辐射来源照射。

(2)授权从事涉及辐射源的某种实践的法人应对防护与安全负主要责任。

(3)强调安全文化,并以其支配所有与辐射源有关的组织和个人应重视防护与安全。

(4)纵深防御措施应纳入辐射源的设计和运行程序中,以弥补可能的失效和失误。

(5)应通过优质管理和良好的工程设计、质量保证、对放射工作人员的培训和资格审查、对安全的综合评价等方面来确保防护与安全。

IBSS 把辐射防护新概念和科学建议转化为可应用的技术规范。内容上有相当多更新和扩展,有些是首次在标准中出现,例如把辐射防护与辐射源的安全紧密结合起来、降低职业照射个人剂量限值,充分重视医疗照射防护并首次提出诊断医疗照射指导水平,新增加了潜在照射的防护要求以及有关慢性照射的防护要求等。在辐射防护与辐射源安全诸多因素中,应该由有效的国家基础结构来推动防护与安全的达标工作,该基础主要包括:法规系列、授权批准和检查有关活动并强制实施法规的主管部门;足够的资源以及足够数量受过培训的人员等。IBSS 规定审管部门和在干预情况下的干预部门组织负责贯彻实施基本标准。然而对标准应用负主要责任的是注册者或许可证持有者。

2. IBSS 的一些主要定量 IBSS 由绪论、主要要求、附件、详细要求、附录、术语等 6 部分组成,其中附件是对主要要求的具体补充,对不同照射类型提出相应的剂量限值和指导水平。

(1)豁免的剂量判断:当某时间或源在 1 年内对任何公众成员预计造成的有效剂量小于 10mSv 或距源表面 0.1m 处有效剂量和小于 1mSv/h 和发射能量小于 5keV 的辐射源,则该实践或实践中的辐射源可免检管理。

(2)职业照射个人剂量限值:职业照射的个人剂量限值降低,要求连续 5 年内平均有效剂量应低于 20mSv,并且任何单一年份内不超过 50mSv;1 年中眼晶状体所受的当量剂量应小于 150mSv,四肢和皮肤小于 500mSv。对年龄在 16~18 岁的人群,年有效剂量 6mSv,眼晶状体的年当量剂量限值为 50mSv,四肢和皮肤为 150mSv。

(3)公众成员的剂量限值:各种事件引起公众成员的照射不得超过下列剂量限值:年有效剂量 1mSv,特殊情况下允许连续 5 年内平均每年不超过 5mSv;眼晶状体和皮肤的当量剂量分别小于 15mSv 和 50mSv。

(4)医疗照射的指导水平:IBSS 首次用定量的医疗照射指导水平来约束放射学与核医学诊断的剂量,给出了 8 类 14 种诊断 X 射线摄影、3 种 X 射线 CT 摄影和乳腺 X 射线摄影的典型成年患者的剂量指导水平与成年患者在 10 类 65 种常见核医学检查中的活度指导水平(具体数值参见原件)。

放射防护工作者应以医疗照射指导水平为依据,牢固树立以人民健康为中心的理念,提高医疗技术水平,为人民生命健康提供优质高效服务。

(5)干预的剂量水平:IBSS 区分了在任何情况下应采取的干预剂量水平和应急照射情况下的通用优化干预水平,前者防止严重的确定性效应;后者以评估采取某防护行动后减少随机性效应危险方面的效果。在任何情况下应采取干预的剂量水平有急性照射和慢性照射之分;应急照射情况下的通用优化干预水平分紧急防护行动的干预水平和限制食品的通用行动水平(具体干预水平值参考 IAEA Safety Series No.115,1996)。

(6)氡的慢性照射的行动水平:IBSS 提出一般住宅中氡的慢性照射经优化的行动水平是年平均浓度 200~600Bq/m³;而工作场所为 1 000Bq/m³。

（7）未孕的女性职业者的剂量限值同男性职业者,但对怀孕或可能怀孕的女性职业者,须考虑保护母亲腹中的胎儿,因此,对孕妇应以公众的剂量控制。

医用放射线存在一定的危害,作为放射职业者应以放射防护和临床应用的安全基准为依据,在应用电离辐射开展医疗工作时,对患者和自身做好防护。

三、我国现行放射防护标准

（一）放射防护的基本原则

《电离辐射防护与辐射源安全基本标准》(GB18871—2002)提出,对使用电离辐射源或产生电离辐射的一切实践活动,以及对放射工作人员和公众接受电离辐射照射需加控制的一切实践活动,进行与防护有关的设计、监督、管理时,必须遵守以下基本原则:

1. 实践的正当化 产生电离辐射的任何实践要经过论证,或确认该项实践是值得进行的,其所致的电离辐射危害同社会和个人从中获得的利益相比是可以接受的。如果拟议中的实践不能带来超过代价(包括健康损害代价和防护费用代价)的净利益,就不应当采用该项实践。

案例 10-1 某医疗机构为吸引患者就诊,在其广告词中宣传:"如在本院做全面体检一次,即可免费赠送价值120元的CT检查"。

问题:我们如何从放射防护角度看待此广告? 它违反了放射防护的哪项基本原则?

解析:CT检查是一种辐射实践,患者是否需要做CT检查首先要根据病情进行正当性判断,分析所获得的利益和电离辐射危害的关系。医疗照射实践正当化是考虑了可供采用的不涉及辐射的替代方法的利益与危险之后,权衡利弊,证明辐射实践给个人或社会所带来的利益远远大于可能引起的辐射危害,该照射才是正当的,才可以采用。

CT检查中,受检者接受的辐射剂量远大于普通X线片,执业者应根据患者病情作出CT检查的正当性判断,必须谨记辐射照射的随机性效应可能对患者造成的潜在危害。

2. 放射防护最优化 应当避免一切不必要的照射。以放射防护最优化为原则,用最小的代价获得最大的净利益,从而使一切必要的照射保持在可以合理达到的最低水平。

在进行防护设计时,应当谋求防护的最优化,而不是盲目追求无限地降低剂量,否则所增加的防护费用将是得不偿失,不能认为是合理的。

3. 个人剂量的限制 在实施正当化与最优化两项原则时,要同时保证个人所受照射的剂量不超过规定的限制。这样就可以保证放射工作人员不致接受过高的危险度。

（二）剂量限值

1. 放射工作人员的剂量限值 放射工作人员的年当量剂量,指一年工作期间所受到的外照射的当量剂量与这一年内摄入放射性核素所产生的待积当量剂量二者总和,但不包括天然本底照射和医疗照射。对放射工作人员进行剂量限值要求考虑随机性效应和确定性效应,同时满足表10-4中的两种限制值。

表 10-4 我国规定的个人年剂量限值(mSv·a⁻¹)

有害效应	防护目的	限制内容		职业照射	公众成员
确定性效应	防止发生	眼晶状体		150	15
		四肢或皮肤		500	50
随机性效应	限制其发生率,使其达到认为可接受水平	全身均匀照射		50(5年平均有效剂量为20)	1
		全身不均匀照射		50	

从事放射工作的育龄妇女所接受的照射,应当严格按均匀的月剂量加以控制。

对从事放射工作的孕妇或哺乳期妇女及 16~18 岁的实习人员,不应在 1 年照射的有效剂量有可能超过 6mSv 的工作条件下工作。并要满足对眼晶状体不大于 $50mSv \cdot a^{-1}$,对其他器官或组织不大于 $150mSv \cdot a^{-1}$ 的要求。未满 16 岁者,不得参与放射工作。

2. 对公众受照剂量的控制 公众的年剂量限值规定全身应低于 1mSv,任何单个组织或器官应低于 50mSv,眼晶状体的年当量剂量限制在 15mSv。

上述年当量剂量是指任何一年内的外照射当量剂量与这一年内摄入放射性核素所产生的待积当量剂量二者的总和,但不包括天然本底和医疗照射。

3. 教学中接触电离辐射时的剂量限值 教学中使用放射源应区分为一般教学和放射专业教学;学生应区分为非放射专业学生和放射专业学生。

(1)对放射专业学生,其剂量限值应遵守放射工作人员的防护条款。

(2)对非放射专业学生,在教学过程中,受到的照射应限制在年有效剂量不大于 0.5mSv,其他单个器官或组织的年当量剂量不大于 5mSv。

第四节　放射防护法规与标准的贯彻实施

放射防护标准与法规的贯彻实施,既有放射工作单位知法、守法加强自主管理的问题,也有卫生行政部门和放射防护机构执法监督和宣传贯彻指导的责任。

一、放射工作单位自主管理

自主管理指放射工作单位及其主管部门根据法规对自身的放射防护管理,是贯彻实施法规的主要方面。

(一) 法定权力

放射工作单位负责人,对本单位的放射防护工作负直接责任,应采取有效措施,使本单位的放射防护工作符合国家有关规定和标准,做到知法守法。放射工作单位的主管部门,负责管理本系统的放射防护工作,并监督检查下属单位认真贯彻国家放射防护法规和标准。

(二) 职责

1. 为使法规和标准得以贯彻落实,要结合实际情况,分别制定适用于本单位或本系统的规章制度、实施办法(细则)以及有关的管理标准等。

2. 负责组织对放射工作人员进行放射操作技术与防护保护知识的培训,组织有关人员学习法规与标准,提高认识,增强执行法规、标准的自觉性。

3. 结合本单位的实际情况,负责研究选择执行法规、标准的适宜技术途径和措施。标准中的基本限值或导出限值,可通过多种技术途径来达到限值的要求。例如《医用 X 射线诊断放射防护要求》中要求,在立位和卧位透视防护区测试平面上的空气比释动能率应分别不超过 50μGy/h 和 150μGy/h。采取哪种技术途径和措施来改造防护不合格的 X 射线机,使之达到这一导出限值,就需要根据本单位的实际情况来处理。

4. 与放射卫生防护机构密切配合,贯彻落实法规与标准。法规与标准中有哪些要求,由于放射工作单位技术、设备等条件的限制而自身难以解决,这就需要求助于放射防护机构的技术指导、技术咨询和技术服务。例如放射工作人员的个人剂量检测,许多放射工作单位本身无力开展,即可求助于放射卫生防护机构或由执法机构认可的技术部门开展统一的个人剂量检测服务。

二、卫生行政部门监督管理

(一) 法定权力

国家法规、标准在贯彻执行过程中,监督机构及监督员的责任是对放射工作单位进行督促检查,做到依法监督,据法处置;并依据监督检查对标准的贯彻执行情况,而根据标准进行监督与卫生学评价,从而实施有效的防护措施,这属于国家执法监督性质。

省、市(地)、县各级卫生行政部门应根据国家有关的放射防护管理条例所规定的职责范围行使监督权。

(二) 职责

监督的目的是促进法规、标准的贯彻落实,确保放射工作的安全。因此,监督部门必须坚持现场与实验室相结合、监督与指导相结合和以教育为主、处罚为辅的原则。

为实施正确、有效的监督管理,监督机构应组织监督人员认真学习国家颁发的放射卫生防护法规、标准及其编制说明,领会精神,掌握标准,进行技术培训和方法对比,研究讨论贯彻措施。

为有利于法规、标准的贯彻执行,实施有效的监督管理,监督和监测应有分工,监督员根据法规、标准和监测结果形式执法监督,而监测工作可由防护机构的技术人员承担,或由执法机构认可的技术部门承担。放射防护监督机构对贯彻实施法规和标准应履行下列职责:

1. 根据国家法规和标准负责起草制定本地区的行政规章、实施办法以及监测规定、规范等。

2. 宣传法规和标准,如举办放射工作单位及其主管部门负责人和防护人员参加的法规、标准知识讲座,或召开法规、标准宣讲会,及时把有关法规、标准传达贯彻到具体应用单位。

3. 举办以法规、标准为基本内容的学习班,协助放射工作单位培训放射工作人员。

4. 根据我国的国情和多年的实践经验,在贯彻法规、标准中必须重视解决技术问题。

因此,在履行上述职责的同时,要研究提供符合放射防护最优化的原则、切实可行的技术措施。主动进行现场技术指导,积极开展技术咨询和技术服务。对贯彻实施法规、标准中遇到的新问题,及时进行调查研究,提出解决办法,探讨使用防护技术,通过试点推广应用,以保证法规标准的贯彻落实。

5. 根据法规与标准实施预防性和经常性放射卫生监督,及时监督检查法规、标准在放射工作单位的贯彻落实情况。

医学生在思考生命意义,审视自身责任的同时,谨记在未来工作中,严格遵守操作规范,加强辐射防护意识,将患者和自身的健康安全放在第一位,尽可能地减少患者的痛苦和创伤、提高诊断的准确度,服务大众,奉献社会。

小结

放射防护法规与标准是开展放射防护监督与评价的科学依据,作为医用射线相关工作者,了解并掌握国际电离辐射防护和辐射源安全基本标准以及我国现行的放射防护标准现状十分必要。要正确理解辐射的危险概率,关注受检者的辐射防护,为放射卫生事业的发展贡献力量。有关各部分之间的关系总结如图 10-1 所示。

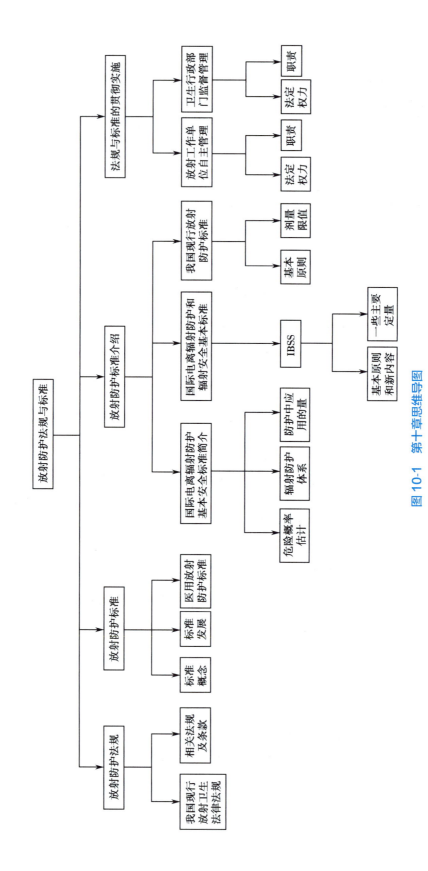

图10-1 第十章思维导图

思考题

1. 放射防护的基本原则是什么？

2. 根据《放射工作人员职业健康管理办法》相关条款,放射工作人员应当具备哪些基本条件?

3. 在教学中,接触电离辐射时的剂量限值有何规定?

4. 在《电离辐射防护与辐射源安全基本标准》中,放射工作条件如何分类?

（郑君惠　高杨）

第十一章　放射线的屏蔽防护

根据照射来自人体外或人体内,电离辐射可分为外照射和内照射。

外照射防护的基本方法有时间防护、距离防护和屏蔽防护。实际防护工作中,三种防护方法要相互权衡、合理调整、联合运用。屏蔽防护是一种可设计的实体防护措施,选择上的差异直接影响工作人员和公众的受照剂量与辐射安全。

内照射防护最根本的方法是减少放射性物质进入人体的机会。具体做法包括合理设计工作场所,严格执行放射卫生管理制度,密闭保存放射源,保持工作场所的良好通风,科学安全的防护操作和合理的个人防护等。本章重点介绍外照射的屏蔽防护。

第一节　辐射防护的基本方法

一、外照射防护的基本方法

(一)时间防护

在照射量率均匀的情况下,人体所接受的累积辐射剂量与照射时间成正比。时间防护就是利用这一原理,尽可能缩短受照时间,使受照剂量减少到可以合理达到的最低程度。

时间防护是一种无须付出经济代价且简单易行的防护措施。放射工作人员从事照射的实践行动时,要有熟练准确的操作技能、周密详尽的准备工作及强烈的时间防护意识。

(二)距离防护

对于点状源,辐射场空间某处的照射量率与距放射源距离的平方成反比,所以与放射源的距离越大,剂量率就越小。从事放射性操作时应尽可能远离放射源,这就是距离防护。

距离防护对任何辐射源或散射体都十分有效。为实现距离防护,放射工作人员可借助工具增加与放射源的距离,或是采用自动化、半自动化方法进行操作。

(三)屏蔽防护

在人与放射源之间设置能有效吸收射线的屏蔽材料,用于减弱或消除放射源对人体造成的辐射照射,这就是屏蔽防护。为达到放射源预期的应用目的和确保对预定放射程序的有效控制与操作,客观上不允许无限制地缩短受照射时间和增大与放射源的距离,为达到有效防护的目的,屏蔽防护是必需的。

屏蔽防护中主要研究的问题是屏蔽材料的选择和屏蔽厚度的确定。

二、内照射防护的基本方法

放射性物质可由吸入、食入、接触皮肤黏膜或伤口进入人体。

(一)防止放射性物质经呼吸道进入人体

放射性核素操作区域内要配备通风橱或手套箱。工作人员进行放射性操作时要佩戴防护面罩、面具和湿式操作。

（二）防止放射性物质经食管进入人体

加强对水、食品的辐射监测，禁止在工作区或放射性污染区进食或吸烟，防止水污染。

（三）防止放射性物质经体表皮肤进入人体

避免皮肤与放射性物质的接触，进入辐射场应穿戴防护工作服、防护工作帽、防护手套和防护鞋等；离开工作场和污染区，应彻底清洗，清洗前后应进行体表辐射监测。

现代医学放射影像活动必须做到以人为本，检查时要处处为患者着想，充分理解掌握外照射和内照射防护的基本原则与方法，以便更好地应用到临床实践中。

第二节　射线屏蔽材料

一、对屏蔽材料的要求

任何物质都能使穿过的射线受到衰减，但并不都适合作屏蔽材料。物质的防护性能、结构性能、稳定性能和经济成本等因素是评定屏蔽材料的主要标准。

（一）防护性能

防护性能主要是指屏蔽材料对射线的衰减能力，即将射线减弱一定数量所需材料的厚度和重量。它包括材料的屏蔽性能和散射性能。其中，材料的屏蔽性能是指材料受射线照射时对射线的吸收能力；材料的散射性能是指材料受射线照射时产生散射线的能力。材料的防护性能好，是指防护材料对射线的吸收能力强，且产生的散射线少。

（二）结构性能

结构性能主要是指屏蔽材料的物理形态、力学特性、机械强度和加工工艺等。结构性能好就是材料易于成为某种构造的一部分。

（三）稳定性能

稳定性能主要是指屏蔽材料防护效果的持久性。稳定性能好就是材料具有抗辐射的能力，且当材料处于水、汽、酸、碱、高温环境时，能抗腐蚀、耐高温，保证屏蔽效果不随时间及环境的改变而降低。

（四）经济成本

所选用的屏蔽材料应经济成本低、来源广泛、易加工，且安装、维修方便。

二、常用屏蔽防护材料

照射防护中选择屏蔽材料，不仅要考虑屏蔽材料本身的性能，也要考虑辐射类型、射线能量及辐射场的分布。

（一）对β射线的屏蔽材料

对β射线的防护首先是减少轫致辐射的产生，通常选用铝、有机玻璃、塑料、混凝土等低原子序数的物质；其次是屏蔽轫致辐射产生的X射线，一般使用铅等高原子序数的物质。

（二）对X、γ射线的屏蔽材料

屏蔽X、γ射线的材料一类是高原子序数、高密度的金属材料，一类是低原子序数的通用建筑材料。

1. 铅　原子序数82，密度 $11\,350\text{kg}\cdot\text{m}^{-3}$。铅耐腐蚀、受射线照射不易损坏。对低能和高能X、γ射线均有很高的衰减本领，是一种良好的屏蔽防护材料。但铅价格贵，结构性能差，机械强度差，不耐高温，具有化学毒性，对低能X射线散射量较大，选用时须根据情况具体分析。

2. 铁 原子序数 26，密度 7 860kg·m^{-3}。铁的机械性能好，价廉，易于获得，是防护性能与结构性能兼优的屏蔽材料，多用于固定式或移动式防护屏蔽。

3. 砖 价廉、通用、来源容易。在医用诊断 X 射线能量范围内，一砖厚 24cm 的实心砖墙约有 2mm 的铅当量。对低管电压产生的 X 射线，砖的散射量较低，是屏蔽防护的好材料，在施工中应使砖缝内的砂浆饱满，不留空隙。

4. 混凝土 由水泥、粗骨料（石子）、砂和水混合做成，密度约为 2 350kg·m^{-3}。混凝土的成本低廉，有良好的结构性能，多用作固定防护屏障。

5. 水 有效原子序数 7.4，密度为 1 000kg·m^{-3}。水的结构性能和防护性能较差，但成本低、透明、可流动，常以水池的形式储存放射源。在受强辐射照射的情况下，水会分解生成有害的气体，因此用于辐射屏蔽的水以去离子水为好。

（三）各种建筑材料屏蔽厚度的折算

若在现有建筑内安装 X 射线机或其他放射源，屏蔽计算时应考虑建筑物中原有的砖、灰浆、石料等建筑材料对屏蔽的贡献。由于这些材料都是由低原子序数物质构成的，可用式（11-1）将它们的实际厚度（$\Delta_{材料}$）折合成等效的混凝土厚度（$\Delta_{混凝土}$）。

$$\Delta_{混凝土} = \Delta_{材料}(\rho_{材料}/\rho_{混凝土}) \tag{11-1}$$

式（11-1）中 $\rho_{材料}$、$\rho_{混凝土}$ 分别为建筑材料和混凝土的密度。X、γ 射线常用屏蔽材料的密度在表 11-1 中列出。

表 11-1　X、γ 射线常用屏蔽材料的密度

材料	平均密度 /(kg·m^{-3})	材料	平均密度 /(kg·m^{-3})
混凝土		砂子灰泥	1 540
普通混凝土	2 350	花岗石	2 650
重晶石混凝土	3 600	石灰石	2 460
钛铁矿骨料混凝土	3 850	硫酸钡（天然重晶石）	4 500
砂子（干燥、压实）	1 600~1 900	水	1 000
泥土（干燥、压实）	1 500	木头	500~900
砖（软）	1 650	铅玻璃	
砖（硬）	2 050	普通铅玻璃	3 270
瓷砖	1 900	高密度铅玻璃	6 220

（四）铅当量

为便于比较各种防护材料的屏蔽性能，通常用铅当量作为评价标准。把达到与一定厚度的某屏蔽材料相同屏蔽效果的铅层厚度，称为该一定厚度屏蔽材料的铅当量，单位：毫米铅（mmPb）。屏蔽材料的铅当量不是固定不变的，随辐射类型、射线能量和照射野面积变化而变化。不同管电压下，混凝土（密度 2.35g·cm^{-3}）铅当量（mmPb）与厚度（mm）的对应值列于表 11-2 中。

表 11-2　不同管电压时混凝土（密度 2.35g·cm^{-3}）的铅当量（mmPb）

铅当量 /mmPb	不同管电压时混凝土厚度 /mm			
	150kV	200kV	300kV	400kV
1	80	75	56	47
2	150	140	89	70
3	220	200	117	94

续表

铅当量 /mmPb	不同管电压时混凝土厚度 /mm			
	150kV	200kV	300kV	400kV
4	280	260	140	112
6	—	—	200	140
8	—	—	240	173
10	—	—	280	210
15	—	—	—	280

说明材料的屏蔽性能还可以用比铅当量的概念。所谓比铅当量,是指单位厚度(mm)防护材料的铅当量。几种 X 射线防护材料的比铅当量列于表 11-3 中。

表 11-3 几种 X 射线防护材料的比铅当量推荐值

防护材料	比铅当量 *(mmPb·mm^{-1} 材料)
铅橡胶	0.2~0.3
铅玻璃	0.17~0.30
含铅有机玻璃	0.01~0.04
填充型安全玻璃(半流体复合物)	0.07~0.09
橡胶类复合防护材料	
软质(做个人防护用品)	0.15~0.25
硬质(做屏蔽板)	0.30~0.50
玻璃钢类复合防护材料	0.15~0.20
建筑用防护材料 (防护涂料、防护砖及防护大理石)	0.1~0.3

注:*X 射线线质 80~120kV;2.5mmAl;所列比铅当量数值为该种防护材料常用型号数值。

现代 X、γ 射线设备的改进,低辐射剂量技术在软硬件方面的应用,使检查或治疗所需的 X、γ 射线曝光量显著减少,放射性损害的可能性越来越小。但仍不能掉以轻心,尤其应重视孕妇、儿童和长期接触放射线的工作人员的防护。在临床实践中,可以多采用屏蔽防护器材或设施。使用高原子序数的物质,常用铅或含铅的物质作为屏障,以吸收不必要的 X、γ 射线。

第三节 射线屏蔽厚度的确定方法

医用照射中为尽可能减少射线的危害,需要各种屏蔽防护。不论是医用射线装置、医用放射源、机房建筑等固有防护设施,还是工作人员、受检者的防护用品,均需按辐射防护法规与标准的相关要求对所用屏蔽材料的厚度进行计算。

一、确定屏蔽厚度的依据

从射线衰减的理论讲,射线剂量经屏蔽后可大大降低,但永远不会变成零。射线屏蔽设计的目的并不在于确定一个能够完全吸收射线的物质层厚度,而是通过合理的设计,找到能将穿过屏蔽层的射线剂量降低以达到符合国家相关法规规定剂量限值的屏蔽层厚度。做到既安全可靠，又经济合理。

（一）当量剂量限值和最优化

医用射线的屏蔽设计，首先应根据剂量控制原则进行。工作人员和公众的受照剂量均不超过规定的当量剂量限值，并按最优化原则处理，即在考虑了经济和社会因素后，使辐射照射保持在可以合理做到的最低水平。

（二）屏蔽对象和放射源的距离

医用照射中需要被屏蔽的射线包括有用射线、散射线和漏射线。防御有用射线的屏蔽为初级防护屏；防御散、漏射线的屏蔽为次级防护屏。应根据屏蔽对象、辐射类型、射线能量、射线源活度以及与放射源的距离，确定防护设施和防护用品的屏蔽厚度。

（三）屏蔽材料的防护性能

屏蔽材料的种类、密度不同，导致它们的防护性能也不同，对于同一屏蔽设施所需的屏蔽厚度也各不一样。

1. 半值层厚度（half-value thickness，HVT）在防护性能评价中的应用 例如对于 ^{60}Co 宽束 γ 射线，铅的半值层厚度为 1.2cm，也就是说 1.2cm 的铅，可使考察点的 ^{60}Co 宽束 γ 射线的辐射水平降低为屏蔽前的一半。

2. 十分之一值层厚度（tenth-value thickness，TVT）在防护性能评价中的应用 TVT 是指射线强度减弱到初始强度的 1/10 时所需屏蔽材料的厚度。对于给定的辐射和材料，HVT=ln2 × TVT = 0.693TVT。

（四）工作负荷（W）

工作负荷（工作量）W，指周工作负荷。对 X 射线机而言，在数值上等于每周（W^{-1}）X 射线机的曝光时间 t（分钟）与管电流 I（毫安）的乘积，即 $W=It$。单位：$mA \cdot min \cdot W^{-1}$。$W$ 一般取数个月或 1 年工作量的平均值，表征 X 射线机的使用频率，同时也是输出量多少的一种标志。对 CT 机而言，在数值上等于每周 CT 扫描的总层数，是用于反映 CT 装置扫描检查工作量的参量。对 γ 射线源而言，是指 1m 处线束（有用线束和漏射线）每周的空气吸收剂量，单位：$Gy \cdot m^2 \cdot W^{-1}$（也可用 Sv 代替 Gy）。

（五）驻留因子（T）

辐射源开束时间内，在区域内最大受照射人员驻留的平均时间占开束时间的份额，称为驻留因子（T）。

对于非职业人员来说，在工作区（如办公室、实验室、病房、值班室）、生活区以及附近建筑有人居住的地方，属全部驻留区域，T 取 1；在走廊、休息室、电梯等处属部分驻留区域，T 取 1/4；在候诊室、卫生间、楼梯等处属偶然驻留区域，T 取 1/16。而职业性照射人员所在区域的 T 值一般取 1。

（六）利用因子（U）

不同辐射类型中，依据屏蔽对象的不同，人员受到的照射还与辐射束的朝向有关。

X 射线机机房中，初级辐射束（有用射线）对准考察方向照射的时间占总照射时间的份额，称为这一方向对辐射束的利用因子（U）。利用因子（U）根据考察区域被有用射线照射的情况进行取值。有用射线直对的区域，利用因子为 1；有用射线移动时所对的区域，利用因子为 1/4；有用射线很少照射的区域，利用因子为 1/16；仅有次级辐射射向的屏蔽，无须考虑利用因子（U）。

γ 射线源放射治疗机房中，屏蔽厚度计算的利用因子（U）是指考察方向被辐射照射的时间占治疗机出束时间的份额。在外射束治疗的情况下，初级辐射束（治疗束）的方向一般都在变化，对其投照的主屏蔽墙通常利用因子为 1/4；对泄漏和散射辐射，主、次屏蔽墙（无治疗束投照）利用因子均取 1。在后装治疗的情况下，对初级辐射束和泄漏、散射辐射，机房各屏蔽墙的利用因子均为 1。

二、屏蔽厚度的计算

屏蔽厚度计算的目的在于设置合适厚度的屏蔽体,使关心的某空间位置上,由辐射源造成的当量剂量不超过相应的剂量控制限值。

(一) X 射线机机房的屏蔽厚度计算

1. 初级屏蔽厚度的计算 射线穿过屏蔽墙体前后的辐射量值之比称为辐射屏蔽透射比,又称屏蔽透射因子(B),简称透射比。X 射线机机房初级屏蔽设计所需要的屏蔽透射因子(B)用式(11-2)计算:

$$B = \frac{Pd^2}{WUT} \tag{11-2}$$

式(11-2)中,P 为周剂量限值,单位:mSv·W^{-1},取值分为工作人员周剂量限值和公众周剂量限值,计算时应根据相关法规标准和剂量控制水平适时调整;d 为考察点到焦点的距离,单位:m;W 为周工作负荷,单位:mA·min·W^{-1};U 为考察点的利用因子;T 为考察点的驻留因子;三者乘积 WUT 则为有效工作负荷。

式(11-2)计算出透射比(B)后,查表 11-4 中的屏蔽材料十分之一值层(TVT)数值,用式(11-3)计算出用混凝土或用铅作屏蔽材料时所需的单位为厘米(cm)的屏蔽厚度(Δ):

$$\Delta = TVT \log B^{-1} \tag{11-3}$$

若考虑 2 倍安全系数,可在计算结果上加一个相应屏蔽材料的半值层厚度。

表 11-4 不同管电压下铅和混凝土的近似半值层和十分之一值层

X 射线源管电压 /kV	铅的半值层 /cm	混凝土的半值层 /cm	铅的十分之一值层 /cm	混凝土的十分之一值层 /cm
50	0.006	0.43	0.017	1.5
70	0.017	0.84	0.052	2.8
75	0.017	0.84	—	—
100	0.027	1.6	0.088	6.3
125	0.028	2.0	0.093	6.6
150	0.030	2.24	0.099	7.4
200	0.052	2.5	0.17	8.4
250	0.088	2.8	0.29	9.4
300	0.147	3.1	0.48	10.9
400	0.250	3.3	0.83	10.9
500	0.360	3.6	1.19	11.7

2. 次级屏蔽厚度的计算 散、漏射线的混合屏蔽厚度采用叠加计算法。分别计算散射线和漏射线所需的屏蔽厚度,比较二者大小;如二者相差不到一个十分之一值层厚度,则在二者较大数值上加一个半值层衰减厚度作为次级屏蔽厚度,如二者相差大于一个十分之一值层厚度,则取二者较大数值为次级屏蔽厚度。

(1)散射线屏蔽厚度的计算:先用式(11-4)计算出散射线的辐射屏蔽透射比(B_s),再根据式(11-3)计算用混凝土或铅作屏蔽材料时所需的屏蔽厚度。

$$B_s = \frac{Pd_i^2 d_s^2}{WTS} \left(F / F \right) \tag{11-4}$$

式(11-4)中,d_i 为 X 射线机焦点到散射体的距离,单位:m;d_s 为散射体到考察点的距离,单位:m;S 为散射面积是 F_t 时,距离散射体 1m 处散射线的照射量与入射照射量之比,其值可从表 11-5 中查得;F_t 为测量 S 时的散射面积,单位:cm²,一般取 400cm²;F 为散射面积,医疗照射中散射面积是患者体表散射面积,单位:cm²,一般取 400cm²;P、W、T 的意义同式(11-2)。

表 11-5　不同管电压的 X 射线被散射至 1m 处的 S 值

X 射线源管电压 /kV	散射角(按中心射线计算)					
	30°	45°	60°	90°	120°	135°
50	0.000 5	0.000 2	0.000 25	0.000 35	0.000 8	0.001 0
70	0.000 65	0.000 35	0.000 35	0.000 5	0.001 0	0.001 3
100	0.001 5	0.001 2	0.001 2	0.001 3	0.002 0	0.002 2
125	0.001 8	0.001 5	0.001 5	0.001 5	0.002 3	0.002 5
150	0.002 0	0.001 6	0.001 6	0.001 5	0.002 4	0.002 6
200	0.002 1	0.002 0	0.001 9	0.001 9	0.002 7	0.002 8
250	0.002 5	0.002 1	0.001 9	0.001 9	0.002 7	0.002 8
300	0.002 6	0.002 2	0.002 0	0.002 0	0.002 6	0.002 8

(2)漏射线屏蔽厚度的计算:用式(11-5)计算漏射线的辐射屏蔽透射比(B_L),再根据式(11-3)计算用混凝土或铅作屏蔽材料时所需的屏蔽厚度。

$$B_L = \frac{Pd^2}{W_L T} \tag{11-5}$$

式(11-5)中,W_L 为距离 X 射线焦点 1m 处每周漏射线的空气比释动能率;T、P、d 的含义同式(11-2)。

(二) CT 机房的屏蔽厚度计算

因有用射线被探测器和机架衰减到远小于散射线的水平,CT 机房屏蔽设计通常只考虑次级辐射(主要是散射线和一些漏射线)。

1. 不同工作量的 CT 机房一般屏蔽要求

(1)参考扫描条件归一化因子(normalized factor of reference scan conditions,NF):是将各种扫描条件按参考扫描条件归一的因子。即

$$NF = \frac{扫描层厚度}{参考扫描层厚度} \times \frac{每层扫描的毫安秒}{参考每层扫描的毫安秒} \times \frac{头}{体扫描散射比} \tag{11-6}$$

式(11-6)中,头 / 体扫描散射比通常是体(胸、腹)扫描取 1;头扫描取 0.5。

(2)CT 周归一化工作负荷(W):指每周各扫描条件下的扫描层数与 NF 乘积的总和。

CT 扫描以扫描厚度 10mm、每层扫描 250mA·s 为参考扫描条件的周归一化工作负荷(W)分区如下:

一般工作量:120kV$_p$　　$W<5\,000$ 层 / 周

　　　　　　140kV$_p$　　$W<2\,500$ 层 / 周

较大工作量:120kV$_p$　　$W \geqslant 5\,000$ 层 / 周

　　　　　　140kV$_p$　　$W \geqslant 2\,500$ 层 / 周

(3)医用 X 射线 CT 机房一般屏蔽要求如下:

1)一般工作量下的机房屏蔽:16cm 混凝土(密度 2 350kg·m^{-3})或 24cm 砖(密度 1 650kg·m^{-3})或 2mm 铅当量。

2)较大工作量下的机房屏蔽:20cm 混凝土(密度 2 350kg·m^{-3})或 37cm 砖(密度 1 650kg·m^{-3})

或 2.5mm 铅当量。

2. 参数确定的 CT 装置的屏蔽要求　在给定扫描条件和散射辐射等参数时,将人员受照剂量控制在 $5\mu Sv\cdot W^{-1}$ 所需的辐射屏蔽透射因子(B)用式(11-7)计算:

$$B=\frac{5d^2}{D_0d_0^2TW} \qquad (11\text{-}7)$$

式(11-7)中,d 为考察点到扫描中心的距离,单位:cm;D_0 为距扫描中心 d_0(cm)处单层扫描的辐射剂量,单位:$\mu Gy/$ 层;T 为考察点的驻留因子(表 11-6);W 是以给出 D_0 值的扫描条件为参考扫描条件时,在该条件下的周归一化工作负荷,单位:层。

表 11-6　CT 室外不同场所与环境条件的人员驻留因子

场所与环境条件	人员驻留因子(T)
CT 控制室	1
X 射线装置邻室、胶片测读室	1
接待室、护士台、办公室	1
商店、住房、儿童游戏室及附近建筑占用地	1
患者检查与处置室、病房	1/2
走廊	1/5
厕所、洗澡间	1/10
楼梯、室外座椅区、储藏室	1/20
无人看管的商摊、停车场、候诊室	1/20

查表 11-7(工作条件 $\leqslant 125kV_p$)或表 11-8(工作条件 $>125kV_p$),得相应透射比(B)所需的屏蔽厚度。当辐射束与垂直于屏蔽体表面的法线的夹角为 θ 时,按式(11-7)估算的辐射斜穿过屏蔽体的厚度乘以修正因子$(1+\cos\theta)/2$,获得所需的屏蔽体的厚度。

表 11-7　$125kV_p$ CT X 射线次级辐射不同透射比对应的屏蔽材料厚度

透射比(B)	屏蔽厚度 /mm					
	铅	混凝土	铁	石膏	玻璃	黄砖
1.7×10^{-2}	1.0	81	8.9	259	92	119
1.3×10^{-2}	1.1	88	10	281	99	129
1.0×10^{-2}	1.2	95	11	303	106	138
7.9×10^{-3}	1.3	102	12	324	113	147
6.2×10^{-3}	1.4	109	13	345	120	156
4.9×10^{-3}	1.5	116	14	366	127	164
3.8×10^{-3}	1.6	123	15	386	134	173
3.0×10^{-3}	1.7	129	16	406	140	181
2.4×10^{-3}	1.8	136	18	427	147	190
1.9×10^{-3}	1.9	143	19	446	153	198
1.5×10^{-3}	2.0	149	20	466	160	206
1.2×10^{-3}	2.1	156	21	486	166	214

透射比（B）	屏蔽厚度 /mm					
	铅	混凝土	铁	石膏	玻璃	黄砖
9.6×10^{-4}	2.2	159	22	505	173	222
7.6×10^{-4}	2.3	169	23	524	180	230
6.1×10^{-4}	2.4	172	24	544	185	238
4.8×10^{-4}	2.5	182	25	563	192	246

表 11-8　$150kV_p$ CT X 射线次级辐射不同透射比对应的屏蔽材料厚度

透射比（B）	屏蔽厚度 /mm					
	铅	混凝土	铁	重晶石	钡水泥	黄砖
2.5×10^{-2}	1.0	90	11	10	17	130
1.9×10^{-2}	1.1	98	12	11	19	140
1.5×10^{-2}	1.2	105	14	12	21	150
1.2×10^{-2}	1.3	112	15	13	23	160
9.8×10^{-3}	1.4	119	17	14	25	170
7.9×10^{-3}	1.5	125	18	16	28	185
6.4×10^{-3}	1.6	132	19	17	30	200
5.2×10^{-3}	1.7	138	21	18	32	210
4.2×10^{-3}	1.8	145	22	19	34	220
3.5×10^{-3}	1.9	151	24	20	36	230
2.8×10^{-3}	2.0	157	25	21	38	240
2.3×10^{-3}	2.1	163	26	22	40	250
1.9×10^{-3}	2.2	169	28	23	42	260
1.6×10^{-3}	2.3	175	29	24	44	270
1.3×10^{-3}	2.4	181	31	25	46	280
1.1×10^{-3}	2.5	187	32	27	49	290

（三）γ 射线源放射治疗机房的屏蔽厚度计算

1. 有用线束和泄漏辐射的屏蔽厚度计算　考察点达到剂量率参考控制水平时,设计屏蔽所需要的屏蔽透射因子（B）可用式（11-8）计算:

$$B = \frac{Pd^2}{AK_\gamma tUTf} \tag{11-8}$$

式（11-8）中,P 为周剂量限值,也称周参考剂量控制水平,单位:$\mu Sv \cdot W^{-1}$。取值分为工作人员周剂量限值和公众周剂量限值,计算时应根据相关法规标准和剂量控制水平适时调整。现行标准下,放射治疗机房外控制区的工作人员:$P \leqslant 50\mu Sv \cdot W^{-1}$;放射治疗机房外非控制区的人员:$P \leqslant 2.5\mu Sv \cdot W^{-1}$。d 为考察点至辐射源的距离,单位:m。A 为放射源活度,单位:MBq。K_γ 为放射源的空气比释动能率常数,计算中以周围当量剂量作为空气比释动能的近似,单位:$\mu Sv \cdot h^{-1} \cdot MBq^{-1}$。$K_\gamma$ 具体取值见表 11-9。二者乘积 $A \cdot K_\gamma$ 表示活度为 A 的放射源在距其 1m 处的剂量率,单位:$\mu Sv \cdot h^{-1}$。t 为治疗装置周治疗照射时间,单位:h。其值为平均每周治疗照射人数和每人治疗照射时间的乘积。f 对有用线束为 1，对 γ 射线源远距治疗装置的泄漏辐射为泄漏辐射比率，源活度不大于 185TBq 时，f 取值为 1×10^{-3}；源活度 >185TBq 时，f 取值为 5×10^{-4}。U、T 含义同式（11-2）。

表 11-9　γ 射线源治疗装置常用放射性核素的主要辐射特性参数

核素	空气比释动能率常数 K_γ ($\mu Sv \cdot h^{-1} \cdot MBq^{-1}$)	HVT/mm			TVT/mm		
		铅	混凝土	铁	铅	混凝土	铁
^{60}Co	0.308	12（15）	62	21（35）	41	218（245）	71（87）
^{137}Cs	0.077	6.5	48	16（30）	22	175	53（69）
^{192}Ir	0.111	6	43	13（19）	16	152	43（49）

注：HVT 和 TVT 栏内"（ ）"中的值为第一个半值层厚度（HVT_1）或第一个十分之一值层厚度（TVT_1）。

用式（11-8）计算出屏蔽透射因子（B）后，用式（11-9）计算选用不同屏蔽材料时所需的屏蔽厚度（Δ），单位为毫米（mm）：

$$\Delta = \left[TVT \log B^{-1} + (TVT_1 - TVT) \right] \cos \theta \qquad (11-9)$$

式（11-9）中，TVT_1 为辐射在屏蔽物质中的第一个十分之一值层厚度（见表 11-9），单位：mm；TVT 为辐射在屏蔽物质中的平衡十分之一值层厚度（见表 11-9），单位：mm；当未指明 TVT_1 时，$TVT_1 = TVT$；θ 为斜射角，即入射线与垂直于屏蔽体表面的法线夹角。

2. 患者一次散射辐射的屏蔽厚度计算　用式（11-10）计算出设计散射辐射屏蔽所需要的屏蔽透射因子（B_S），再用式（11-9）计算选用不同屏蔽材料时所需的屏蔽厚度（Δ），单位为毫米（mm）。

$$B_S = \frac{P d_i^2 d_S^2}{A K_\gamma t UTS} \frac{400}{F} \qquad (11-10)$$

式（11-10）中，d_i 是放射源与等中心位置之间的距离，单位：m；d_S 是患者（位于等中心点）到考察点的距离，单位：m；S 表示患者 400cm² 面积上垂直入射 γ 射线散射至距其 1m（考察点方向）处的剂量相对于等中心处剂量的份额，又称 400cm² 面积上的散射因子，其值可从表 11-10 中查出；F 为治疗装置有用线束在等中心处的最大治疗野面积，单位：cm²；其他字母的含义同式（11-8）。

表 11-10　患者受照面积 400cm² 对垂直入射辐射的剂量散射因子 S

散射角	10°	20°	30°	45°	60°	90°	135°	150°
散射因子 S	1.1×10^{-2}	8.0×10^{-2}	6.0×10^{-3}	3.7×10^{-3}	2.2×10^{-3}	9.1×10^{-4}	5.4×10^{-4}	1.5×10^{-4}

小结

放射线的屏蔽防护中，对于外照射防护可以采用时间防护、距离防护和屏蔽防护。屏蔽防护需要综合考虑所选屏蔽材料的防护性能、结构性能、稳定性能和经济成本。X 射线机机房、CT 机房和 γ 射线源放射治疗机房的屏蔽材料，需计算与工作负荷（W）、驻留因子（T）、利用因子（U）等参数相关的屏蔽透射因子（B），并查十分之一值层厚度表获得所需的屏蔽厚度（Δ）。本章的思维导图见图 11-1。

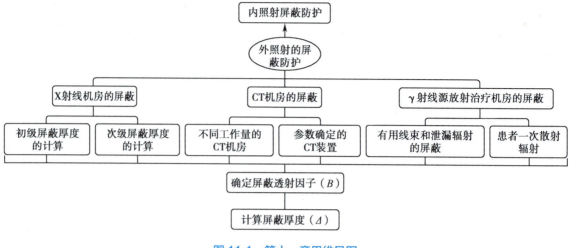

图 11-1 第十一章思维导图

思考题

1. 外照射防护的基本方法有哪些及各自意义是什么？
2. 内照射防护的基本方法有哪些及各自意义是什么？
3. 评定屏蔽材料的主要标准及所需考虑的因素有哪些？
4. 医疗照射防护中选择屏蔽材料需要考虑哪些因素？
5. 简述 X、γ 和 β 射线的屏蔽材料选择异同。
6. 确定屏蔽材料厚度的依据有哪些？

（李坊佐　刘岩）

第十二章　医疗照射的辐射防护

医疗照射是目前人类所受到的最大的人工电离辐射来源。目前我国建立了医疗照射剂量约束和质量保证制度。本章将主要介绍医用诊断 X 射线、肿瘤放射治疗和核医学检查的辐射防护原则和要求,以及医疗照射的辐射防护管理等方面的知识。

第一节　医用诊断 X 射线的防护

一、辐射防护原则

辐射技术给人类带来巨大利益的同时,也对人体带来了潜在的损伤效应,有些损伤是不可逆转的。针对辐射所引起的确定性效应、随机性效应的不同特点,辐射防护所设立的目标及措施不同。

辐射防护的目的就是在不过分限制对人类产生照射的有益实践活动基础上,有效地保护人类健康,防止有害的确定性效应的发生,将随机性效应的发生率降低到可接受水平,以推动合理的应用防护手段来降低辐射带来的伤害。为了实现辐射防护目的,对于实践活动引起的照射提出了辐射防护的三项基本原则,即:辐射实践的正当化;辐射防护的最优化;个人剂量限值。这三项基本原则是相互关联的,在实践中不可偏废任何一项,它们共同构成了辐射防护体系的主体。

任何引入的照射源或照射途径,或扩大受照人员范围,或改变现有辐射源使用途径,从而使人员受照射或受照射人数增加称为放射实践。实践获得的净利益远远超过付出的代价(包括对健康损害的代价)时称为实践的正当化,否则为不正当实践。辐射实践的正当化是指在施行伴有辐射照射的任何实践之前要经过充分论证,权衡利弊。只有当该项所带来的社会总利益大于为其所付出的代价时,才认为该项实践是正当的。若引进的某种实践不能带来超过代价的纯利益,则不应采取此种实践。

临床实践中应严格遵守诊断 X 射线检查的最优化原则。临床医师要充分重视患者防护,严格掌握各种医疗照射的适应证,尽量避免对患者造成不必要照射。在必须采用射线诊断时,应尽量选用最佳方法,并把医用辐射设备工作条件调节到最优状态,从而将射线剂量合理降到最低水平。尤其要慎重进行育龄期妇女与儿童实行 X 射线诊断检查的正当性判断。确认照射检查对被检者的病情诊治和健康有好处,也就是得到的效益明显大于付出的全部代价时,所进行的放射性工作就是正当的,是值得进行的。

辐射防护最优化是指在考虑了经济和社会因素之后,个人受照剂量的大小、受照射人数以及受照射的可能性均保持在可合理达到的尽量低水平。诊断 X 射线检查的防护最优化要求放射工作者规范操作以避免不必要的重复照射,严格的质量保证与质量控制可以使 X 射线装置处在最优化的工作状态,为医学诊断提供最佳影像。

个人剂量限值是指对所有相关实践联合产生的照射,所选定的个人受照剂量限制值。规定个人剂量限值旨在防止发生确定性效应,并将随机性效应限制在可以接受的水平。

二、诊断 X 射线机防护性能的要求

医用 X 射线的有效防护,很重要的一点在于 X 射线机本身的固有安全防护和 X 射线机机房的固定防护设施。其中,对 X 射线机的要求有:X 射线管必须装在配有限束装置的 X 射线管套内,构成 X 射线源组件的一部分,才可以使用;X 射线管组件辐射窗不能比指定应用所需要的最大射线束所需要的大。必要时可借助接近焦点装配的光阑,将辐射窗限制到合适的尺寸;除了牙科 X 射线机外,当 X 射线源组件在相当于规定的最大输入能量加载条件下以标称 X 射线管电压运行时,源组件的泄漏辐射距焦点 1m 处,在任一 $100cm^2$ 区域内的平均空气比释动能应不超过 $1.0mGy \cdot h^{-1}$;各种医用诊断 X 射线机,对于可在正常使用中采用的一切配置,投向患者体表的 X 射线束的第一半值层必须分别满足表 12-1 的要求。

表 12-1 医用诊断 X 射线机可允许的最小第一半值层

应用类型	X 射线管电压 /kV		可允许的最小第一半值层 /mmAl
	正常使用范围	所选择值	
特殊应用	≤ 50	30	0.3
		40	0.4
		50	0.5
其他应用	≥ 30	50	1.5
		60	1.8
		70	2.1
		80	2.3
		90	2.5
		100	2.7
		110	3.0
		120	3.2
		130	3.5
		140	3.8
		150	4.1

除了乳腺摄影 X 射线机外,X 射线管组件中遮挡射线束材料的质量等效过滤必须符合如下规定:在正常使用中不可拆卸的材料,应不小于 0.5mmAl;必须用工具才能拆卸的固定附加过滤片与不可拆卸材料总过滤,应不小于 0.5mmAl。

除了牙科 X 射线机和乳腺摄影 X 射线机外,投向患者 X 射线束中的材料所形成的质量等效总过滤,应不小于 2.5mmAl。

三、X 射线计算机断层摄影(CT 机)辐射防护要求

X 射线源组件安全应符合 GB 9706.228—2020、GB 9706.103-2020 和《医用电气设备 第 1 部分:基本安全和基本性能的通用要求》(GB 9706.1—2020)。X 射线源组件应当有足够铅当量的防护层,使距焦点 1m 远处球面上漏射线的空气比释动能率 $<1.0mGy \cdot h^{-1}$。随机文件中应由设备生产单位提交符合法定资质的有效证明材料。

CT 机的随机文件中应提供等比释动能图,描述设备周围的杂散辐射的分布。

CT 机定位光精度、层厚偏差、CT 值、噪声、均匀性、CT 值线性、高对比分辨力、低对比可探测能力、诊断床定位精度、扫描架倾角指标应符合《X 射线计算机断层摄影装置质量保证检测规

范》（GB 17589—2011）和《X 射线计算机体层摄影装置质量控制检测规范》（WS 519—2019）的
要求。

CT 机在使用时,应参考相关规定中的成人和儿童诊断参考水平,如高于诊断参考水平时,应
检查扫描参数,确定在不影响影像质量时采取降低剂量的修正措施。

四、辐射防护设施

国家职业卫生标准《医用 X 射线诊断放射防护要求》（GBZ 130—2020）对医用诊断 X 射线
机机房的防护设施作出了技术要求:

(一)医用诊断 X 射线机机房防护设施的要求

医用诊断 X 射线机机房的设置必须充分考虑邻室及周围场所的防护与安全,一般可设在建
筑物底层的一端。

机房应有足够的使用面积。新建 X 射线机机房,单管头 200mA X 射线机机房应不小于
20m²,双管头的宜不小于 30m²,且机房内最小单边长度不小于 4.5m。碎石定位机、乳腺机、全身
骨密度仪、牙科 X 射线机等都应有单独机房。

标称 125kV 以上的摄影机房,有用线束朝向的墙壁应有 3mm 铅当量的防护厚度,其他侧墙
壁应有 2mm 铅当量的防护厚度;标称 125kV 及以下的机房,有用线束朝向的墙壁应有 2mm 铅当
量,其他侧墙壁应有 1mm 铅当量。透视机房各侧墙壁应有 1mm 铅当量的防护厚度。设于多层建
筑中的机房,天棚、地板应视为相应侧墙壁考虑,充分注意上、下邻室的防护与安全。机房的门、
窗必须合理设置,并有其所在墙壁相同的防护厚度。

机房内布局要合理,不得堆放与 X 射线诊断工作无关的杂物。机房要保持良好的通风。机
房门外要有电离辐射标志,并安设醒目的工作指示灯。

被检者的候诊位置要选择恰当,并有相应的防护措施。

X 射线机摄影操作台应安置在具有 0.5mm 铅当量防护厚度的防护设施内。

各 X 射线机机房内应注意配备专门供被检者使用的各种辅助防护用品,以及固定特殊被检
者体位的各种设施。

(二)CT 机房的防护要求

CT 机房的设置应充分考虑邻室及周围场所的人员驻留条件,一般应设在建筑物的一端。

CT 机房应有足够的使用空间,面积应不小于 30m²,单边长度不小于 4.5m。机房内不应堆放
无关杂物,CT 机房应保持良好的通风。

CT 机房的墙壁应有足够的防护厚度,机房外人员可能受到照射的年有效剂量小于 0.25mSv,
距机房外表面 0.3m 处,空气比释动能率 <2.5μGy·h⁻¹。

CT 机房门外明显处应设置电离辐射警告标志,并安装醒目的工作状态指示灯。

(三)辅助防护设施

1. 技术方面 可以采取屏蔽防护和距离防护原则。屏蔽防护是指使用原子序数较高的物
质,常用铅或含铅的物质作为屏障以吸收不必要的 X 射线。距离防护是指利用 X 射线曝射量与
距离平方成反比这一原理,通过增加 X 射线源与人体间距离以减少曝射量。从 X 射线管到达人
体的 X 射线,有原发射线和继发射线两类,继发射线是原发射线照射穿透其他物质过程中发生
的,其能量比原发射线小,但影响较大。通常采用 X 射线管壳、遮光筒和光圈、过滤板、荧屏后铅
玻璃、铅屏、铅橡皮围裙、铅手套以及墙壁等进行屏蔽防护。增加人体与 X 射线源的距离以进行
距离防护,是简易的防护措施。

2. 放射线工作者方面 应遵照国家有关放射防护卫生标准的规定制订必要的防护措施,正
确进行 X 射线检查的操作,认真执行保健条例,定期监测射线工作者所接受的剂量。在同室操作
的 X 射线环境工作时要穿戴铅围裙、铅围脖、铅帽、铅眼镜、铅手套、铅面罩及做好性腺防护等,并

利用距离防护原则加强自我防护。

3. 患者的防护用品 包括铅橡胶颈套、性腺防护铅围裙、可选配铅橡胶帽等。为做好陪检者的防护,还应配备 X 射线防护服。

4. 防护装置 包括移动式 X 射线防护屏风、悬吊式 X 射线防护屏风、X 射线防护床边帘、升降式移动 X 射线防护帘、X 射线防护玻璃等。

五、医用 X 射线诊断防护安全操作要求

(一) 医用诊断 X 射线辐射防护安全操作的一般要求

医用诊断 X 射线机应按有关规定进行质量控制检测。医用诊断 X 射线机装机时需进行验收检测,日常运行需定期进行状态监测。设备状态检测指标和方法具体可参考《医用 X 射线诊断设备质量控制检测规范》(WS76—2020)。

医用 X 射线诊断工作者必须熟练掌握业务技术和射线防护知识,认真配合临床医师做好 X 射线检查的正当性判断,正确掌握其适用范围,避免不必要的检查,合理使用 X 射线诊断。根据不同诊断检查类型和需要,选择使用合适的设备以及各种相应辅助防护用品(包括供被检者使用的)。参照国际基本安全标准如国际原子能机构有关放射诊断的医疗照射指导水平,认真选择各种操作参数,使被检者所受照射达到预期诊断所需的最低剂量。

除了临床必需的透视检查外,应尽量采用摄影检查。在不影响诊断的前提下,应尽可能采用"高电压、低电流、厚滤过"和小照射野进行工作。普通 X 射线检查时,要注意摄影参数的选择和曝光时间的控制,减少重复摄片次数。进行消化道检查时,要特别注意控制照射条件和避免重复照射,对工作人员和受检者都应采取有效的防护措施。

摄影时,工作人员必须根据使用的不同 X 射线管电压更换附加滤过板,并注意滤线栅的使用,以控制散射线;并且要严格按所需的投照部位调节照射野,以便用线束限制在临床实际需要的范围内并与成像器件相匹配。对被检者非投照部位的敏感器官应采取适当的防护措施。工作人员应在屏蔽室(区)等防护设施内进行曝光操作,并应通过观察窗等密切关注受检者。

必须使用移动或携带式 X 射线机进行检查时,在检查中应采取相应防护措施(包括距离防护和屏蔽防护等)。携带式 X 射线机不宜用于常规透视。

在 X 射线检查中,对儿童等不配合检查的患者可采取相应固定体位措施。对有正当理由需要检查的孕妇,应注意尽可能保护胚胎或胎儿。当被检者需要陪检时,对陪检者也应采取相应的防护措施。除正在接受检查的被检者与必需的陪检者外,其他人员不应留在机房内。

在放射诊断临床教学中,对学员必须进行射线防护知识教育,并注意对他们的防护,对示教病例严禁随意增加曝光时间。

摄影完成但图像质量欠佳时,可尝试针对感兴趣区(region of interest,ROI)进行后处理参数的调整以提高图像质量,避免不必要的重复照射。

(二) 牙科 X 射线摄影辐射防护安全操作要求

牙科放射学是口腔颌面疾病最有价值的辅助诊断手段之一,虽然患者受照剂量较低,但仍需进行必要的正当性判断。避免不必要的 X 射线检查,是最为有效的患者辐射防护方法。牙科 X 射线摄影不应作为患者每次就诊时的例行检查。除非急症,在未采集病史和进行临床检查评估的情况下,不得实施牙科放射学检查(特别是儿童和青少年)。患者病历应包括所实施的全部牙科放射学检查的详情,避免不必要的重复检查。每次检查的摄影次数,应在满足临床需要的前提下尽可能最少。

进行牙科放射学检查前,应取得患者的知情同意。对于育龄期妇女,应明确其是否妊娠,如果妊娠或可能妊娠,应优先考虑不涉及电离辐射的替代检查手段。对于儿童,如设备可选儿童模

式则应选择使用该模式。如无儿童检查模式,应适当调整照射参数(如管电压、管电流、照射时间等),并严格限制照射野。

口内牙科放射学检查应使用专用设备。与影像接收器尺寸和形状相仿的矩形准直器优于圆形准直器。X射线管滤过板应当在足以提供良好影像质量的同时,减少患者的皮肤表面剂量。

牙科X射线检查中,禁止使用透视X射线检查方法;牙科放射学检查应使用专用X射线设备,管电压不应低于50kV,新设备应在60~70kV范围操作,最好选择70kV,所选择电压误差应小于10%。与影像接收器尺寸和形状相仿的矩形准直器优于圆形准直器,射束尺寸不超过40mm×50mm,由于减少了照射面积,可减少60%以上的剂量。应使用开放式准直器,准直器末端照射野直径不应超过6cm。X射线管滤过板应当在足以提供良好影像质量的同时,减少患者的皮肤表面剂量。X射线管的质量等效总滤过,管电压上限70kV的X射线管应为1.5mm Al;电压超过70kV的X射线管应为2.5mmAl,其中1.5mm Al应为不变值。管头应安装一个位置指示装置,确保操作电压在60kV以上和60kV以下时焦点皮肤距离(focus-skin distance,FSD)分别为至少20cm和至少10cm。

牙科胶片应固定在所需位置或由患者本人扶持。在拍摄根尖片时,使用持片器可代替患者手指将胶片固定在口内适当位置,可减少患者手部受照剂量。

全景摄影应使用专用设备,管电压应在60~90kV范围内可调,于暗匣处照射野尺寸不应超过胶片的高度和宽度。新型全景摄影设备可使照射野限制在临床感兴趣区(ROI),使用此功能有助于显著降低剂量。

实施CBCT检查时,应基于临床目的和患者个人特征,优化管电压和管电流的设置。体素大小和患者成像体积的选择,应与临床诊断需求一致,尽量减少患者剂量。合理减少投照数量并适当应用影像重建技术也有助于降低剂量。

推荐对患者使用甲状腺铅领,特别是儿童或孕妇。如果甲状腺距离照射野边缘2cm以上,甲状腺屏蔽所致剂量减少作用甚微。

使用牙科X射线设备摄影时,由于射束远离躯干和性腺,可不穿戴铅围裙,如果患者要求使用铅围裙,应当提供使用。如患者怀孕或可能怀孕时,可出于谨慎目的穿戴铅围裙。对在检查中需要协助患者的陪检者应提供铅防护服,其身体任何部位都应处于主射束路径之外。

在无法使用固定设备且确需进行X射线检查时才允许使用移动设备,曝光时工作人员躯干部位应距受检者1.5m以上。

(三)乳腺X射线摄影辐射防护安全操作要求

乳腺是对电离辐射致癌活性较敏感的组织,因此在乳腺X射线检查临床实践过程中,必须进行正当性判断,掌握好适应证并注意避免不必要的重复检查,遵循防护最优化原则,使其接受剂量保持在可合理达到的最低水平。

应使用取得有关审管部门批准或认证的乳腺摄影专用X射线设备。标称X射线管电压不超过50kV的乳腺摄影专用X射线设备,其总滤过应不小于0.03mmMo或0.5mmAl。

操作中应根据乳房类型和压迫厚度适当选择靶和滤过材料的组合,宜使用自动曝光控制功能,获得稳定采集效果。

女性乳腺在大小和乳腺组织构成比例上差异很大,从而导致在给定的摄影技术条件下乳腺剂量值变化范围很宽。乳腺摄影检查中个体的剂量受到以下几个因素的影响:影像接收器、滤线栅、X射线束的能量、乳腺压迫厚度与密度、乳腺大小和受检者肥胖度等。"持实"的加压可阻止曝光时乳房运动,将乳房展开,从而显著缩短X射线穿过乳房的路径,降低辐射剂量。

对年轻妇女特别是20岁以下妇女应慎用乳腺X射线检查,40岁以下妇女除有乳腺癌个人史、家族史和高危因素外,一般不宜定期进行乳腺 X 射线检查,孕期妇女不宜进行乳腺 X 射线检查。要严格限制对育龄期妇女进行乳腺 X 射线普查项目,必须使用时要认真论证乳腺癌普查的必要性、正当性,进行方法学选择和优化分析,要制订该普查项目的质量保证(QA)计划,并建立 X 射线设备普查项目的质量控制措施,严格执行国家标准的相关要求。

乳腺 X 射线摄影是早期乳腺癌筛查最有效的方法,但 X 射线摄影所接受的电离辐射易带来潜在射线致癌的风险,因此,平衡乳腺摄影检查的代价与利益非常重要。在摄影过程中,可以通过调节管电压、乳腺压迫程度而改变辐射剂量。针对不同厚度的乳腺选择适当的曝光条件,在保证图像质量的前提下尽可能地降低辐射剂量对患者的危害。

六、CT 操作中的辐射防护要求

CT 工作人员应接受上岗前培训和在岗定期再培训并取得相应资格,熟练掌握专业技能和防护知识,在引入新设备、新技术、设备大修及改装后,应进行有针对性的培训。

CT 工作人员应按照有关规定要求,重视并采取相应措施以保证被检者的辐射防护与辐射安全。CT 被检者所受医疗照射的防护应符合规定。

CT 工作人员应针对临床实际需要,正确选取并优化设备工作参数,尽可能减少被检者所受照射剂量。尤其应注意对儿童的辐射防护。

CT 工作人员应定期检查控制台上所显示出患者的剂量指示值($CTDI_w$、$CTDI_{vol}$ 和 DLP),发现异常,应找出原因并加以纠正。

应慎重进行对孕妇和儿童的 CT 检查,对儿童被检者要采取固定措施。

开展 CT 检查时应做好非检查部位的防护,使用防护用品和辅助防护用品:铅橡胶,铅围裙(方形)或方巾,铅橡胶颈套,铅橡胶帽子(选配),严格控制对诊断要求之外部位的扫描(定位平扫除外)。

在 CT 检查过程中应对被检者或患者进行全程监控,防止发生意外情况。

实行 CT 检查时,其他人员不得滞留在机房内。当被检者或患者须陪检时,应对陪检者采取必要的防护措施。

在 CT 检查的教学实践中,学员的辐射防护应按规定执行。

七、介入放射学操作中的辐射防护要求

从事介入放射学的工作人员应接受专业技术能力的培训,熟练掌握所从事的专业技术,达到相应技能水平。应接受高剂量辐射可能导致严重病理反应的知识培训。

所有介入放射学程序,开具处方前都应进行正当性判断,要避免对妊娠或可能妊娠的妇女进行会引起腹部或盆腔受到直接照射的介入放射学检查。对妊娠早期妇女的其他部位进行介入诊疗时,应对其下腹部采取屏蔽防护措施。

患者应签署辐射危险知情同意书,应包括:手术过程中可能使用大剂量的 X 射线,存在出现皮疹、暂时性或永久性脱发等潜在辐射危险。这些症状的发生与介入手术的复杂程度、个人对射线敏感程度、近期接受的其他辐射照射、疾病以及遗传等情况有关。如果在手术过程中确实使用了大剂量的 X 射线,应通知患者或者家属,指导其注意观察是否有上述症状的出现。

临床医生应严格掌握诊疗疾患的适应证、相对禁忌证和绝对禁忌证,保护患者免受不必要的照射。

在便于手术的情况下,涉及诊疗方案时应考虑患者体位对其皮肤入射剂量的影响。

手术过程中,相关人员应记录辐射剂量,及时将结果告知手术医生。

介入手术应使用脉冲透视,在保证影像质量的前提下,使用最低的脉冲频率、透视剂量率、最

短的透视时间以及最少的摄影帧数;应使用准直器,增加过滤、终末图像存储等技术;应保证 X 射线管到影像接收器的距离最大,患者到影像接收器的距离最小;应尽量将 X 射线束对准关注区域,患者体表实际照射野不应大于关注区域的 10%;只有在临床上确有必要时才使用影像放大技术;在不影响手术进行的前提下,应使机架的角度尽量多样化,避免患者体表同一部位接受较长时间的照射;对于在 CT 引导下的介入手术,完成定位像扫描后,可以通过降低局部扫描的管电流、减少扫描层数、增加螺距等方法降低患者剂量。

应对术中患者的辐射剂量进行记录,并能追溯。如果出现皮肤损伤,应建议患者去皮肤科就诊,并提供介入操作及皮肤剂量方面的详细数据。

介入放射工作人员在诊疗过程中应正确使用个人防护设备。防护衣具应尽可能最大面积地屏蔽人体。

介入操作时,工作人员应佩戴个人内外的剂量计,使用防护屏和个人防护用品、监控透视剂量,以减少受照剂量。在不影响操作效果的前提下,第一、第二术者以外的操作人员应尽可能增加与患者之间的距离,选择受照剂量较低的区域站立。射线束为水平方向或接近水平方向时,操作人员应站在影像增强器一侧以减少剂量;射线束为垂直方向或接近垂直方向时,应尽量保持 X 射线管在患者身体下方以减少剂量。应将射束严格准直到感兴趣区,操作人员肢体和手指应尽可能避开直射束。介入程序中应仅采集需要的影像数量,并严格限制序列数量。

八、妇女 X 射线检查的防护

(一) 检查原则

为保障育龄期妇女、孕妇及其后代的健康和安全,必须使被检者的照射剂量降低到合理的最低水平,避免不必要的照射。

限制对育龄期妇女进行 X 射线普查,如 X 射线透环、乳腺 X 射线摄影等,降低集体受照剂量。严格控制对孕妇进行腹部 X 射线检查,以减少胚胎、胎儿的受照危害。

临床医师对就诊的育龄期妇女、孕妇必须优先考虑选用非 X 射线的检查方法,根据临床指征确实认为 X 射线检查是合适的检查方法时方可申请 X 射线检查,并应尽量采用 X 射线摄影代替 X 射线透视检查。

对有生育计划的育龄期妇女进行腹部或骨盆部位的 X 射线检查时,应首先问明是否已经怀孕,了解月经情况,严格使检查限制在月经来潮后的 10 天内进行。对月经过期的妇女,除有证据表明没有妊娠外,均应当作孕妇看待。

孕妇妊娠早期,特别是在妊娠 8~15 周时,非急需不得实施腹部尤其是骨盆部位的 X 射线检查,原则上不对孕妇进行 X 射线骨盆测量检查,如确实需要也应限制在妊娠末 3 个月内进行,并在医嘱单上记录申请此项检查的特殊理由,经有资格的放射科专家认同后方可实施。

孕妇分娩前,不应进行常规的胸部 X 射线检查;避免对育龄期妇女、孕妇的重复 X 射线检查。

(二) 对放射技师的工作要求

接到育龄期妇女、孕妇的 X 射线检查申请单时,首先要进行审查,对末次月经、妊娠情况填写不清者应询问清楚,并根据患者病情主动与临床医师磋商决定是否进行下腹部 X 射线检查。如确认没有必要做 X 射线检查时,有权退回 X 射线检查申请单。

必须熟练掌握专业技术,做好 X 射线检查的质量保证工作,避免不必要的重复照射。掌握辐射防护知识,并针对育龄期妇女、孕妇生理特点制备足够铅当量的各种适用的屏蔽物。

应用于育龄期妇女、孕妇检查的 X 射线机必须符合《医用 X 射线诊断放射防护要求》的规定。

根据诊断需要,严格进行射线束的准直,限制照射野范围,并对非受检部位(特别是孕妇的下腹部)采取有效的屏蔽防护,以减少不必要的照射。

尽量采用先进的技术和设备,做好充分的准备,在不影响诊断的前提下,制订出最佳 X 射线检查方案,选择最佳的体位与摄影参数组合,如选用高电压、低电流,选用适当的附加过滤等参数,以减少被检者的受照剂量。

在进行 X 射线检查时,应尽可能采取后前正位的体位,以减少眼、甲状腺、乳腺、卵巢等辐射敏感器官的受照。

九、儿童 X 射线检查的防护

(一) 检查原则

儿童 X 射线检查所受的医疗照射,必须遵循 X 射线检查的正当性和辐射防护最优化原则,在获得必要诊断信息的同时,使受检儿童受照剂量保持在可以合理达到的最低水平。

对儿童施行 X 射线诊断检查,必须注意到儿童对射线敏感、其身躯较小又不易控制体位等特点,采取相应有效防护措施。X 射线群体检查必须杜绝。

必须建立并执行 X 射线诊断的质量保证计划,提高 X 射线诊断水平,减少儿童被检者所受照射剂量。

各种用于儿童的医用诊断 X 射线机的防护性能、工作场所防护设施及安全操作均须符合《医用 X 射线诊断放射防护要求》的规定。

(二) X 射线防护设备和用品的防护要求

X 射线机机房必须具备为候诊儿童提供可靠防护的设施。

专供儿童 X 射线检查用的机房内要合理布局,并应按儿童喜欢的形式装修,以减少儿童恐惧心理,最大限度地争取儿童合作。

使用单位必须为不同年龄儿童的不同检查配备有保护相应组织和器官的具有不小于 0.5mm 铅当量的防护用品。

(三) 对临床医师的要求

应严格掌握儿童 X 射线诊断适应证。对患儿是否进行 X 射线检查应根据临床实际需要和防护原则进行分析判断,确有正当理由方可申请 X 射线检查。

在对患儿进行诊断时,应优先考虑采用非电离辐射检查法。

在 X 射线透视下进行骨科整复和取异物时不得连续曝光,并注意尽量缩短时间。

(四) 对放射技师的工作要求

必须熟练掌握儿科放射学业务技术和射线防护知识,仔细复查每项儿童 X 射线检查的申请是否合理,有权拒绝没有正当理由的 X 射线检查。

除临床必需的 X 射线透视检查外,应对儿童采用 X 射线摄影检查。

荧光屏透视前必须做好充分的暗适应,透视中应采用小照射野透视技术。

对儿童进行 X 射线摄影检查时,应严格控制照射野,将有用线束限制在临床实际需要的范围内。照射野面积一般不得超过胶片面积的 10%。

对儿童进行 X 射线摄影检查时,应采用短时间曝光的摄影技术;一般不应使用滤线栅;注意非检查部位的防护,特别应加强对性腺及眼晶状体的屏蔽防护。

使用移动式设备在病房或婴儿室内做 X 射线检查时,必须采取防护措施减少对周围儿童的照射,不允许将有用线束朝向其他儿童。

未经特殊允许,不得用儿童做 X 射线检查的示教和研究病例。

对儿童进行 X 射线检查时,应使用固定儿童体位的设备。必须扶持时,应对陪检者采取防护措施。

第二节　肿瘤放射治疗的辐射防护

肿瘤放射治疗涉及高射线能量的大剂量照射,因此在对患者进行治疗的同时,其射线的防护、射线的合理应用显得尤为重要。目前放射治疗内、外照射防护要求主要规范由国家标准《放射治疗放射防护要求》(GBZ 121—2020)、《远距治疗患者放射防护与质量保证要求》(GB 16362—2010)、《后装 γ 源近距离治疗放射防护要求》(GBZ 121—2017)、《医用 X 射线治疗放射防护要求》(GBZ 131—2017)及《放射治疗放射防护要求》(GBZ 121—2020)进行规范。

一、医用电子直线加速器的辐射防护

医用电子直线加速器作为一种大型、高能射线装置,其辐射防护要求应充分考虑其设备运行的稳定性、射线输出的稳定性、机房设计的安全性及操作的规范性。

(一)医用电子直线加速器性能要求

加速器辐射安全、电气、机械安全技术要求及测试方法必须符合国家的相关规定。为防止超剂量照射,其控制台必须显示辐射类型、标称能量、照射时间、吸收剂量、吸收剂量率、治疗方式、楔形过滤器类型及规格等辐照参数预选值。必须具备足够的连锁控制装置及剂量控制装置,以防止误照射及超剂量照射。另外有用线束内杂散辐射,如电子线治疗时射线束中的 X 射线污染、治疗机机头散漏射线以及射线束输出稳定性必须满足国家标准要求。

(二)治疗室的防护要求

治疗室选址和建筑设计必须符合相应的放射卫生防护法规和标准要求,保障周围环境安全。有用线束直接投照的防护墙(包括天棚)按初级辐射屏蔽要求设计,其余墙壁按次级辐射屏蔽要求设计。X 射线标称能量超过10MeV 的加速器,屏蔽设计应考虑中子辐射防护。治疗室和控制室之间必须安装监视与对讲设备。治疗室应有足够的使用面积。治疗室入口处必须设置防护门和迷路,防护门必须与加速器联锁。治疗室外醒目处必须安装辐照指示灯及辐射危险标志。治疗室通风换气次数应达到每小时 3~4 次。

(三)防护安全操作要求

加速器使用单位必须配备工作剂量仪、水箱等剂量测量设备,并应配备扫描仪、模拟定位机等放射治疗质量保证设备。使用单位必须有合格的放射治疗医生、物理人员及操作技术人员;操作技术人员必须经过放射卫生防护和加速器专业知识的职业卫生培训,并经过考核合格后方可上岗。治疗期间必须有 2 名操作人员值班,除接受治疗的患者外,治疗室内不得有其他人员。如发生意外,必须立即停止治疗,及时将患者移出辐射野并注意保护现场,便于正确估算患者受照剂量,作出合理评价。

二、医用 γ 射线外照射治疗的辐射防护

(一)治疗室设施要求

治疗室可单独建造,采用迷路形式与控制室相通。治疗室应有足够的使用面积,一般不应小于 30m²。布置治疗机时,有用线束不应朝向迷路。治疗室应有良好的通风,一般为每小时换气 3~4 次。

(二)γ 治疗设备的安全防护要求

γ 治疗机采用放射性核素作为辐射源,因此在非治疗期间的储源位置及放射源处于治疗位置

时,其治疗机机头漏射线不得超过规定标准,放射源所形成的治疗设备的 β 射线污染水平必须控制在合理范围。为防止照射野外区域受到不必要的照射,其准直器透射线强度也必须符合规定。推动放射源开启、关闭的气路系统必须提供充足气压,保证放射源抽屉送源过程中不出现卡刹或中途停留现象。机头和准直器必须能在任何需要的位置锁紧,并有防止机头压迫患者的保护措施,当停电或意外事故中断治疗时,放射源应能自动恢复到储存位置。

三、外照射放射治疗中对患者的防护

(一)体外放疗中患者防护的基本原则

放射治疗医师必须根据临床检查结果,对患者肿瘤诊断、分期和治疗方式利弊进行分析,选取最佳治疗方案,并制订最佳治疗计划。

良性疾病尽量不采用放射治疗。严格控制对放射治疗敏感的良性疾病的体外放疗。

在保证肿瘤得到足够精确的致死剂量,使其得以有效抑制或消除的前提下,按病变情况采用适当技术措施,保护照射野内外的正常组织和器官,使受照剂量尽可能小,以获取尽可能大的治疗效果。

放射治疗医师必须定期对治疗中患者进行检查和分析,根据病情变化需要调整治疗计划。密切注意体外放疗中出现的放射反应和可能出现的放射损伤,采取必要的医疗保护措施。

体外放疗用设备、场所和环境必须符合有关辐射安全标准。

(二)体外放疗操作的要求

首次体外射束放疗前,必须由上级或另一位放射治疗医师负责核对治疗计划。

放射治疗医师应对病变组织精确定位,并在患者受照皮肤表面作出照射野标记。首次体外放疗前,主管放射治疗医师必须指导放射治疗技师正确摆位,落实照射计划。

放射治疗技术员必须认真核对处方剂量的预定照射时间或加速器剂量监测器读数,确保患者靶区和正常组织的受照剂量在规定范围内。

体外放疗时,必须根据肿瘤位置和对靶区剂量分布要求,正确使用楔形过滤板和组织补偿块,以对组织不均匀性、人体曲面或斜入射造成的对剂量分布的影响进行修正,使其符合治疗要求,保证靶区吸收剂量的均匀性在 ±5% 以内。

必须根据患者靶区的范围选用或制作合适的射线挡块,对非照射部位,特别是敏感器官和组织进行屏蔽防护。对于儿童患者应重点注意对骨骺、脊髓、性腺及眼晶状体的防护。

在照射过程中,必须采取措施保持患者治疗体位不变。对于儿童患者,可使用体位固定装置或适当使用镇静剂或麻醉剂。

患者治疗时,必须详细记录设备运行情况。发现异常时,应分析产生原因并及时修正。

在照射过程中,必须通过观察窗或闭路电视监视患者,发现体位变化及其他情况,应立即停止照射并记录下已照射时间。继续治疗时,必须重新摆位,完成预定照射时间或治疗剂量。

照射结束后,发现远距治疗 γ 射线机的钴 -60 放射源未退回储存位置时,必须迅速将患者从治疗室内转移出去。放射治疗技术员应详细记录患者完成照射后在治疗室内滞留时间和所处位置,并估算超量受照剂量。

第三节　核医学检查的辐射防护

核医学检查涉及放射性药物的生产、使用、废物处置等。核医学检查的辐射防护具有其不同于 X 射线检查技术的特殊要求。

一、临床核医学场所的辐射防护要求

按照工作场所的分级,对活性实验室、病房、洗涤室、显像室等场所室内表面及装备结构要有不同防护要求,如表 12-2 所示。

生产和操作放射性核素或药物的通风橱,在半开的条件下风速不应小于 1m/s;排气口应高于附近 50m 范围内建筑物屋脊 3m,并设有活性炭过滤装置或其他专用过滤装置,排出空气浓度不应超过有关限值。

表 12-2　按不同级别工作场所室内表面和装备的要求

工作场所分级	地面	表面	通风橱	室内通风	管道	清洗及去污设备
I	地板与墙壁接缝无缝隙	易清洗	需要	应设抽风机	特殊要求	需要
II	易清洗且不易渗透	易清洗	需要	有较好通风	一般要求	需要
III	易清洗	易清洗	不需要	一般自然通风	一般要求	只需清洗设备

二、放射性药物操作的辐射防护要求

操作放射性药物应有专门场所,如给药不在专门场所进行时则需采取适当防护措施。药物使用前应有屏蔽。

给药用的注射器应有屏蔽。难以屏蔽时应缩短操作时间。

操作放射性药物应在衬有吸水纸的托盘内进行,工作人员应穿戴个人防护用品。

放射性碘化物操作应在通风橱内进行,操作人员应注意甲状腺保护。

在控制区和监督区内不得进食、饮水、吸烟,也不得进行无关工作以及存放无关物件。

为体外放射免疫分析目的而使用含 ^3H、^{14}C 和 ^{125}I 等核素的放射免疫分析试剂盒可在一般化学实验室进行,无须专门防护。

工作人员操作后离开工作室前应洗手和进行表面污染监测,如其污染水平超过相应的导出限值,应采取去污措施。

从控制区取出任何物件都应进行表面污染水平监测,以保证超过有关导出限值的物件不携出控制区。

三、临床核医学治疗的辐射防护要求

使用治疗量 γ 放射体药物的区域应划为控制区。用药后患者床旁 1.5m 处或单人病房应划为临时控制区。控制区入口处应有放射性标志,除医护人员外,其他无关人员不得入内,患者也不应该随便离开该区。

配药室应靠近病房,尽量减少放射性药物和已接受治疗的患者通过非限制区。

根据使用放射性核素的种类、特性和活度,确定病房的位置及其防护墙、地板、天花板厚度。病房应有防护栅栏,以与患者保持足够距离,或使用附加屏蔽。限制工作人员在附近工作时间。

接受治疗的患者应使用专用便器或设有的专用浴室和厕所。

治疗患者的被服和个人用品使用后应作去污处理,并经表面污染辐射监测证明在导出限值以下后,方可作一般处理。

使用过的放射性药物腔内注射器、绷带和敷料,应作污染物件处理或作放射性废物处理。

第四节　辐射防护监测

辐射防护监测的目的主要是控制和评价辐射危害。辐射防护监测的内容包括:一是对辐射场剂量进行测量;二是将测量结果与国家标准进行比较,对其安全程度作出评价,也就是对测量结果是否符合安全标准作出判断,确定放射工作是否可以继续进行。评价中可以提出某些潜在的危险,建议进行调查;指出某些不符合防护要求的地方,建议改进。防护测量不是目的,必须进行评价才能使测量具有防护的意义。防护监测包括场所监测和个人剂量监测两方面的内容。

一、场所辐射防护监测

场所辐射防护监测包括射线机房内、外环境辐射场的测定。

根据医用诊断 X 射线机辐射防护要求,医用诊断 X 射线机和机房漏射线的检测包括:有用线束入射体表处,空气照射量率或比释动能率的监测;X 射线管头组装体泄漏辐射水平和工作人员防护区散射线的辐射水平等内容。通过监测可以发现潜在危险区,从而采取必要的防护措施,达到防护要求,估算处于该场所的人员在特定时间内的受照剂量,对改善防护条件和屏蔽设计提供有价值的信息。

外环境是指 X 射线机机房门口、窗户、走廊、楼上、楼下及周围邻近房间。外环境辐射监测的结果是评价放射性工作单位在使用射线装置过程中对周围居民有无影响的依据。若监测结果超过国家标准,就应该提出改进措施,使其达到标准。

二、个人剂量监测

任何放射工作单位都应该根据所从事的具体工作和源的具体情况,负责安排职业照射监测和评价,职业照射的评价主要应以外照射个人监测为基础。

对于任何在控制区工作,或有时进入控制区工作且可能受到显著职业外照射的工作人员,或其职业外照射年有效剂量可能超过 5mSv/a 的工作人员,均应进行外照射个人监测。

对于在监督区工作或偶尔进入控制区工作、预计其职业外照射年有效剂量在 1~5mSv/a 范围内的工作人员,应尽可能进行外照射个人监测。

对于职业外照射年剂量水平可能始终低于法规或标准相应规定值的工作人员,可不进行外照射个人监测。

所有从事或涉及放射工作的个人,都应接受职业外照射个人监测。职业外照射个人监测所要测量的量是个人剂量当量。

第五节　医疗照射的辐射防护管理

一、辐射防护管理机构

医疗照射是人类接受人工辐射照射的主要来源，为加强对医疗照射机构的设置、医疗照射管理，必须由相应的政府机构承担医疗照射项目审批、设置及监督管理。按照《放射工作卫生防护管理办法》，县级以上地方人民政府卫生行政部门应当定期对本行政区域内开展放射诊疗活动的医疗机构进行监督检查。检查内容包括：①执行法律、法规、规章、标准和规范等情况；②放射诊疗规章制度和工作人员岗位责任制等制度的落实情况；③健康监护制度和防护措施落实的情况；④放射事件调查处理和报告情况。

二、放射性工作申请许可制度

（一）放射诊疗机构的设置与批准

放射诊疗机构的设置必须经过相应的行政管理部门审批、备案。诊疗机构的放射诊疗服务项目、性质不同，其报批、审核的要求不同。

医疗机构设置放射诊疗项目，应当按照其开展的放射诊疗工作的类别，分别向相应的卫生行政部门提出建设项目卫生审查、竣工验收和设置放射诊疗项目申请。

新建、扩建、改建放射诊疗建设项目，医疗机构应当在建设项目施工前向相应的卫生行政部门提交职业病危害辐射防护预评价报告，申请进行建设项目卫生审查。立体定向放射治疗、质子治疗、重离子治疗、带回旋加速器的正电子发射断层扫描诊断等放射诊疗建设项目，还应当提交国家卫生健康委员会指定的放射卫生技术机构出具的预评价报告技术审查意见。

卫生行政部门应当自收到预评价报告之日起三十日内，作出审核决定。经审核符合国家相关卫生标准和要求的，才可以施工。

医疗机构在放射诊疗建设项目竣工验收前，应当进行职业病危害控制效果评价，并向相应的卫生行政部门提交相应资料，申请进行卫生验收。

医疗机构在开展放射诊疗工作前，应当提交相应资料，向相应的卫生行政部门提出放射诊疗许可申请。

卫生行政部门对符合受理条件的申请应当及时受理。不符合要求的，应当在五日内一次性告知申请人需要补正的资料或者不予受理的理由。卫生行政部门应当自受理之日起二十日内作出审查决定，对合格的予以批准，发给《放射诊疗许可证》。不予批准的，应当书面说明理由。《放射诊疗许可证》的格式由国家卫生健康委员会统一规定。

医疗机构取得《放射诊疗许可证》后，到核发《医疗机构执业许可证》的卫生行政执业登记部门办理相应诊疗科目登记手续。执业登记部门应根据许可情况，将医学影像科核准到二级诊疗科目。未取得《放射诊疗许可证》或未进行诊疗科目登记的，不得开展放射诊疗工作。

《放射诊疗许可证》与《医疗机构执业许可证》同时校验，申请校验时应当提交本周期有关放射诊疗设备性能与辐射工作场所的检测报告、放射诊疗工作人员健康监护资料和工作开展情况报告。

医疗机构若变更放射诊疗项目，应当向放射诊疗许可批准机关提出许可变更申请，并提交变更许可项目名称、辐射防护评价报告等资料。同时向卫生行政执业登记部门提出诊疗科目变更申请，提交变更登记项目及变更理由等资料。

卫生行政部门应当自收到变更申请之日起二十日内作出审查决定。未经批准不得变更。

（二）放射工作单位必备的条件

医疗机构开展放射诊疗工作,应当具备以下基本条件:①具有经核准登记的医学影像科诊疗科目;②具有符合国家相关标准和规定的放射诊疗场所与配套设施;③具有质量控制与安全防护专(兼)职管理人员和管理制度,并配备必要的防护用品和监测仪器;④产生放射性废气、废液、固体废物的,具有确保放射性废气、废液、固体废物达标排放的处理能力或者可行的处理方案;⑤具有放射事件应急处理预案。

1. 医疗机构开展不同类别放射诊疗工作,应当分别具有下列人员:

开展放射治疗工作的人员,应当具有:中级以上专业技术职务任职资格的放射肿瘤医师;病理学、医学影像学专业技术人员;大学本科以上学历或中级以上专业技术职务任职资格的医学物理人员;放射治疗技师和维修人员。

开展核医学工作的人员,应当具有:中级以上专业技术职务任职资格的核医学医师;病理学、医学影像学专业技术人员;大学本科以上学历或中级以上专业技术职务任职资格的技术人员或核医学技师。

开展介入放射学工作的人员,应当具有:大学本科以上学历或中级以上专业技术职务任职资格的放射影像医师;放射影像技师;相关内、外科的专业技术人员。

开展 X 射线影像诊断工作的人员,应当具有专业的放射影像诊断医师。

2. 医疗机构开展不同类别放射诊疗工作,应当分别具有下列设备:

开展放射治疗工作的机构,至少有一台远距离放射治疗装置,并具有模拟定位设备和相应的治疗计划系统等设备。

开展核医学工作的机构,具有核医学设备及其他相关设备。

开展介入放射学工作的机构,具有带影像增强器的医用诊断 X 射线机、数字减影装置等设备。

开展 X 射线影像诊断工作的机构,具有医用诊断 X 射线机或 CT 机等设备。

3. 医疗机构应当按照下列要求配备并使用安全防护装置、辐射检测仪器和个人防护用品:

放射治疗场所应当按照相应标准设置多重安全联锁系统、剂量监测系统、影像监控、对讲装置和固定式剂量监测报警装置;配备放疗剂量仪、剂量扫描装置和个人剂量报警仪。

开展核医学工作的,设有专门的放射性核素分装、注射、储存场所,放射性废物屏蔽设备和存放场所;配备活度计、放射性表面污染监测仪。

介入放射学与其他 X 射线影像诊断工作场所应当配备工作人员防护用品和被检者个人防护用品。

4. 医疗机构应当对下列设备和场所设置醒目的警示标志:

装有放射性核素和放射性废物的设备、容器,设有电离辐射标志。

放射性核素和放射性废物储存场所,设有电离辐射警告标志及必要的文字说明。

放射诊疗工作场所的入口处,设有电离辐射警告标志。

放射诊疗工作场所应当按照有关标准的要求分为控制区、监督区,在控制区进出口及其他适当位置,设有电离辐射警告标志和工作指示灯。

三、辐射防护管理内容

（一）放射性核素与射线装置的生产、销售及使用

生产、销售、使用放射性核素和射线装置的单位,应当对本单位的放射性核素、射线装置的安全和防护工作负责,并依法对其造成的放射性危害承担责任。生产放射性核素的单位的行业主管部门,应当加强对生产单位安全和防护工作的管理,并定期对其执行法律、法规和国家标准的情况进行监督检查。

生产、销售、使用放射性核素和射线装置的单位,应当对直接从事生产、销售、使用活动的工作人员进行安全和防护知识教育培训,并进行考核;考核不合格的,不得上岗。辐射安全关键岗位应当由注册核安全工程师担任。

生产、销售、使用放射性核素和射线装置的单位,应当严格按照国家关于个人剂量监测和健康管理的规定,对直接从事生产、销售、使用活动的工作人员进行个人剂量监测和职业健康检查,建立个人剂量档案和职业健康监护档案。

生产、销售、使用放射性核素和射线装置的单位,应当对本单位的放射性核素、射线装置的安全和防护状况进行年度评估。发现安全隐患的,应当立即进行整改。

生产、销售、使用放射性核素和射线装置的单位需要终止的,应当事先对本单位的放射性核素和放射性废物进行清理登记,作出妥善处理,不得留有安全隐患。

生产、销售、使用放射性核素和射线装置的单位发生变更的,由变更后的单位承担处理责任。变更前当事人对此另有约定的,服从其约定;但是约定中不得免除当事人的处理义务。

生产、进口放射源的单位销售Ⅰ类、Ⅱ类、Ⅲ类放射源给其他单位使用的,应当与使用放射源的单位签订废旧放射源返回协议;使用放射源的单位应当按照废旧放射源返回协议规定,将废旧放射源交回生产单位或者返回原出口方。确实无法交回生产单位或者返回原出口方的,送交有相应资质的放射性废物集中储存单位储存。使用放射源的单位应当按照国务院环境保护主管部门的规定,将Ⅳ类、Ⅴ类废旧放射源进行包装整备后,送交有相应资质的放射性废物集中储存单位储存。

使用Ⅰ类、Ⅱ类、Ⅲ类放射源的场所和生产放射性核素的场所,以及终结运行后产生放射性污染的射线装置,应当依法实施退役。

生产、销售、使用、储存放射性核素和射线装置的场所,应当按照国家有关规定设置明显的放射性标志,其入口处应当按照国家有关安全和防护标准的要求,设置安全和防护设施以及必要的防护安全联锁、报警装置或者工作信号。射线装置的生产调试和使用场所,应当具有防止误操作、防止工作人员和公众受到意外照射的安全措施。

放射性核素的包装容器、含放射性核素的设备和射线装置,应当设置明显的放射性标识和中文警示说明;放射源上能够设置放射性标识的,应当一并设置。运输放射性核素和含放射源的射线装置的工具,应当按照国家有关规定设置明显的放射性标志或者显示危险信号。

放射性核素应当单独存放,不得与易燃、易爆、腐蚀性物品等一起存放,并指定专人负责保管。储存、领取、使用、归还放射性核素时,应当进行登记、检查,做到账物相符。对放射性核素储存场所应当采取防火、防水、防盗、防丢失、防破坏、防射线泄漏的安全措施。

对放射源还应当根据其潜在危害的大小,建立相应的多层防护和安全措施,并对可移动的放射源定期进行盘存,确保其处于指定位置,具有可靠的安全保障。

在室外、野外使用放射性核素和射线装置的,应当按照国家安全和防护标准的要求划出安全防护区域,设置明显的放射性标志,必要时设专人警戒。

在野外进行放射性核素示踪试验的,应当经省级以上人民政府环境保护主管部门商同级有关部门批准方可进行。

辐射防护器材、含放射性核素的设备和射线装置,以及含有放射性物质的产品和伴有产生X射线的电器产品,应当符合辐射防护要求。不合格的产品不得出厂和销售。

使用放射性核素和射线装置进行放射诊疗的医疗卫生机构,应当依据国务院卫生主管部门有关规定和国家标准,制订与本单位从事的诊疗项目相适应的质量保证方案,遵守质量保证监测规范,按照医疗照射正当化和辐射防护最优化的原则,避免一切不必要的照射,并事先告知患者和被检者辐射对健康的潜在影响。

(二)辐射防护器材

辐射防护器材,是指对电离辐射进行屏蔽防护的材料以及用屏蔽材料制成的各种防护器械、装置、部件、用品、制品和设施。辐射防护器材的防护性能应当符合有关标准和卫生要求:

辐射防护器械、装置、部件及设施必须坚固、可靠,用于屏蔽设施的建筑材料必须固化成型,不得直接使用矿砂、废矿渣等无定型材料充填制作。

辐射防护用品、制品与人体接触的部分应当使用对人体无害的材料制作。

对于新研制且结构复杂的辐射防护器材,生产单位应当提供两个以上使用单位的试用报告,经检测机构检测,取得《检测报告单》后,方可定型生产、销售。

辐射防护器材的使用单位应当使用合格的辐射防护器材并定期进行安全检查和性能检测,发现不符合要求或者存有隐患的,及时维修或者更换。

(三)防护知识培训

防护培训的目的是提高各类医学放射工作人员对放射安全重要性的认识,增强防护意识,掌握防护技术,最大限度地减少不必要的照射,避免事故发生,保障工作人员、被检者或患者以及公众的健康与安全,确保电离辐射的医学应用获取最佳效益。

防护培训的基本要求:①对电离辐射医学应用的利与害有正确的认识,防止麻痹思想和恐惧心理;②了解有关辐射防护法规和标准的主要内容,掌握辐射防护基本原则;③了解、掌握减少工作人员和被检者所受照射剂量的原理和方法,以及有关防护设施与防护用品的正确使用方法;④了解可能发生的异常照射及其应急措施。

上岗前和在岗期间的培训包括:①医学放射工作人员上岗前必须接受辐射防护培训,并经考核合格之后才有资格参加相应的工作;②医学院校学生进入与放射工作有关的专业实习前,应接受辐射防护知识培训;③各类医学放射工作人员在岗期间应定期接受再培训。

(四)职业健康管理

放射工作人员上岗前,应当进行上岗前的职业健康检查,符合放射工作人员健康标准的,方可参加相应的放射工作。放射工作单位不得安排未经职业健康检查或者不符合放射工作人员职业健康标准的人员从事放射工作。

放射工作单位应当组织上岗后的放射工作人员定期进行职业健康检查,两次检查的时间间隔不应超过 2 年,必要时可增加临时性检查。放射工作人员脱离放射工作岗位时,放射工作单位应当对其进行离岗前的职业健康检查。

(五)医疗照射的质量保证

1. 放射诊断的质量保证

(1)质量保证计划的制订与实施:对 X 射线诊断影像进行质量保证,应按国家有关规定要求,建立质量保证组织,制订、实施并定期修订质量保证计划。

(2)质量控制检测:质量控制检测分为验收检测、状态检测及稳定性检测。检测用计量仪器应根据有关规定进行检定,检测结果应有溯源性。各类检测应由经过培训并获得相应资格的人员进行。验收检测是 X 射线诊断设备安装完毕或重大维修后,为鉴定其影响影像质量的性能指标是否符合约定值而进行的检测。

(3)检测结果评价及处理:评价各类检测结果时,应与相应的标准进行比较。验收检测结果用相应的国家标准及产品约定指标进行评价。稳定性检测结果用该参数的基线值及控制限评价;状态检测结果应根据设备的实际情况评价。检测结果不符合相应标准时的处理程序是:检测中被查明的可能影响诊断影像质量的问题必须加以校正。如无法校正,应考虑更换部件、限制使用范围或更换设备。

（4）质量保证的记录和资料：关于诊断设备的检测结果、发现的问题、采取的措施及其效果的记录，必须在设备使用期间长期保存。设备转让时，记录应随同设备一起转移。设备淘汰后，应根据记录的利用价值决定处理措施。用于评价质量保证计划本身的数据，如评片记录、重拍原因分析记录等，至少保存5年。在X射线诊断部门保存有关X射线诊断设备的资料。当设备的整套资料存放在负责设备管理和维修部门时，使用部门必须有使用说明书。进行X射线诊断工作的医师或技术人员，应能随时见到所用设备的最新检测结果，并能据此确定正确的照射条件。

2. 放射治疗的质量保证　对患者实施首次放射治疗前，必须由放射治疗医师临场指导摆位和实施其他有关检查、处理。

放射治疗应当对准靶区部位，确保靶区剂量达到预定治疗剂量，使患者治疗部位的正常组织、器官的照射剂量尽可能低，并对患者的非治疗部位采取有效的屏蔽防护措施。

放射治疗工作单位必须采取有效措施，避免实施放射治疗过程中无关人员进入放射治疗室。放射治疗工作单位的放射治疗档案和治疗记录应当长期保存，并建立保管、借阅制度。放射治疗工作单位必须在放射治疗室和候诊室内张贴放射治疗安全防护知识等有关注意事项。

凡有放射治疗装置的单位，都必须配置技术性能合格的剂量检测仪器和其他必要的质量保证设备，按照国家规定的检测项目、方法和频度对放射治疗装置和其他有关设备的射线能量、输出量、治疗线束和其他有关性能分别进行检测，并依照国家规定接受放射卫生防护机构的监测。放射治疗工作单位的放射治疗剂量测量仪，必须按照国家规定定期送请省级以上人民政府卫生行政部门指定或者法定的标准剂量实验室检定。

放射治疗工作单位应当对患者进行定期随访，及时发现、处理放射治疗所致的放射损伤。

（六）档案管理

档案管理是辐射防护科学管理的一项重要措施。一般需建立：①放射工作人员终身保存的职业健康监护档案。职业健康监护档案应包括以下内容：职业史、既往病史和职业照射接触史；历次职业健康检查结果及评价处理意见；职业性放射性疾病诊疗、医学随访观察等健康资料。②装置及其配套防护设施的技术资料和检修记录档案。③放射检测仪器的技术资料和检修、刻度记录档案。④放射事故报告及处理资料、文件档案。

小结

医疗照射是最大的人工辐射源，它产生的辐射剂量随大型设备的普及呈现逐年上升趋势。医疗照射的辐射防护是放射诊疗工作中的重中之重。在保证为患者做好诊疗工作的同时，也应该合理控制辐射剂量，做好剂量管理，最大限度地保护好广大人民群众的生命健康。本章各部分之间的关系见图12-1。

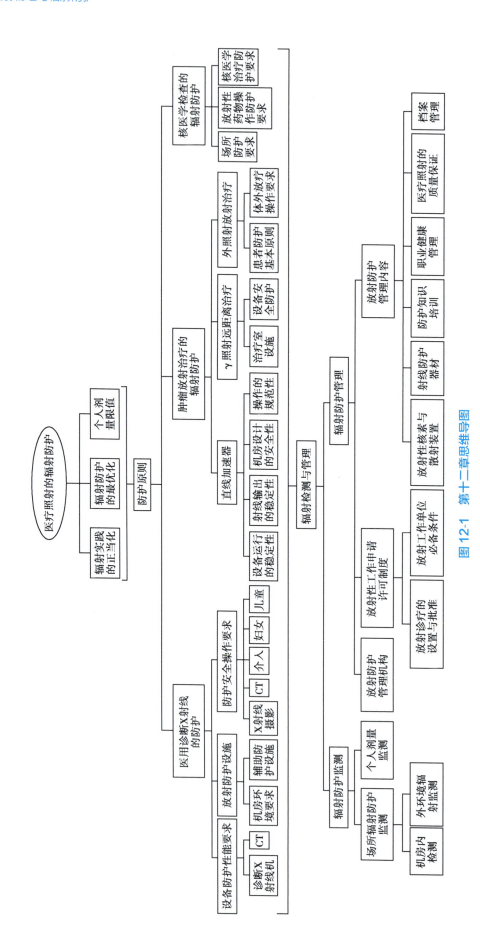

图 12-1　第十二章思维导图

思考题

1. 简述辐射防护的目的及其原则。
2. 放射工作人员及患者的防护用品主要包括哪些？
3. 辐射防护监测的内容主要包括哪两方面？

（张永县　帅桃）

实验

实验一　X射线特性的验证

【实验目的】验证X射线的穿透、荧光、感光和电离等基本特性,增强学生对X射线特性的认识。

【实验器材】透视X射线机,带增感屏的暗盒,验电器,丝绸,玻璃棒,X射线胶片,铅皮,铅橡胶,木板等。

【实验步骤】

1. 荧光作用实验　将透视X射线机调至70kV、3mA。踩下脚闸,可在黑暗中看到荧光屏发出蓝绿色荧光。然后将暗盒打开,将增感屏置于X射线束中,同样可以看到增感屏发出明亮的荧光。

2. 穿透作用实验　先后将木板、铅皮、铅橡胶等置于X射线管和荧光屏中间的射线区中,由于X射线透过这些物质的情况不同,可在透视荧光屏上看到它们密度不同的影像。

3. 电离作用实验　将验电器置于X射线管正下方适当位置,用丝绸摩擦过的玻璃棒使验电器带电,验电器铂片张开。选择合适的管电压和管电流照射验电器,可以看到,张开的铂片很快合拢。这说明X射线使验电器中的空气电离,电离所产生的电荷将铂片上所带电荷中和。

4. 感光作用实验　将2mm厚铅板剪成2cm×2cm的方块,在铅板中间扎一个小孔并将铅板置于遮线筒正中,在远端放置装有胶片的暗盒进行摄影。

【实验条件和结果】管电压75kV,管电流100mA,曝光时间为2s,胶片距针孔的距离约为针孔至焦点距离的2倍。经冲洗处理,可在感光照片上看到,被铅板遮挡部分几乎没有被曝光;铅板外被X射线照射部分呈黑色;铅板中心则因小孔成像而呈现X射线管灯丝的实像(焦点像)。

【思考题】简述X射线的特性。

(王晓艳)

实验二　放射性活度统计测量仿真实验

【实验目的】

1. 验证核衰变所服从的统计规律。
2. 熟悉放射性测量误差的表示方法。
3. 了解测量时间对准确度的影响。
4. 学会根据准确度的要求选择测量时间。

【实验器材】计算机,放射测量仿真系统软件。

【实验原理】实验证明,在对长寿命放射性物质活度进行多次重复测量时,即使周围条件相同,每次测量的结果仍不相同。由于放射性衰变并不是均匀地进行,所以在相同的时间间隔内作重复的测量时,测量的放射性粒子数并不严格保持一致,而是在某平均值附近起伏。通常把平均值 $\bar{n}$ 看作是测量结果的概率值,并用它来表示放射性活度,而把起伏带来的误差叫作测量的统计误差,习惯用标准误差 $\pm\sqrt{n}$ 来表示。为了方便,可将一次测量的结果 N 当作平均值,并作类似的处理后计为 $N\pm\sqrt{N}$。对测量数据进行高斯拟合,可得到实测值和理论值的吻合情况。高斯拟合曲线定义为:$P(n)=a\mathrm{e}^{-(n-\mu)^2/2\sigma^2}$ (如实验图 2-1 所示),拟合结果中 μ 为随机变量 n 的均值 N,σ 为方差 $\sqrt{N}$。

计数的相对标准误差为:

$$\pm\frac{\sqrt{N}}{N}=\pm\frac{1}{\sqrt{N}}$$

用于说明测量的准确度。当 N 大时,相对标准误差小,因而准确度高;反之,则相对标准误差大,准确度低。为了得到足够计数 N 来保证准确度,就需要延长测量时间 t 或增加相同测量的次数 m(仿真实验平台默认每次测量时间为 10s,可以通过调整测量次数实现测量计数增加)。可知,时间 t 内测得结果的计数率标准误差为:

$$\pm\frac{\sqrt{N}}{t}=\pm\sqrt{\frac{N}{t^2}}=\pm\sqrt{\frac{\bar{N}}{t}}$$

计数率的相对标准误差 E 表示为:

$$E=\pm\frac{\sqrt{\dfrac{\bar{N}}{t}}}{\bar{N}}=\pm\sqrt{\frac{1}{\bar{N}t}}$$

若实验重复进行 m 次,则平均计数率的标准误差等于:

$$\pm\sqrt{\frac{\bar{N}}{mt}}$$

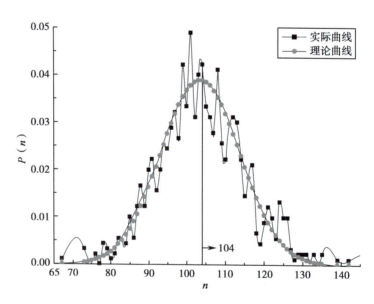

实验图 2-1　放射统计测量计数与理论曲线

在相同的测量时间和测量次数情况下,不同活度的同种放射源测量得到的统计平均值与其活度成正比。

【实验内容和步骤】

1. 打开浏览器,进入实验资源登录界面,输入用户名和密码后进入实验资源选择界面,选择

"放射测量仿真实验",进入仿真系统后,在"模式与设置"中选择"活度测量",进入放射统计测量模块,如实验图 2-2 所示。

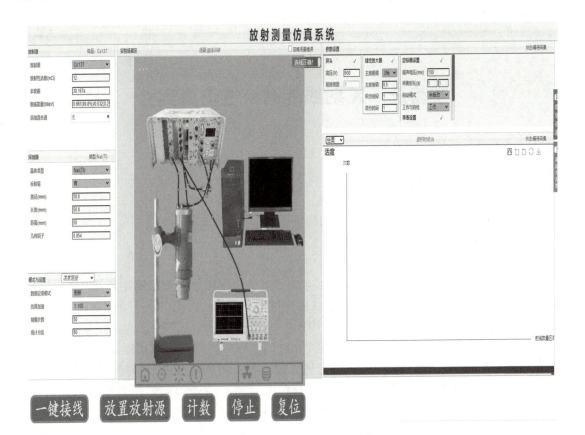

实验图 2-2　放射统计测量模块

2. 选择"一键接线",也可点击"实验场景区"中相应的链接端口,实现手动线路链接。

3. 在"放射源"下拉列表中选择 ^{137}Cs 放射源,注意此时默认活度为 4nCi,然后点击界面下方"放置放射源"按钮。

4. 在"模式与设置"参数区,采用默认的测量次数为 50,统计分区为 50,点击"计数"按钮,开始测量计数;也可选择用绘图刷新显示测量数据。测量结束后,点击工具栏的 ⌂ "高斯拟合"按钮,对测量结果进行拟合。

5. 根据统计测量原理,当测量时间和测量次数较少时,单个统计分区的计数较少,拟合结果误差较大。为了减小误差,可以增加测量次数,也可以减少统计分区数。

6. 将放射源选为自定义,源半衰期默认是 30.167a,说明仍为 ^{137}Cs 源,自定义放射性活度为 9nCi。采用与步骤 5 完全相同的测量设置,进行测量拟合。

7. 将放射源选为活度未知源,设定源半衰期 30.167a,说明仍为 ^{137}Cs 源,但活度未知(系统随机设置某活度)。采用与步骤 5 完全相同的测量设置,进行测量拟合。

8. 将均值 $\mu = 1\,147.86$ 代入步骤 6 得出的关系直线,可计算得出未知源的活度值来。

9. 自行设置不同的放射源、测量次数等,重复上述步骤实验,并探索相应结果,评估其测量准确性。

【思考题】

1. 如采用 6nCi 的 ^{137}Cs 放射源,希望测量结果的准确性不低于 1/1 000。系统测量的效率为 70%,那么单次测量的时间长度不少于多少秒?

2. 如采用 6nCi 的 ^{137}Cs 放射源,测量一段时间,经高斯拟合均值为 1 400。另外一个未知活度的 ^{137}Cs 放射源,测量条件和时间均相同,高斯拟合均值为 2 500。则未知放射源活度为多少?其精确度为多少?

(王晓艳)

实验三　X 射线能谱特性仿真实验

【实验目的】
1. 了解 X 射线的产生原理。
2. 熟悉滤过材料对 X 射线能谱的影响。
3. 掌握钨靶 X 射线能谱与成像参数间的关系。

【实验器材】计算机,实验仿真软件。

【实验原理】

1. X 射线的产生原理　X 射线是高速运动的电子与阳极金属靶面撞击而产生的,有连续 X 射线和特征 X 射线两种。特征 X 射线是在碰撞过程中原子的内层电子完全脱离轨道,使原子处于激发态,当原子从激发态回到基态过程中产生的标识 X 射线,即特征 X 射线;连续 X 射线是高速电子在原子核的电场作用下,速度突然变小时,它的一部分能量转变成电磁波发射出来的,这种情况叫轫致辐射,这部分能量产生的电磁波波长在 X 射线范围内,是连续谱。高速电子与靶原子核的作用距离越近,高速电子损失的能量越大,产生的 X 射线辐射频率越高;反之作用距离越远,高速电子损失的能量越小,产生的 X 射线辐射频率越低,即轫致辐射产生的 X 射线频率与电子和靶原子核的作用距离成反比。轫致辐射产生的效率与靶原子序数和电子的加速能量成正比。

2. X 射线连续谱的特点　连续谱线的强度随波长变化而变化,在某波长上有一个强度极大值;曲线在波长增加的方向上都无限延展,但强度越来越弱;在波长减小的方向上,曲线都存在一个波长极限,称为最短波长(λ_{min})。随着管电压的升高,辐射强度均相应地增强。同时,曲线所对应的强度峰值和最短波长极限的位置均向短波方向移动。

3. X 射线特征谱的特点　特征 X 射线是由谱线分立的线状谱线构成的。特征 X 射线的强度与管电流成正比,管电压大于激发电压时才发生特征辐射,并随着管电压的升高,特征 X 射线强度迅速增大。

4. X 射线的量与质

(1)X 射线的量:就是 X 射线光子的数目。在实际放射工作中,为了方便,一般用管电流(mA)和照射时间(s)的乘积来反映 X 射线的量,以毫安·秒(mA·s)为单位。

(2)X 射线的质:又称线质,它表示 X 射线的硬度,即穿透物质本领的大小。X 射线的质完全由光子能量决定,而与光子个数无关。在实际应用中是以管电压和滤过情况来反映 X 射线的质。管电压高,激发的 X 射线光子能量大,即线质硬。加滤过时,滤过板厚,软 X 射线(低能部分)吸收多,X 射线质越硬。滤过材料的原子序数越大,对低能射线的滤过效果越好。

【实验内容与步骤】

1. 登录实验界面,点击"DR 仿真 --DR 操作室",进入 X 射线"DR 能谱仿真实验"。能谱仿真实验软件界面如实验图 3-1 所示。其左侧为参数设置区,可任意调节相关参数,如管电压、管电流、曝光时间、曝光强度、源像距以及不同滤过情况等。右侧为不同曝光条件下的 X 射线能谱图显示区和数据显示区。左下侧为"曝光分析"和"导出数据"功能按钮。

2.　点击"固有滤过",弹出下拉菜单,分别点击"已全选"与"全不选",保持其他参数不变,分别曝光一次。

3.　保持"固有滤过"已全选,保持其他参数不变,改变管电压 40kV,65kV,75kV 和 100kV,进行曝光,观察能谱变化情况。

4.　保持"固有滤过"已全选,将管电压调为 75kV,保持其他参数不变,分别改变管电流为 100mA,150mA,200mA 和 250mA,进行曝光。

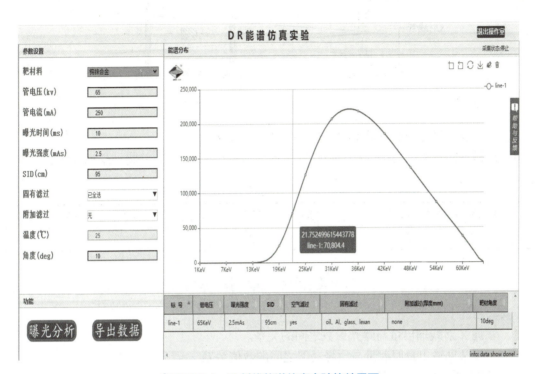

实验图 3-1　X 射线能谱仿真实验软件界面

5.　保持"固有滤过"已全选,将管电压调为 75kV,保持其他参数不变,分别改变摄影距离(SID)为 50cm,80cm,100cm 和 120cm,进行曝光。

6.　保持"固有滤过"已全选,将管电压调为 75kV,保持其他参数不变,选中附加滤过中的"Cu",分别把铜片厚度改为 0mm,0.1mm,0.2mm 和 0.5mm,观察能谱变化,总结能谱变化规律。请用其他材料进行滤过,观察规律。

【思考题】

1.　特征谱和连续谱分别与管电压、管电流、摄影距离(SID)有何种关系?

2.　附加滤过后,谱线发生什么变化,能谱的质与量如何改变?

(王晓艳)

实验四　X 射线机输出量的测量

一、X 射线机输出量的测量

【实验目的】学习 X 射线机输出量的测量方法。

【实验器材】具有透视功能的医用诊断 X 射线机,照射量仪,米尺。

【实验内容与步骤】

1. 将照射量仪电离室置于 X 射线机透视床面板后射线束中心轴距床面板 20mm 处。如实验图 4-1 所示。

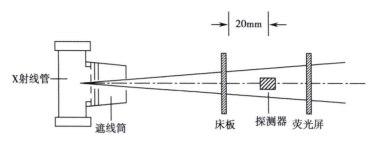

实验图 4-1　X 射线机输出量测量示意图

2. 将照射量仪置于照射量率测量档,并选择适当量程。

3. 选择不同管电压、管电流,分别测量 X 射线机输出照射量率,并将结果列于实验表 4-1。

实验表 4-1　不同曝光条件下 X 射线机输出量表 /($C \cdot kg^{-1} \cdot s^{-1}$)

曝光条件 /($kV \cdot mA^{-1}$)	60/2	60/3	70/2	70/3	80/2	80/3
X 射线机输出量						

二、X 射线机输出量测量仿真实验

【实验目的】

1. 掌握 X 射线输出量与曝光参数之间的关系。

2. 掌握常见输出量照射量与比释动能之间的数值关系。

3. 掌握照射量率的计算方法。

4. 了解 X 射线输出量的测量方法。

【实验器材】计算机,仿真实验软件。

【实验原理】

1. 基本概念

(1)照射量 X:X 或 γ 射线的光子被单位质量空气完全阻止时所形成的任一种符号离子总电荷量的绝对值,其单位为库仑·千克$^{-1}$($C \cdot kg^{-1}$),旧有专用单位为伦琴(R),其中 $1R=2.58 \times 10^{-4}C \cdot kg^{-1}$,$1C \cdot kg^{-1} = 3.877 \times 10^{3}R$。

(2)照射量率 $\dot{X}$:单位时间内照射量的增量,单位为库仑·千克$^{-1}$·秒$^{-1}$($C \cdot kg^{-1} \cdot s^{-1}$),旧有专用单位伦琴·秒$^{-1}$($R \cdot s^{-1}$)、伦琴·分$^{-1}$($R \cdot min^{-1}$)、毫伦琴·小时$^{-1}$($mR \cdot h^{-1}$)。

(3)比释动能 K:不带电粒子与物质相互作用时,在单位质量物质中由不带电粒子所产生的转移能,单位为焦耳·千克$^{-1}$($J \cdot kg^{-1}$),另有戈瑞(Gy)、毫戈瑞(mGy)、微戈瑞(μGy),$1J \cdot kg^{-1} = 1Gy$。

(4)照射量与比释动能的关系:$K = X \cdot \dfrac{\omega}{e}$,其中 ω 为射线被空气吸收后,每形成一个离子对所消耗的平均能量为 33.85eV。

　2. 曝光参数与 X 射线输出量关系　X 射线机曝光参数包括管电压(kV),管电流(mA),曝光时间(ms)以及源像距(SID)等参数,其对 X 射线机输出量的影响满足以下关系:

（1）由于管电压的增加会使 X 射线硬化,穿透能力增强,造成空气对 X 射线的吸收(阻止)能力减少,同时管电压的增加也会使 X 射线强度增强,因此在两个相反效应的共同作用下,X 射线输出量随着管电压的增加而增加(非正比关系)。

（2）管电流(mA)、曝光时间(ms)的增加不改变 X 射线硬度,只增加 X 射线强度,因此 X 射线输出量与二者呈正比关系。

（3）源像距(SID)对 X 射线输出量遵从平方反比定律。

【实验内容与步骤】

1. 打开数字 X 射线机(DR)仿真实验软件,如实验图 4-2 所示。

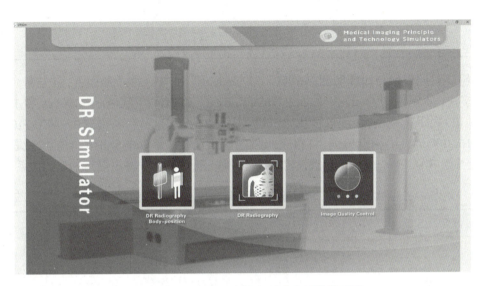

实验图 4-2　数字 X 射线机仿真实验软件界面

2. 分别点击"DR Radiography Body-position"和"DR Radiography"按钮,打开 DR 场景和原理模块。

3. 在场景模块中,X 射线管机位选择"水平检查",探测选择"水平探测器"并置入,检查部位选择"其他""线对卡",并将 SID 初始值调节为 100cm。

4. 进入"原理模块"界面,在"Imaging"标签页中的"Sample Selection"中 Res.detection 下拉列表中选择"space resolution",点击"Exposure"按钮,可对线对卡进行曝光,此时图像为噪声,通过标签切换到"Physics"界面,可看到此时照射量和空气比释动能示数接近于 0,说明此时曝光参数下剂量很小,不足以成像,需要增大曝光参数。

【数据记录】

1. **管电压对照射量与比释动能的影响**　调节"Tube Current"和"Time"到 100mA 和 100ms(也可以其他值)后保持不变,然后逐渐增大"Tube Voltage"为 40kV,60kV,80kV,100kV,120kV,150kV,将相应的照射量和空气比释动能分别记录于实验表 4-2 中。利用数据描绘管电压 - 照射量或管电压 - 空气比释动能曲线,观察 X 射线输出量与管电压的关系。

实验表 4-2　照射量、空气比释动能随管电压之间的关系

管电压 /kV	40	60	80	100	120	150
照射量 /mR						
空气比释动能 /μGy						

2. 管电流对照射量与比释动能的影响 在"Imaging"和"Physics"界面下,点击刷新按钮⟳,使数据清空,分别调节"Tube Voltage"和"Time"到 80kV 和 100ms(也可以其他值)后保持不变,然后逐渐增大"Tube Current"为 50mA,75mA,100mA,125mA,150mA,200mA,将相应的照射量和空气比释动能分别记录于实验表 4-3 中。利用数据描绘管电流 - 照射量或管电流 - 空气比释动能曲线,观察 X 射线输出量与管电流的关系。

实验表 4-3　照射量、空气比释动能随管电流之间的关系

管电流 /mA	50	75	100	125	150	200
照射量 /mR						
空气比释动能 /μGy						

3. SID 对照射量与比释动能的影响 在"Imaging"和"Physics"界面下,点击刷新按钮⟳,在原理模块,分别调节"Tube Voltage""Tube Current"和"Time"到 80kV、100mA 和 100ms(也可以其他值)后保持不变;在场景模块中,鼠标左键单击 X 射线管,从而选中,调节 SID 分别为 70cm,80cm,100cm,120cm,140cm,将相应的照射量和空气比释动能分别记录于实验表 4-4 中。利用数据描绘 SID- 照射量或 SID- 空气比释动能曲线,观察 X 射线输出量与 SID 的关系。

实验表 4-4　照射量、空气比释动能与源像距之间的关系

源像距 SID/cm	70	80	100	120	140
照射量 /mR					
空气比释动能 /μGy					

4. 曝光时间对照射量与比释动能的影响 在"Imaging"和"Physics"界面下,点击刷新按钮⟳,清空数据,分别调节"Tube Voltage"和"Tube Current"到 80kV 和 100mA(也可以其他值)后保持不变,然后逐渐增大"Time"为 50ms,75ms,100ms,125ms,150ms,200ms,将相应的照射量和空气比释动能分别记录于实验表 4-5 中,利用数据描绘曝光时间 - 照射量或曝光时间 - 空气比释动能曲线,观察 X 射线输出量与曝光时间的关系。

实验表 4-5　照射量、空气比释动能、平均照射量率及平均空气比释动能率与曝光时间之间的关系

曝光时间 /ms	50	75	100	125	150	200
照射量 /mR						
空气比释动能 /μGy						
平均照射量率 /(mR·s⁻¹)						
平均空气比释动能率 /(μGy·s⁻¹)						

【思考题】

1. 结合记录的数据分析,相同参数下,照射量与空气比释动能的比值关系是否固定,其原因有哪些?

2. X 射线输出量与曝光参数(管电压,管电流,曝光时间,SID)之间的关系是什么?

(王晓艳)

实验五　X射线半值层测量实验

一、X射线半值层的测量

【实验目的】

1. 掌握半值层的基本概念。
2. 学习半值层的测量方法。

【实验器材】X射线机,照射量计,不同厚度标准滤过铝片,铅准直器,水准仪,米尺等。

【实验内容与步骤】

1. 按照实验图5-1所示放置测量仪器,利用水准仪调整X射线管焦点、准直器圆孔中心及探头中心之位置,使其在一条直线上。利用米尺测量,使焦点到标准滤过片(准直器圆孔中心位置)距离为50cm,焦点到探测器有效中心位置为50cm。

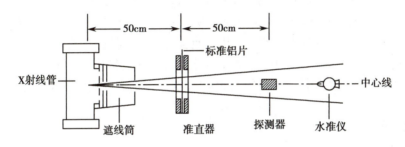

实验图5-1　半值层测试装置示意图

2. 分别预选照射条件　X射线机管电压(kV)、管电流(mA)及曝光时间(s)。

3. 在铅准直器内分别放置不同厚度标准铝滤过片,测量对应不同吸收铝片时透射X射线照射量率,并将测量结果列于实验表5-1:

实验表5-1　不同标准吸收铝片对应透射X射线量/($C \cdot kg^{-1} \cdot s^{-1}$)

吸收铝片/mm	0	0.4	0.8	1.0	1.4	1.6	1.8	2.0	2.4	2.8	3.0	3.4	3.6	3.8	4.0
透射X射线量															

4. 以实验表5-1中吸收铝片厚度为横坐标,以测量的透射X射线量为纵坐标,在半对数坐标纸上绘制标准铝片吸收曲线。

5. 由标准铝片吸收曲线确定透射X射线量为没有吸收铝片时射线强度一半所对应的铝片厚度,即在该照射条件下的半值层厚度。

6. 变换照射条件,观察半值层与照射条件之间的关系。

二、X射线半值层测量仿真实验

【实验目的】

1. 掌握X射线半值层的物理意义。
2. 掌握X射线半值层的测量方法(作图法、内插法、曲线拟合法)。

【实验器材】计算机,仿真实验软件。

【实验原理】

1. 半值层概念 X 射线的质用于描述 X 射线穿透物质本领的大小。X 射线发生器的管电压,决定了所产生 X 射线的最大能量,管电压越高则光子的能量越高、穿透力越强,因此以往常用管电压表示 X 射线的质。由于 X 射线机的结构设计、电子学参数、靶材料等的差异,即使管电压相同,其 X 射线的质也会有差异,为此现在以半值层来描述 X 射线的质。X 射线的半值层(half value layer,HVL)是指 X 射线强度减弱到其初始值一半时所需的吸收物质的厚度,它直观反映了 X 射线束的穿透能力,是表征 X 射线机性能最重要的参数之一。

2. 积累因子 当光子与吸收物质发生电子对效应或光电效应时,光子(能量)被全部吸收,而在发生康普顿效应时,光子的一部分能量转移给吸收物质原子的核外电子,光子的运动方向和能量发生改变,成为散射光子。对于 X 射线,未经散射作用的射线束被称为"窄束";含散射光子的射线束其能谱发散变宽,故称为"宽束"。

在物质中发生散射后射线束通常为宽束,一部分散射 X 射线可穿透物质并被探测到,因此对于宽束 X 射线有必要引入修正因子 B,则有:

$$K = BK_0 e^{-\mu d} \tag{1}$$

其中 B 又被称为积累因子,是指同一检测条件下,真正测量到的某一剂量的大小,同用窄束减弱规律算得的该点同一剂量大小的比值;K_0 为未加吸收片的空气比释动能(率),μ 为线性吸收系数,d 为射线穿过物质的厚度。B 的大小与多种因素有关,X 射线能量、介质材料种类、介质厚度和测量系统几何条件等均会对其产生影响,但 B 应大于 1。若只考虑射束能量对积累因子的影响时,B 为常数;受射束能量、介质特性等多种因素影响时,B 根据伯杰公式可以表示为

$$B = 1 + Dd e^{td} \tag{2}$$

其中 D、t 为拟合参数。

3. 测量方法

(1)作图法:《医用诊断 X 射线辐射源》(JG744—2004)规定半值层的测量可采用作图法。按照 JJG744—2004 规定的测量条件,分别测量未加吸收片的空气比释动能(率)K_0 和加不同厚度吸收片的空气比释动能(率)K,以吸收片厚度为横坐标,测得的空气比释动能(率)为纵坐标。根据测量结果在直角坐标系中作图,各坐标点用曲线连接(实验图 5-2)。在图中作直线 $y = K_0/2$,该直线与各测量点连接线交点的横坐标即为所测半值层 $d_{1/2}$。

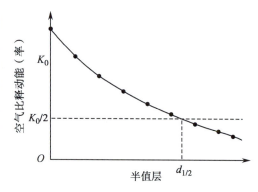

实验图 5-2 作图法示意图

(2)内插法:内插法(直线内插)是根据等比关系,用一组已知的未知函数的自变量的值和与它对应的函数值来求未知函数其他值的近似计算方法。内插法求解半值层的内插公式

$$d_{1/2} = \frac{d_1 \ln\left(\frac{2K_2}{K_0}\right) - d_2 \ln\left(\frac{2K_1}{K_0}\right)}{\ln\left(\frac{K_2}{K_1}\right)} \tag{3}$$

式(3)中:d_1、d_2 分别为相同材料内插片的厚度;K_1、K_2 是相应厚度下测得的空气比释动能(率),K_0 为未加吸收片的空气比释动能(率)。

(3)曲线拟合法:将吸收片厚度作为自变量,空气比释动能(率)之比 K/K_0(衰减率)作为因变量进行曲线拟合,由式(1)和式(2)拟合函数可以采用公式:

$$y = (1 + Dde^{td})e^{-\mu d} \qquad (4)$$

得到拟合函数后,可将 $y = 1/2$ 代入式(4),计算此时的物质厚度 d,所得结果即为 $d_{1/2}$,该方法无法直接求出解析解表达式,需要通过相关软件(如 matlab)调用函数进行拟合,然后求得数值解,因此该方法在实验内容中作为选做内容。

【实验内容与步骤】

1. 软件介绍　采用数字 X 射线机虚拟仿真实验软件(实验图 5-3)可模拟添加 Al(铝)、Pb(铅)、Cu(铜)和 H_2O(水)四种物质不同厚度附加滤过。通过勾选相应物质前方的复选框后,通过调节相应材料的厚度,模拟附加滤过对剂量测量的影响,相应空气比释动能的测量介绍见实验四 X 射线机输出量(照射量与比释动能)的测量中的介绍。

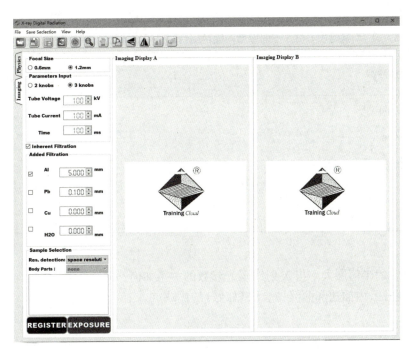

实验图 5-3　附加滤过添加界面

2. 作图法测量半值层

(1)打开数字 X 射线机(DR)仿真实验软件。

(2)分别点击"DR Radiography Body-position"和"DR Radiography"按钮,打开 DR 场景和原理模块。

(3)在场景模块中,X 射线管机位选择"水平检查",探测选择"水平探测器"并置入,检查部位选择"其他""线对卡",并将 SID 初始值调节为 100cm。

(4)勾选 Al(铝),固定一组曝光参数,调整不同厚度进行空气比释动能 K 的测量,将测得的数据记录于实验表 5-2 中,并根据作图法求出铝的半值层厚度。

实验表 5-2　不同厚度对应的空气比释动能

物质类型	曝光参数	测量点序数	1	2	3	4	5	6	7	8	9	10
	(　)kV	厚度 d/mm										
	(　)mA	K/μGy										
	(　)ms											

3. 曝光参数对半值层的影响

（1）固定管电流、曝光时间，在不同管电压条件下重复第（4）步，求得不同管电压情况下的半值层大小。

（2）固定管电压、曝光时间，在不同管电流条件下重复第（4）步，求得不同管电流情况下的半值层大小。

（3）可同时勾选 Al（铝）、Cu（铜）两种材料（也可以选择其他组合），将 Cu（铜）的厚度调整为 0.5mm，在一组相同的曝光参数下，再次按照第（4）步用作图法测量此时半值层。

4. 内插法测量半值层

基于第（4）步测得的半值层结果，根据内插法原理，选择不同厚度的内插片进行组合并测量，比较不同内插厚度对测量结果的影响，并分析其原因。测量结果记录于实验表 5-3 中。

实验表 5-3　不同厚度内插片组合对空气比释动能的影响

物质类型	测量点序数	1	2	3	4	5	6
	厚度 d_1/mm						
	厚度 d_2/mm						
	K_1/μGy						
	K_2/μGy						
	$d_{1/2}$						

【思考题】

1. 同一物质的半值层大小与 X 射线曝光参数的关系如何？并分析其原因。

2. 比较作图法、内插法和曲线拟合法（如做）的优缺点。

（王晓艳）

实验六　透视 X 射线机防护区照射量率的测量

【实验目的】对透视 X 射线机防护区照射量率进行测试和评价。

【实验器材】X 射线机，X 射线、γ 射线巡测仪，米尺，水模体和防护区测试平面模型架等。

【实验内容与步骤】透视时 X 射线工作者所处位置，包括头、胸、腹、性腺和手等部位所在位置称为防护区。《医用 X 射线诊断放射防护要求》中要求，在立位和卧位透视防护区测试平面上的空气比释动能率应分别不超过 50μGy/h 和 150μGy/h。如实验图 6-1（b）所示，立位透视防护区测试平面设 13 个测试点。实验图 6-2（c）和实验图 6-2（a）分别示卧位透视防护区床上和床侧测试平面上所设的 7 个和 12 个测试点。

1. 立位透视防护区照射量率的测量

（1）按照实验图 6-1 所示尺寸，调整好 X 射线机、水模体和模型架的测试位置。取台屏距 250mm，荧光屏上照射野面积调至 250mm×200mm。

（2）选择和调试好 X 射线巡测仪的合适量程。

（3）将 X 射线机的管电压调至 70kV，管电流调至 3mA。

（4）先用 X 射线、γ 射线巡测仪在立位透视防护平面上进行粗测扫描，将最大照射量率及其位置记录在实验表 6-1 中。然后对 13 个测试点逐个进行测量,将结果记录于实验表 6-1 中。

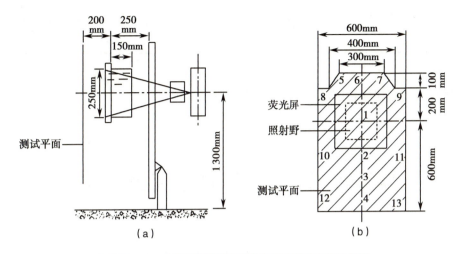

实验图 6-1　立体透视防护区测试平面及测试点示意图

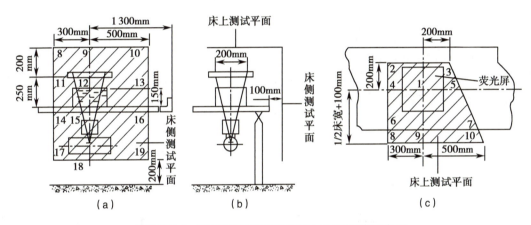

实验图 6-2　卧位透视防护区测试平面及测试点示意图

实验表 6-1　立位透视防护区照射量率（$C \cdot kg^{-1} \cdot h^{-1}$）的测量

测试位置	粗测最大值	定点测量结果													最大值
		1	2	3	4	5	6	7	8	9	10	11	12	13	
照射量率															

2. 卧位透视防护区照射量率的测量

（1）参照实验图 6-2 所示几何尺寸,将 X 射线机、水模体及模型架位置调整好。

（2）分别对床上和床侧两个测试平面进行扫描粗测,并记录最大照射量率值和位置。然后对 19 个测试点进行逐一测试,并将测试结果记录在实验表 6-2 和实验表 6-3 中。

实验表 6-2　卧位透视防护区床上测试平面照射量率（$C \cdot kg^{-1} \cdot h^{-1}$）的测量

测试位置	粗测最大值	定点测量结果							最大值
		1	2	3	4	5	6	7	
照射量率									

207

实验表 6-3　卧位透视防护区床侧测试平面照射量率（C·kg⁻¹·h⁻¹）的测量

测试位置	粗测最大值	定点测量结果											最大值
		8	9	10	11	12	13	14	15	16	17	18	19	
照射量率														

【思考题】

简述透视 X 射线机防护区照射量率的测量的注意事项。

（王晓艳）

实验七　X 射线屏蔽材料铅当量测量

一、X 射线屏蔽材料铅当量测量

【实验目的】

1. 加深对铅当量概念的理解。

2. 学习铅当量的测量方法。

【实验器材】X 射线机，标准铅片或铅梯，激光准直器，X、γ 照射量仪，米尺，透射光密度计，待测试料（铅橡皮、诊视床板、铅玻璃、水泥板、砖等）。

【实验内容与步骤】按实验图 7-1 摆放实验器材。

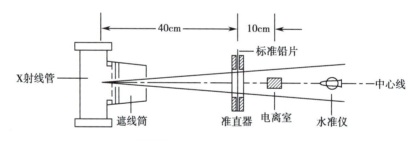

实验图 7-1　铅当量测试装置图

1. 用激光准直器将 X 射线管焦点、铅当量测试仪准直圆孔中心和电离室的有效中心调整在同一条直线上。

2. 使焦点至铅当量测试仪准直圆孔中心的距离为 40cm，标准铅片至电离室有效中心的距离为 10cm。

3. 调节照射野的大小，有用线束在标准铅片处的照射直径不大于 4cm。

4. 选定管电压和毫安秒。

5. 测定没有铅片（$d = 0$）时测试点处的照射量率。

6. 由薄到厚依次在准直孔内加入铅片，在实验表 7-1 中记录测试点处的照射量率。

实验表 7-1　透过不同厚度铅片的照射量率/（C·kg⁻¹·min⁻¹）

标准铅厚度 d/mm	
透射照射量率	

7. 在以铅片厚度为横坐标，X 射线透射照射量率为纵坐标的半对数坐标纸上作出铅的吸收

曲线。

8. 将各种不同厚度试料插入准直孔内,用上述的几何条件和照射条件,分别测量透射照射量率,记入实验表 7-2 中。

9. 从铅的吸收曲线上找出与各种试料相同的照射量率数值,这些数值对应的铅的厚度即为这些试料的铅当量。

实验表 7-2　各种试料铅当量的测量

试料	名称			
	厚度 /mm			
透射照射量率 / $(C \cdot kg^{-1} \cdot min^{-1})$				
铅当量 /mmPb				

二、X 射线屏蔽材料铅当量测量仿真实验

【实验目的】

1. 掌握铅当量的测量方法。

2. 理解铅当量的含义。

3. 了解曝光参数与铅当量之间的关系。

【实验器材】计算机、仿真实验软件。

【实验原理】

1. 铅当量含义　辐射防护材料的屏蔽性能通常用"铅当量"表示,铅当量是指当某一厚度的屏蔽材料达到与一定厚度的铅的屏蔽效果相同时,这时铅的厚度就是这种材料在自身厚度下的铅当量。为了确保铅当量的测量准确可靠,国际上制定了标准来规定测量铅当量的方法及参考条件。

比铅当量定义:单位厚度屏蔽材料的铅当量称为比铅当量。

2. 测量条件　在进行"铅当量"测量时,需要建立规范的辐射质,按照文献的规定选用纯度为 99.99% 的铝片作为附加过滤,厚度为 2.5mm。被测试材料距离 X 射线光机焦斑 0.5m,探测器放置于距离光机焦斑 1.0m 处。对医用 X 射线防护器具进行铅当量的测试时,采用的 X 射线机管电压为 120kV。

【实验内容与步骤】可参照"实验五 X 射线半值层测量实验"中的软件介绍内容。

1. 打开数字 X 射线机(DR)仿真实验软件。

2. 分别点击"DR Radiography Body-position"和"DR Radiography"按钮,打开 DR 场景和原理模块。

3. 在场景模块中,X 射线管机位选择"水平检查",探测选择"水平探测器"并置入,检查部位选择"其他""线对卡",并将 SID 初始值调节为 100cm。

4. 将"Tube Voltage""Tube Current""Time"分别调整为 120kV、100mA 和 100ms,勾选 Al,将其附加厚度调整为 2.5mm,同时勾选 Cu,将其附加厚度调整为 1mm,进行曝光,记录下空气比释动能值。

5. 取消勾选 Cu,勾选 Pb,调整 Pb 厚度,然后观察空气比释动能值变化,直到调节到所测的空气比释动能值与第 4 步记录值基本一致,此时 Pb 厚度即为 Cu 的比铅当量,单位为 mmPb/mm。

6. 可重复第 4、5 步,选择 H_2O,测得水的比铅当量。

7. 将"Tube Voltage"调整为 100kV,其他参数保持不变,勾选 Al(也可为其他物质),将其

附加厚度调整为 2.5mm,同时勾选 Cu,将其附加厚度调整为 1mm,进行曝光,记录下空气比释动能值。

8. 取消勾选 Cu,勾选 Pb,调整 Pb 厚度,然后观察空气比释动能值变化,直到调节到所测的空气比释动能值与第 7 步记录值基本一致,此时 Pb 厚度即为 Cu 的比铅当量,单位为 mmPb/mm。

9. 将"Tube mA"调整为 150mA,"Tube Voltage"调整为 120kV,其他参数不变,勾选 Al,将其附加厚度调整为 2.5mm,同时勾选 Cu,将其附加厚度调整为 1mm,进行曝光,记录下空气比释动能值。

10. 取消勾选 Cu,勾选 Pb,调整 Pb 厚度,然后观察空气比释动能值变化,直到调节到所测的空气比释动能值与第 9 步记录值基本一致,此时 Pb 厚度即为 Cu 的比铅当量,单位为 mmPb/mm。

【思考题】

为什么在进行铅当量测量时需要加铝附加滤过,有什么影响?

(王晓艳)

实验八　介入放射学辐射剂量学测量

【实验目的】

1. 掌握介入放射学中辐射剂量学测量的内容。
2. 学习介入放射学中辐射剂量学测量的方法。

【实验器材】介入放射学设备,X、γ 射线巡测仪,米尺,模体:标准水模(外尺寸为 300mm × 300mm × 200mm,箱壁为有机玻璃),1.5mmCu(铜板尺寸为 300mm × 300mm × 1.5mm),防护区测试平面模型架等。

【实验内容与步骤】介入放射学设备工作时,术者所处位置称为防护区。辐射剂量测试的区域包括头部、胸部、腹部、下肢和足部等部位所在平面。《放射诊断放射防护要求》(GBZ 130—2020)中规定,X 射线设备在确保铅屏风和床侧铅挂帘等防护设施正常使用的情况下,在透视防护区测试平面上的空气比释动能率应不大于 400μGy/h。

1. X 射线设备和设备配置的防护设施呈正常使用的摆放状态;按照实验图 8-1 所示尺寸,诊床与影像接收器间距调整至 250mm,照射野面积自动调整或调整至 250mm × 200mm;水模体置于有用线束中。

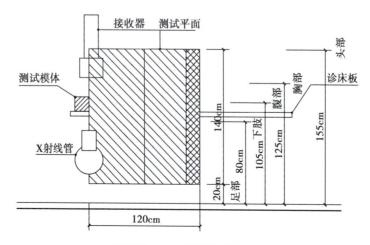

实验图 8-1　测量平面示意图

2. 选择和调试 X、γ 射线巡测仪的量程。

3. X 射线设备采用透视照射模式，照射方式有自动曝光控制的设备，水模体上增加 1.5mm 厚的铜板，选择自动亮度控制条件；无自动亮度控制的设备选择 70kV、1mA 的曝光条件；射束垂直从床下向床上照射（设备条件不具备时，选择射束垂直从床上向床下照射）。

4. 测试平面（见实验图 8-1）垂直于地面，平行且距床侧 10cm（实验图 8-2），面积为 140cm×120cm，平面的中心点距地面 90cm；X、γ 射线巡测仪有效测量点位于测试平面上，分别在床侧第一术者位和第二术者位（实验图 8-2）平面上按头部、胸部、腹部、下肢和足部位置进行巡测，检测点距地面高度分别为 155cm、125cm、105cm、80cm 和 20cm（见实验图 8-1），将结果记录于实验表 8-1 中。如有第三术者位，应在相应位置按上述测试平面和检测条件重复检测。

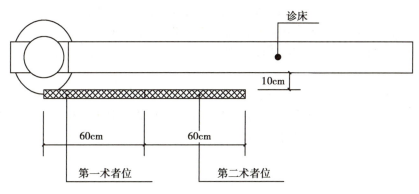

实验图 8-2　术者位置示意图

实验表 8-1　透视防护区（介入）工作人员位置空气比释动能率（μGy·h⁻¹）的测量结果

检测位置距地面高度 /cm	155	125	105	80	20
第一术者位空气比释动能率					
第二术者位空气比释动能率					
第三术者位空气比释动能率					

【思考题】

简述介入放射学辐射剂量学测量的注意事项。

（王晓艳）

实验九　CT 剂量学指数测量及评价

【实验目的】

1. 掌握 CT 剂量指数的基本概念。

2. 学习 CT 剂量指数的测量方法及评价标准。

【实验器材】　CT 机，人体组织等效材料的均质圆柱模体（头模直径为 160mm，模体直径为 320mm），剂量计，CT 笔型电离室等。

【实验内容步骤】

1. 将体部模体的中心置于扫描野的中心，模体圆柱轴线与扫描层面垂直。

2. 将长杆电离室依次放置于模体中心（c）的探测器孔和以 90° 间隔分布于模体表面下方

10mm 处（p）的四个探测器孔；以临床常用体部扫描条件对模体进行扫描。

3. 记录剂量计在模体中心位置上测得的 $CTDI_{100,c}$ 及模体周围四个不同位置上测得的 $CTDI_{100,p}$，并将结果列于实验表 9-1，计算得到 $CTDI_w$。

实验表 9-1

探测器孔位置	中心孔	周边孔 1	周边孔 2	周边孔 3	周边孔 4	$CTDI_w$
$CTDI_{100}$/mGy						

4. 将体部模体中的头部模体取出置于扫描野的中心，重复上面的实验步骤，并将步骤 2 中的扫描条件改为临床常用头部扫描条件。

5. 加权 CT 剂量指数的评价 根据《X 射线计算机断层摄影装置质量保证检测规范》（GB 17589—2011）中的规定，评价标准分为验收检测标准和状态检测标准。

（1）验收检测标准：用头部或体部模体时，测量计算得到的 $CTDI_w$ 与厂家说明书指标相差 ±10% 以内。

（2）状态检测标准：用头部或体部模体时，测量计算得到的 $CTDI_w$ 与厂家说明书指标相差 ±15% 以内；若无说明书技术指标参考，用头部模体测量计算得到的 $CTDI_w$ 应小于 50mGy，用体部模体测量计算得到的 $CTDI_w$ 应小于 30mGy。

【思考题】

简述 CT 剂量学测量步骤。

（王晓艳）

实验十　加速器机房外周围当量剂量率测量及评价

【实验目的】

1. 掌握加速器机房外周围剂量当量率测量的内容和评价标准。

2. 学习加速器机房外周围剂量当量率测量的方法。

【实验器材】加速器，X、γ 射线巡测仪，模体，米尺等。

【实验内容与步骤】

1. 测量位置 依据《放射治疗机房的辐射屏蔽规范 第 1 部分：一般原则》（GBZ/T 201.1—2007）和《放射治疗机房的辐射屏蔽规范 第 2 部分：电子直线加速器放射治疗机房》（GBZ/T 201.2—2011）中的相关规定，实验中机房外周围剂量当量率的测量位置包括治疗机房墙外、治疗机房入口门外和治疗机房顶外。

2. 治疗机房墙外和机房入口门外的周围剂量当量率测量 分别沿直线加速器机房四面墙体距外表面 30cm 并距机房内地平面 1.3m 高度上的一切人员可以到达的位置进行周围剂量当量率巡测；对相应的关注点（实验图 10-1）进行定点周围剂量当量率测量。

3. 治疗机房顶外的周围剂量当量率测量 沿主屏蔽区的长轴、主屏蔽区与次屏蔽区的交线以及经过机房顶上等中心投影点的垂直于主屏蔽区长轴的直线等处进行周围剂量当量率巡测；对相应的关注点（实验图 10-2）进行定点周围剂量当量率测量。

4. 总测量条件 加速器设置为 X 射线照射状态，并处于可选的最高 X 射线能量、等中心处的常用最高剂量率、等中心处的最大照射野；当使用模体时，模体几何中心位于有用束中心轴线上，模体的端面与有用束中心轴垂直。

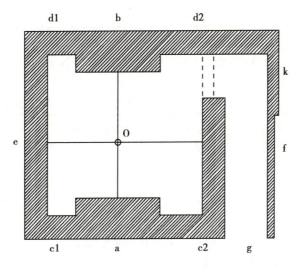

实验图 10-1　机房墙外和入口门外测量平面示意图

注：图中各关注点位置均在机房墙体外表面 30cm 处。其中 a、b、e、f 各点的具体位置在过辐射源点至各墙的垂线处；c1、c2、d1、d2 各点分别位于两侧墙体主、次屏蔽交界处；k 点位于迷路内口相应墙体外；g 点位于机房入口门外。

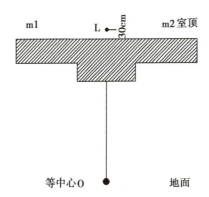

实验图 10-2　机房顶外测量平面示意图

注：图中各关注点位置均在机房顶外表面 30cm 高度处。其中 l 点的具体位置在过辐射源点至机房顶的垂线处；m1、m2 两点分别位于机房顶两侧主、次屏蔽交界处。

5. 不同测量区的测量条件见实验表 10-1。

实验表 10-1　不同测量区的测量条件

测量区	测量条件
有用束区（a、b、l）	有用束中心轴垂直于测量区平面；有用束方向无模体或其他物品；治疗野的对角线垂直于治疗机架旋转平面（即准直器角为 45°）
侧墙区（e）	有用束中心轴竖直向下照射；在等中心处放置模体
顶次屏蔽区（m1、m2）	有用束中心轴竖直向上照射；在等中心处放置模体
次屏蔽区（d1、d2）、低能机房入口（g）	有用束中心轴垂直于 b 区水平照射，在等中心处放置模体；有用束中心轴垂直于 a 区水平照射，在等中心处放置模体

续表

测量区	测量条件
迷路外墙（k）、 次屏蔽区（c1、c2）	有用束中心轴垂直于 a 区水平照射；在等中心处放置模体
高能机房入口（g）	有用束中心轴垂直于 a 区水平照射；照射野关至最小

注：实验使用的模体为组织等效模体或水模体，厚度 15cm，模体的端面积应能覆盖最大照射野下的有用束投影范围，当端面积较小时，可将模体向加速器靶的方向移位，使之能覆盖最大照射野有用束的投影，但靶和模体端面之间的距离不应小于70cm（相应的模体端面不应小于 30cm×30cm）。

6. 定点周围剂量当量率测量时，将 X、γ 射线巡测仪放在支架上，使灵敏体积中心距地面 1.3m。

7. 记录不同测量区的巡测结果和相应关注点的测量结果。

8. 加速器设置为关机状态，重复上述步骤。

9. 将步骤 7、8 的测量结果相减，并进行仪表的计量校准因子修正得出最终测量结果，将相关数值列于实验表 10-2 中。

实验表 10-2　加速器机房外周围剂量当量率测量结果 /（μGy·h⁻¹）

测量区	墙体外巡 测最大值	房顶外巡 测最大值	a	b	c1	c2	d1	d2	e	f	l	m1	m2
开机状态													
关机状态													
测量结果													

10. 测量结果的评价　《放射治疗放射防护要求》（GBZ 121—2020）中"第 6.3.1 条款　治疗机房墙和入口门外关注点周围剂量当量率参考控制水平的相关规定作为测量结果的评价标准。

【思考题】

简述加速器机房外周围剂量当量率测量的方法。

（王晓艳）

推荐阅读

[1] 王鹏程. 放射物理与辐射防护. 北京：人民卫生出版社，2016.

[2] 王鹏程，李迅茹. 放射物理与防护. 4 版. 北京：人民卫生出版社，2020.

[3] 姚原. 放射治疗技术. 3 版. 北京：人民卫生出版社，2014.

[4] 苏燎原，刘芬菊. 医学放射生物学基础. 北京：中国原子能出版社，2013.

[5] 强永刚. 医学辐射防护学. 2 版. 北京：高等教育出版社，2013.

[6] HALL EJ, GIACCIA AJ. Radiobiology for the Radiologist. 7th ed. Philadelphia: Lippincott Williams & Wilkins, 2011.

中英文名词对照索引